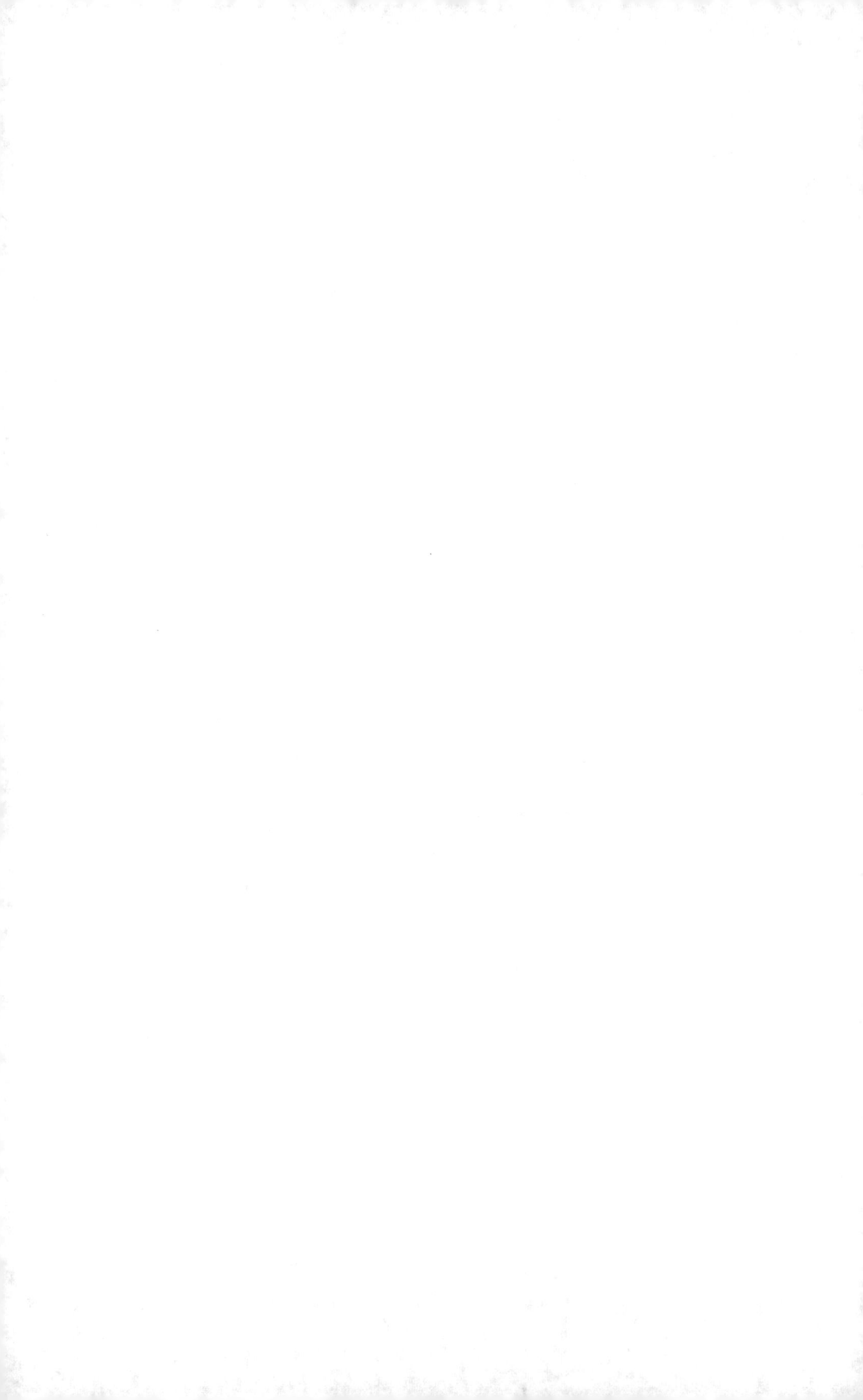

ESSAI

HISTORIQUE ET MÉDICAL

SUR LES EAUX THERMALES D'AIX,

Connues sous le nom

D'EAUX DE SEXTIUS.

Juvant hæ conjugiis.

PAR L. J. M. ROBERT,

Docteur en Médecine de la Faculté de Paris; Médecin ordinaire de S. M. le Roi Charles IV; Médecin en chef du Lycée Impérial de Marseille; Membre de l'Académie de la même ville et associé-cosrespondant de la Société Académique d'Aix.

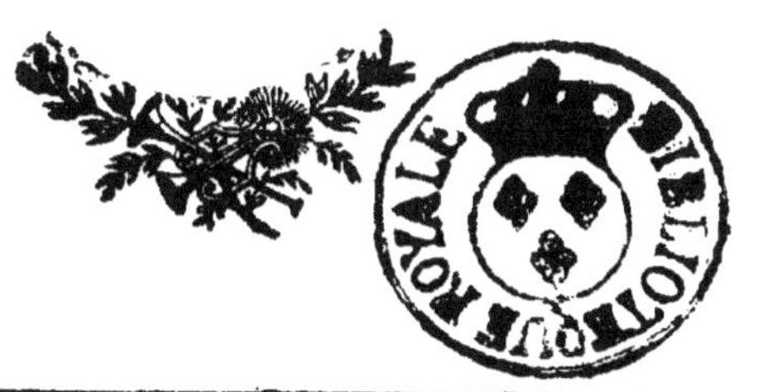

A AIX, chez G. et J.h MOURET. 1812.

A MONSIEUR

Jean-Paul-Joseph-François

DE GRAS,

MAIRE DE LA VILLE D'AIX.

M*onsieur le Maire,*

En me permettant de faire paraître, sous vos auspices, cet Essai historique sur les Eaux de Sextius, vous gravez d'avance mon nom dans le cœur reconnaissant de vos Concitoyens, et vous me donnez les plus justes espérances de voir bientôt couronner mes faibles travaux d'un vrai succès. Il appartenait, sans doute, au digne fils d'un Magistrat dont les vertus publiques et privées ont été en si grande vénération parmi les membres de notre ancienne Cour souveraine, et qui est déjà lui-même si avantageusement connu, par ses talens et ses bienfaits, dans la place éminente qu'il occupe, de partager la gloire de ces estimables Consuls qui, en 1704, firent éclater tant de zèle pour rétablir des Bains jadis si célèbres, mais qui, dans ces derniers tems, étaient si déchus de leur ancienne splendeur, par

le seul effet de ces révolutions et de ces vicissitudes humaines qui, en bouleversant le monde,
n'épargnent pas même les établissemens les plus
utiles à la société.

Une Cité fondée par Sextius, embellie par
les vainqueurs des Cimbres et des Ambrons, pro-
tégée par César et Auguste ; dans le moyen âge,
la demeure successive de dix-huit Souverains,
et la Métropole, pendant plus de vingt siècles,
d'une grande province, ne pouvait que sortir
triomphante du sein de ses ruines ; aussi chaque
jour elle renaît de ses cendres ; et parmi les établissemens utiles qu'elle doit à la tendre sollicitude et à la munificence de notre illustre
Empereur, je dois compter la restauration moderne de cet ancien monument thermal, d'où
date l'acte de naissance d'une ville qui, par la seule
antiquité de ses Eaux, doit survivre à toutes
les révolutions et à tous les âges. Heureux l'Historien qui, appelé à retracer tant de merveilles,
ne consacre sa plume qu'à des objets d'utilité
publique, et qui en trouve sa première récompense dans l'accueil distingué et la protection
bienveillante d'un Administrateur aussi chéri par
sa justice et sa popularité, que recommandable
par ses lumières et ses vertus.

ROBERT, D. M.

Marseille, 18 Juin 1812.

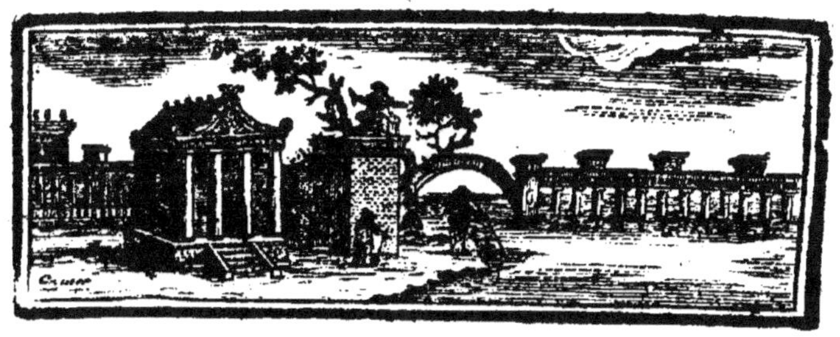

ESSAI
HISTORIQUE ET MÉDICAL

Sur les Eaux thermales d'Aix, connues sous le nom d'Eaux de Sextius.

CHAPITRE PREMIER.

ORIGINE DES BAINS D'AIX.

Première Epoque.

Si l'on consulte les plus anciens monumens de l'histoire, on voit que les Salïens sont un des premiers peuples, qui, dix-huit siècles avant l'ère vulgaire, ont connu et fait usage des Eaux d'Aix (1). Réunis sous un seul monarque, leur domination

----

(1) M. de Haitze, histoire manuscrite des Thermes d'Aix.

s'étendait de la campagne d'Aix, où ils faisaient leur séjour ordinaire, jusques sur les peuples qui habitaient la côte de Marseille, Riez, Brignoles, Fréjus, Antibes et Nice. On ne peut douter que la fertilité des terres, sur lesquelles ils s'étaient établis, n'ait contribué à augmenter leur puissance et à les rendre maîtres des contrées voisines, puisqu'au rapport de Pline, le pays qu'ils habitaient réunissait tous les avantages d'une autre Italie, par la politesse de ses habitans, la fertilité de son terroir et l'abondance de ses fruits (1), Strabon en fait le même éloge; il remarque de plus que les femmes des Saliens étaient très-fécondes (2) ; ce que nous devons attribuer, avec raison, à l'usage des eaux chaudes, dans lesquelles elles se baignaient si fréquemment (3).

---

(1) Agrorum virorum morumque dignatione , amplitudine opum nulli provinciarum postferenda , breviterque Italia potiusquam provincia in qua oppida latina Aquæ Sextiæ salyorum. Ligurum ultra alpes celeberrimi Salii. PLIN. Hist. nat. , lib. 3, c. 4.

(2) Etenim mulieres fœcunditate et educandi studio optimæ. —— *Géogr. lib. 4.*

(3) Il est inutile de rechercher quelle peut être l'étimologie du nom des Saliens. Les uns ont cru qu'il dérivait de l'abondance du sel qui est sur nos côtes ; les autres, du mot *salio* ou *salto*, qui signifie sauter, talent particulier que possèdent encore les provençaux, et dont ils ont sans doute hérité de leurs ancêtres. Quelques auteurs faisant attention à la gaieté et aux réparties vives et spi-

Dans l'enfance des sociétés, comme dans les tems modernes, les hommes ont toujours cherché à fixer leurs demeures dans le voisinage des sources abondantes, des grands fleuves et des rivières ; mais les eaux thermales ont eu un attrait particulier, non-seulement pour les peuples civilisés, mais encore pour les nations barbares. Delà viennent les premiers établissemens formés auprès de ces eaux, et leur réputation immémoriale.

On ne peut douter que les eaux d'Aix ne fussent déja très-fréquentées, lorsque Sextius, partant de Rome pour venir au secours des Marseillais, défit les Saliens dans la plaine où était bâtie, au moyen âge, l'ancienne église de Notre-Dame de la Seds. Ce peuple courageux, obligé de céder à son infortune, mais ne voulant ni se soumettre, ni survivre à sa liberté, égorgea de sang froid ses femmes et ses enfans, mit le feu à ses hameaux, et préféra mourir, plutôt que de devenir le vil esclave et le jouet du peuple romain, en servant de honteux ornement au triomphe de son vainqueur.

---

rituelles qui distinguent le peuple de nos contrées, crurent que le nom de Saliens vient de l'hébreu *sala*, qui signifie en latin *sales*, *facetias*. Enfin, le savant P. Denis, Capucin, veut que *sahala*, qui est le synonime de dilaté et étendu, ait servi à donner le nom à un peuple qui dominait sur une vaste étendue de pays.

Histoire de la ville d'Aix, par PITTON.

Après avoir remporté cette victoire, qui eut lieu 123 ans avant J. C., Sextius agrandit la ville d'Aix ; et comme il étoit lui-même valétudinaire, il y fit construire des bains magnifiques. Voulant rendre de plus Aix une ville commerçante, et le centre des opérations militaires qui devaient soumettre aux Romains toutes les Gaules, il y fit bâtir un château-fort pour loger une nombreuse garnison, et consacra le territoire de sa nouvelle ville à Mercure. Ces premiers soins et cet agrandissement firent donner à ce Proconsul le titre de fondateur de la ville d'Aix ; et comme l'a dit M. de Haitze, la postérité, par reconnoissance, le lui a conservé.

Ce fut 20 ans après la défaite des Saliens que Marius triompha des Cimbres et des Ambrons, dans la vaste plaine de Tretz, où trois cents mille barbares qui marchaient en Italie pour la destruction du nom romain, trouvèrent heureusement leur tombeau. Selon Plutarque, les Cimbres furent surpris et attaqués par Marius, dans le tems qu'ils prenaient les bains et qu'ils se livraient à tous les délices que pouvaient leur offrir la campagne et des lieux aussi agréables que fertiles (1). Ainsi c'est

______

(1) Cum his primo paucis hostium manus conseruere : nam plerique loti prandebant alii lavabant, quippe eo loco calidorum rivulorum scaturiunt fontes. Barbaros ex parte his sese oblectantes, locique amœnitate miraculo indulgentes, oppresserunt romani. —— *Vit. Marii.*

peut-être à cette circonstance que l'Italie doit son salut, et la république le plus beau de ses triomphes. Quoi qu'il en soit, les Romains ne purent rester long-tems maîtres d'une si riche contrée, sans embellir une ville qui leur était aussi recommandable par ses eaux chaudes. C'est durant les trois années que Marius a demeuré à Aix (1), que les Thermes de cette ville furent décorés avec une magnificence vraiment digne du peuple romain, et que la superbe source de *Trauconado*, que l'on voit sourdre dans le terroir de Jouques, fut conduite dans la ville de Sextius, par un aqueduc dont on admire encore les ruines étonnantes à travers quatre lieues de montagnes escarpées, et de vallées profondes, où, avant les pas victorieux de Marius, jamais le soleil n'avait éclairé aucun vestige humain (2).

---

(1) L'an de Rome 631, 646 et 647 (110 ans avant J. C., etc.)

(2) Ayant fait en 1807 un voyage à Jouques, j'ai examiné attentivement la source de *Trauconado*, et les restes de l'aqueduc de Marius. J'en ai encore trouvé des fragmens bien conservés dans les prairies de ce Village, et je suis entré dans *le trou du Maure* (Marius), qui est un canal souterrain, taillé dans le roc, et qui a plus d'un mètre et demi de hauteur. Il perce une montagne qui est au sud-Est de Jouques. J'avoue que j'étais tout fier de visiter une terre riche par d'aussi beaux souvenirs, et où

. Il est vraisemblable qu'une partie du grand butin que Marius fit sur les barbares qui revenaient chargés des dépouilles de l'Espagne et des Gaules,

---

l'on rencontre à chaque pas le nom et les traces immortelles de Marius. Il n'est aucun habitant de ce Village qui ne vous parle avec admiration de ce général romain. Il faut croire que la source de *Trauconado* qui pouvait déja donner à elle seule plus d'un mètre d'eau courante, recevait encore, avant d'entrer dans *le trou du Maure*, les belles sources de *Palinetto* et du lac de Gourgoubleou, ainsi que me l'ont prouvé les débris d'une ancienne bâtisse romaine. Je pense également que le grand aqueduc de *Trauconado*, ayant sa direction sur le flanc occidental de la Colline qui est derrière la chapelle de Notre-Dame des Tours, dans le territoire de Peyroles, et immédiatement au-dessus du moulin à papier de Meyrargues, ne devait pas laisser perdre la source si considérable qui alimente cette usine. Comme cette masse d'eau, ainsi réunie, formait, selon toutes les apparences, une véritable rivière et presque un grand fleuve, il n'est pas étonnant qu'Aix ait dû, à ses belles fontaines, son nom et sa célébrité. Mais je ne crois point, pour l'intérêt même de l'histoire, devoir quitter la source de *Trauconado* sans remettre ici, sous les yeux du lecteur, *le coup d'œil topographique sur le village de Jouques et ses monumens antiques*, que je publiai dans le Journal de Marseille le 14 juin 1808. « Le village de Jouques, arrondissement de la sous préfecture d'Aix, est à quatre lieues de cette Ville. C'est un pays très-agréable, et qu'un étranger parcourt avec plaisir. Le sol est très-fertile, quoique rocailleux ; mais il y a des vallées d'une étendue considérable qui ne sont que

fut consacrée aux embellissemens d'une ville qui allait devenir si célèbre aux yeux de la postérité, pour avoir été le théatre de la plus éclatante vic-

---

de vastes prairies ou des jardins potagers très-verdoyans. Les différentes sources qui alimentent les fontaines publiques, ou qui arrosent la campagne sont si abondantes, qu'elles forment, par leur réunion, un ruisseau plus que suffisant au jeu de divers moulins à papier, à tan et autres fabriques qui ont besoin d'une eau courante pour êtremises en mouvement. Je n'ai jamais vu de coup d'œil plus pittoresque que les rives sinueuses de ce ruisseau. La nature y étale un éternel printems; et les yeux y sont sans cesse ravis par l'image successive des *décors* agrestes qui nous retracent en *panorama* la vallée de Tempé ou les bords du Lignon. Le matin on y respire les parfums des jardins des hespérides; et sur le déclin du jour, la douce mélodie des oiseaux printaniers le change en un bosquet qu'on croirait enchanté par le dieu de l'harmonie! mais qui peut parler des beautés et des agrémens du village de Jouques, sans dire un mot du beau jardin qui sert si bien à embellir la vallée, et que la vallée embellit à son tour? Situé au milieu des prairies et dominé par le Village qui est bâti en amphitéatre, il présente le site le plus charmant. Le ruisseau dont nous avons déja parlé, serpente entre deux rangées de peupliers le long de ses murs, et forme de loin en loin diverses cascades jaillissantes, dont les eaux écumeuses bondissent en bouillonnant avec fracas dans les vastes bassins qui les reçoivent. Le côteau qui est vis-à-vis, appelé la Garenne, offre un riant bosquet de verdure, et l'on trouve à ses pieds un joli petit jardin anglais qui, par des chemins détournés, conduit à différentes grottes,

toire qui eût été, jusques alors, mentionnée dans les annales du monde, et dont les aigles du peuple-roi pouvaient s'énorgueillir.

---

taillées, par la main de la nature, dans un roc mousseux. Ces lieux silencieux servirent jadis de retraite aux faunes et aux sylvains ; et aujourd'hui, pour ne point déroger à leur destination primitive, ils cachent encore à l'ombre du mystère les amours furtives des jeunes amans du pays......

Si le château projeté et dont j'ai admiré les somptueux fondemens avait pu être achevé, il aurait présenté l'image nouvelle des jardins de l'ancienne Babylone, qui étaient, pour ainsi dire, suspendus dans les airs. En effet, du sommet d'un côteau très-élevé où repose l'édifice, on aurait pu descendre graduellement, par trois terrasses inférieures les unes aux autres, jusques aux pavillons du jardin et aux bords du ruisseau. Mais, dira-t-on, quel est le dieu tutélaire qui préside à ces lieux ? Le nommer, c'est faire son éloge: et il est impossible de le taire, puisque tout le monde connaît déja son nom. M. le Baron d'Arbaud, Sous-Préfet à Aix, en est le riche et heureux propriétaire. On est peu surpris des fleurs et des agrémens qu'on y trouve, et qu'il y a lui-même semés : nouveau Delille, il ne pouvait qu'embellir ses jardins !

Les ruines de l'ancien Village paraissent remonter à une époque très-reculée. L'église moderne est d'un goût antique. Le style en est du onzième ou douzième siècle. On y voit encore des vitraux très-bien conservés. En montant à l'ancienne masure que les uns regardent comme un couvent de Templiers, les autres comme une synagogue ou les enfans de Moïse furent jadis réunis, on rencontre

En effet, si au rapport de l'histoire, le vainqueur put, des seuls bracelets d'or qu'il eût pour
sa part, faire bâtir dans Rome le beau temple

---

deux ou trois maisons encore intactes et qui paraissent
avoir été contemporaines de l'édifice saint, qu'on ne distingue plus que par ses ruines. Les petites fenêtres qu'on
y apperçoit, et leur architecture prouvent leur vieil âge.
Sur le rocher voisin, qui forme aujourd'hui une aire, on
apperçoit de distance en distance des puits très-peu pro-
fonds et surmontés d'un couvercle. Il paraît que c'était
des espèces de greniers destinés à renfermer du blé,
c'est du moins ce que m'a assuré, par tradition orale, le
respectable M. Blanc oncle, chez qui j'étais logé, et qui
voulut bien me servir de guide. Mais de plus riches souvenirs nous appellent à parler d'autres monumens. Quoique
le village de Jouques soit éloigné de quatre lieues de la
ville d'Aix, distance qui est coupée par des vallées profondes et des côteaux montueux, les Romains qui n'épar-
gnaient rien, et cherchaient même à vaincre par l'art les
obstacles que leur offrait la nature, lorsqu'il s'agissait
d'embellir les villes qu'habitaient leurs colonies, avaient
fait des travaux immenses pour conduire les eaux de Jouques aux fontaines d'Aix. Par-tout, dans la campagne,
dans les territoires voisins, et notamment sur le chemin
de Meyrargues, on rencontre des débris d'aqueducs et
de canaux souterrains creusés dans le roc. Comment pourrai-
je décrire les sentimens que j'ai éprouvés en visitant les
restes de la grandeur et du génie d'un peuple qui, après
avoir rempli le monde du bruit de sa renommée et de
l'éclat de ses monumens, ne vit plus aujourd'hui que dans
l'histoire! A l'aspect de cette source fameuse, dite *Trau-*

qu'il consacra à l'honneur et à la vertu, il ne faut pas être surpris que des sommes immenses aient été employées dans Aix aux monumens qui étaient destinés à y éterniser ses triomphes. Marius, regardé comme le plus grand capitaine de la république, quoique d'un abord farouche, mais possédant une ame véritablement née pour donner du lustre même à la grandeur romaine, fut constamment avide et insatiable de gloire; ce qui nous expli-

---

sonado, et du canal qu'on appelle *le trou du Maure* (de Marius sans doute), la circulation de mon sang s'est ralentie dans mes veines, et un doux frémissement s'est emparé de mon ame, en y excitant l'admiration. Bientôt rendu à moi-même, j'ai bu avec avidité de l'eau de cette source, aussi claire que limpide, qui fit jadis les délices des légions romaines ; et j'ai plusieurs fois palpé avec le doigt la roche calcaire encore toute orgueilleuse d'avoir été choisie par Marius pour l'ouverture d'un canal, comme si j'avais pu, par une espèce d'attouchement électrique, attirer encore à moi quelques corpuscules de la grandeur du peuple-roi, qui sera éternellement empreinte sur ces lieux.

Pour donner à la vallée et aux eaux de Jouques la célébrité de la fontaine de Vaucluse, il ne leur manque que d'être chantées par quelque poëte amoureux. Ce nouveau Pétrarque habite quelque fois, avec sa chère Laure, le château du Village. Habitans de Jouques, demandez à sa muse d'illustrer votre pays. Il fut votre protecteur et votre père ; vous êtes encore ses enfans ; non, il ne se refusera point à chanter le berceau de sa famille, lui qui se retrouve toujours, avec tant de plaisir et d'aménité, sous son ancien toit paternel !

que comment il a prodigué aux beaux arts le soin d'immortaliser tous ses pas dans notre contrée. Telle fut la magnificence et le caractère grandiose imprimés aux monumens élevés par ce héros, que nous admirons encore, après plus de vingt siècles, malgré la faulx du tems et la main destructrice des Vandales, des travaux qui, en nous rendant presque contemporains du génie qui les créa, attestent, d'une manière, pour ainsi dire éternelle, la puissance et le souvenir du peuple célèbre qui en a jeté les glorieux fondemens.

Les Historiens nous apprennent que la première colonie romaine que l'on vit dans les Gaules fut établie par Jules César à Aix, cent ans après l'arrivée de Sextius dans cette Ville. Elle fut tirée de la 25.me légion, et conserva toujours sa suprématie sur toutes celles qui furent par la suite établies dans la Provence. La ville d'Aix fut appelée alors *Colonia Julia Aquensis*. Comme dès son entrée dans les Gaules, César aspirait à se rendre maître de l'empire, il crut qu'en s'assurant de la capitale, il gagnerait, avec plus de facilité, l'esprit des habitans de toute la province. Il étendit même sa politique plus loin, et pour s'attacher de plus en plus les Provençaux, il les poussa, selon la remarque de Suétone, aux charges du Sénat (1). Il

____

(1) *Galli Braccas dereliquerunt, et laticlavium sumpserunt.* —— *In Julio Cæsare.*

paraît encore, d'après quelques inscriptions, qu'Auguste, qui eut en partage la Gaule-Narbonnaise, établit une seconde Colonie à Aix, ou que du moins il ajouta son nom à celle qu'avait fondée son oncle, dont la ville d'Aix, sur-tout, chérissait beaucoup la mémoire et auquel elle devait une partie de son éclat. Quelques Auteurs ont même cru (1) que le plan du fameux Triumvirat avait été conçu et arrêté aux Bains d'Aix, et non, comme on l'a dit, dans les plaines de Fréjus.

Sous des chefs comme Sextius, Marius, César et Auguste, qui furent tous portés à embellir la nouvelle Colonie, on peut se former une idée du lustre que dûrent avoir les Bains d'Aix, dans le premier siècle qui précéda la naissance de J. C. C'est vraisemblablement à ce lustre qu'Aix dut ensuite le titre de Métropole de toutes les autres cités de la Provence.

Deuxième Epoque.

L'Histoire nous laisse ignorer quel fut l'état des Bains de Sextius après l'établissement du christianisme dans Aix. Mais au troisième siècle, ceux de ces Bains qui avaient été consacrés au plus impudique des Dieux du paganisme, furent renversés

______

(1) Entre autres, le sieur Galaup de Chasteuil, Pitton, etc.

par

par les Chrétiens. Les autres établissemens furent néanmoins respectés, ainsi qu'on peut le conjecturer d'après ce qu'a écrit, au cinquième siècle, Sidoine Apollinaire dans les vers qu'il adresse à Consense, où il désigne la ville d'Aix par la célébrité de ses Bains (1). En général l'esprit du christianisme fut favorable aux établissemens de ce genre; puisque le Grand Théodose, dans sa lettre apologétique au consul Momus, parle des soins qu'il avait pris des Bains publics (2); et qu'une ordonnance des Empéreurs Arcadius et Honorius avait assigné la troisième partie des revenus de l'Etat à l'entretien et à la restauration des thermes des grandes villes (3).

---

(1)   Nuper quadrupedante cum citato
Ires Phocidas sextiasque Baias,
Illustres titulis, præliisque
Urbes, per duûm Consulum trophæa :
(Nam martem tulit ista Julianum,
Et Bruto duce nauticum furorem.)
Ast hæc teutonicas cruenta pugnas,
Erectum et Marium cadente cymbro.

(2) Balneorum publicorum curam gessi.

(3) Ne splendissimæ Urbes vel oppida vetustate labantur, de redditibus fundorum juris Reipublicæ, tertiam partem reparationi publicorum mœnium, et thermarum substitutioni deputamus.

B

(18)

Après la mort d'Alaric, lorsqu'Atulphe, Roi des Gots, quittant en 412 l'Italie, vint ravager la Provence contre la promesse qu'il avait faite à Honorius, et fut se cantonner en Espagne où ses descendans ont régné pendant 298 ans, Aix eut l'insigne bonheur de ne point souffrir de sa présence; mais dans le tems que les Lombards et les Saxons firent différentes irruptions en Provence (1), cette Ville ne put échapper à leurs dévastations. Toute la campagne même fut livrée aux flammes. Qu'on juge si en pareille rencontre, pour parler métaphoriquement, les Eaux d'Aix purent, malgré leur incombustibilité, échapper, pour ainsi dire, à cet incendie général!

Sous la domination des Bourguignons, les plus doux de tous les peuples septentrionaux, le fer et le feu ne ravagèrent point nos contrées. Les Français, qui succédèrent aux droits des Romains et des Ostrogots, en 568, avaient aussi ramené des jours de tranquillité; Aix renaissant alors de ses cendres, avait rétabli ses Bains, et ceux-ci jouissaient déja depuis plus d'un siècle d'une grande réputation, lorsqu'en 730, les Sarrasins, qui occupaient l'Espagne et quelques places du Languedoc, inondèrent la Provence, appelés par Mauronte, Gou-

____

(1) Aux années 575, 577 et 578.

verneur de Marseille, et conduits par Jusep, qui commandait pour eux dans Narbonne. A leur arrivée, ayant forcé la ville d'Arles, ils débordèrent comme un torrent furieux, qui renverse tout sur son passage. Aix fut abandonné à leur approche par une grande partie de ses habitans ; néanmoins ils en firent un grand nombre de captifs, et suivant leur barbare coutume, ils écorchèrent vivans quantité d'hommes et de femmes. La dévastation fut si grande, qu'après leur retraite il ne resta plus dans la ville que les Tours du Palais, encore fort endommagées, et quelques bains souterrains. Les trois grands Bourgs qui composaient Aix furent détruits de fond en comble (1).

Mais après que Charlemagne, par-tout craint et respecté, eut ramené le calme et la sérénité dans la province, par la Bataille qu'il gagna sur ces infidèles, proche d'Arles en 731, les habitans d'Aix, qui avaient échappé par la fuite au massacre général et qui étaient dispersés dans les montagnes voisines, vinrent relever leurs maisons démolies ; et dès l'année 794 Aix fut entièrement repeuplé. Ce fut-là, en quelque sorte, une seconde fondation pour la Ville. Seulement à la place de ses beaux édifices publics, il ne resta plus que des ruines. La magni-

____

(1) Catel, Histoire de Toulouse.

ficence de ses anciens Bains avait disparu sans retour (1).

Ce fut durant les trois siècles de calme qui suivirent le rétablissement d'Aix, que beaucoup d'étrangers, attirés par le besoin de réparer leur santé, accoururent de toutes parts dans cette Ville pour se baigner dans la Piscine salutaire. La suspension des désastres et des malheurs qui avaient pésé si long-tems sur la Provence avaient enfin permis à ses habitans de visiter des Eaux que leur ancienne renommée et leurs vertus avaient fait survivre aux barbares qui avaient tenté, mais en vain, de les détruire, prévoyant bien que malgré leurs dévastations, ces Eaux ne tarderaient pas à faire éclore, sur le même sol, le germe d'une nouvelle et florissante Ville.

Depuis l'année 1112 jusqu'à celle de 1245, époque où les Princes de la Maison d'Arragon regnèrent en Provence, les Bains d'Aix furent trèsfréquentés pour les maladies du Goître et des Ecrouelles. Les habitans des Alpes et des Pyrennées y affluaient avec d'autant plus de facilité, que ces deux pays étaient sous la même domination. Comme

____

(1) Miramur periisse homines, monumenta fatiscunt ;
      Mors etiam saxis, nominibusque venit.
                              Ausone, Ep. 34.

ce sont les grands qui, pour l'ordinaire, servent d'exemple au peuple, on ne peut douter qu'Aix étant la demeure des Comtes de Provence, les personnes qui avaient à attendre des graces ou des faveurs de la Cour, ne prissent le louable prétexte de venir aux Eaux pour rétablir leur santé, quoiqu'ils n'eussent peut-être réellement en vue que des objets de politique ou de fortune. Delà ce grand concours d'étrangers de distinction et de gens du peuple qui, depuis Perpignan jusqu'à Barcelonnette, se rendaient chaque année aux Eaux d'Aix.

Après la mort de Berenger, le dernier de nos Princes Arragonais, et qui fut, selon le témoignage du grand Roi S.t Louis, *le plus sage et le plus illustre Prince du monde*, Charles d'Anjou ayant épousé sa fille Béatrix, héritière de la Provence, fut le premier rejeton de la race Angevine qui, comme la précédente, a donné le jour à neuf Souverains. Sous ces souverains, comme sous leurs prédécesseurs, les Eaux d'Aix furent très-protégées, sur-tout par le Roi Robert, qui a été un des plus savans Princes qui aient jamais régné, et qu'on surnomma le Salomon du midi. Comme il joignait à l'amour des belles Lettres et de la Philosophie la science de la Médecine, il ne put méconnaître les vertus des Eaux thermales de sa capitale, et pour en jouir avec plus de liberté, il en dirigea une source dans son Palais, où il fit construire

des bains pour son usage particulier (1). On ima-
gine bien qu'il ne négligea point ensuite ceux
qui étaient destinés au public, et que tant d'anciens et honorables souvenirs avaient déja rendus
si célèbres. Le bon Roi René, dans le long séjour
qu'il fit à Aix, sans cesse occupé de tout ce qui
pouvait être utile ou simplement agréable aux habitans d'une ville qu'il chérissait avec tant d'affection, répandit aussi sa munificence et ses libéralités sur des Eaux qui, dans leur origine, avaient
donné lieu à la fondation d'une cité que tant de
Héros romains et de Princes chrétiens avaient
embellie ou restaurée ; et l'on peut dire que le
régne infortuné de ce Prince bienfaisant, dont la
Provence bénira toujours la mémoire, fut l'époque
la plus brillante pour nos Bains.

Disons-le ici pour l'honneur de la source qui
nous occupe, s'il y a peu de villes dans toute la
France, sur lesquelles le vandalisme, les guerres
civiles et religieuses aient exercé plus de ravages
et de fureurs que sur Aix, soit parce qu'étant la
Métropole de toutes les villes voisines, elle a ex-

---

(1) Il paraît que c'est la source qu'on voyait couler dans
le jardin du couvent des Jacobins, qui alimentait les bains
de ce grand Prince. Parmi les titres qu'il a laissés à la
reconnaissance de la postérité, les Gourmets lui doivent
l'introduction en Provence de la Perdrix rouge, qu'il apporta, dit-on, du Royaume de Naples.

cité davantage la jalousie des différens partis qui, avides de pouvoirs ou de pillages, s'acharnaient tour-à-tour à sa ruine, soit que par sa position géographique, elle se soit trouvée sur le passage de ces hordes de barbares qui, en inondant périodiquement dans chaque siècle la Provence, saccageaient les villes principales et les couvraient de cendres et de deuil ; si cependant, au milieu de ces désastres, tant de fois renouvellés, nos Eaux ont toujours conservé leur réputation, il faut bien que leurs vertus aient été constatées par des succès ; et quels succès, puisqu'ils ont toujours servi à repeupler une ville, cent fois détruite par la flamme et le fer des étrangers, les horreurs de la discorde civile ou les torches du fanatisme religieux !

Nous venons de voir combien les événemens politiques qui agitèrent, à diverses époques, la Provence influèrent sur nos Bains, et quelle avait été primitivement l'influence de ces Bains sur les destinées de la république Romaine et sur le sort de notre Pays à l'époque de son gouvernement Comtal ; les siècles que je vais parcourir nous offriront des circonstances plus tranquilles et des détails, pour ainsi dire, plus domestiques, et par-là même plus consolans.

« Parmi les diverses sources d'eau chaude, nous » dit M. de Haitze, qu'il y avait dans Aix, une des » principales et même la plus abondante, était » celle qu'on appelait les Etuves, ou vulgairement

» les *Escaudanes*. Elle était à main gauche à côté
» de la rue des Trabaux, et contiguë par der-
» rière au couvent des Observantins. Cette source
» était possédée par deux Frères: Jean, Seigneur
» de Salignac; et l'autre, René, Seigneur de Pei-
» nier. Comme cette source était très-considéra-
» ble, qu'elle contenait des Bains, des Etuves,
» des Lavoirs et des Pavois; qu'il y avait une
» grande affluence, ce qui troublait le repos des
» Religieux, ceux-ci, pour s'en délivrer, résolurent
» d'acquérir cette source avec l'autorisation du Roi
» Charles VIII, ce qui eut lieu le 7 juin 1488.
» Il y avait des vignes et un jardin attenant. Par
» cette acquisition, les Observantins éloignèrent
» le bruit de leurs cloîtres, ils pratiquèrent un
» chemin plus court pour aller de la rue des Tra-
» baux à leur église; ils agrandirent leur enclos,
» puis ils vendirent au sieur Reimonet de Lalande
» la maison des Etuves, les Bains, le Lavoir et
» même le découlement de la source-mère, s'en
» réservant le simple usage pour leur couvent. »

La famille Lalande jouit pendant soixante-deux
ans de ces Eaux chaudes; mais comme de toute an-
cienneté la fuite de cette source servait à l'arrosage
des jardins du faubourg des Cordelliers (1), il

---

(1) On a observé que les plantes potagères et légu-
mineuses, arrosées avec cette Eau chaude, sont meilleures
et plus précoces de quinze jours.

s'éleva des contestations à ce sujet ; et elles furent terminées le 10 mai 1541, par un rapport d'Antoine Meyran, Juge ordinaire d'Aix. C'est douze ans après qu'Alexis Gaufridi, possédant une grande partie de cet arrosage, résolut d'acquérir la source entière de Charles de Lalande, ce qui eut lieu en 1553 ; et dès-lors il jouit de tous les droits qui avaient été cédés par les Observantins au premier acquéreur.

Dans le siècle suivant, différens auteurs, dont nous ferons connaître par la suite les opinions ou les ouvrages, parlèrent avec avantage des Eaux d'Aix. Et au commencement de l'année 1600 de violens débats s'élevèrent, au sujet du nouvel emplacement des Bains, entre deux célèbres Médecins de la Ville, nommés Fontaine et Castelmont. Nous donnerons bientôt le précis de leur débats.

Par délibération du 26 septembre 1627, il fut arrêté de faire des bains à l'Observance : et ce fut par acte du 7 octobre 1627, Notaire Isoard, que la ville d'Aix acquit, de Joseph Gaufridi, la source de ce couvent. On allait établir dans ce local la maison des Bains, lorsque différens édits bursaux, la peste qui se déclara dans la Ville et l'émeute populaire, connue sous le nom de *cascaveaux*, en firent ajourner l'exécution.

Quoique la fontaine des Bagniers, voisine de l'ancien Palais, paraisse avoir été une des sources fréquentées par les Romains, dès l'époque de 1628, elle n'était plus mise en usage qu'en boisson par ceux qui étaient atteints de la pierre ou de la gravelle; tandis que ceux qui avaient la gale, les écrouelles et des douleurs rhumatismales allaient aux bains de l'Observance, où la source était beaucoup plus abondante et plus chaude. Les grandes sécheresses qui régnèrent vers le milieu de ce siècle firent tarir la source des Bagniers, parce que le cours en fut diverti par les ouvrages que firent divers particuliers pour rabaisser leurs puits ou pour en creuser de nouveaux. En 1683 on fut également obligé, pour rétablir l'écoulement de cette source, de pratiquer une conduite plus profonde; elle put donner alors quatre grands tuyaux; mais quelques années après on la vit tarir et l'on se contenta d'en faire un puits. C'est la source de ce même puits qui fut conduite ensuite sur le Cours pour alimenter la fontaine d'eau chaude que l'on y voit encore aujourd'hui.

La même cause qui avait fait tarir la source des Bagniers produisit un effet semblable sur celle de l'Observance; et il fallut aussi la rabaisser deux fois au-dessous de son niveau. Tous les auteurs contemporains attribuèrent ce phénomène à la sécheresse insolite qui régna pendant sept à huit mois de l'année et qui fit tarir jusqu'au cours de certaines rivières. Il est vraisemblable encore que diverses agitations souterraines et quelqu'un de ces éboulemens, si ordinaires dans les terrains argi-

Jeux, auront fait précipiter la source-mère sur des couches inférieures, détourné ou peut-être seulement obstrué son premier canal naturel. Quoi qu'il en soit, cette source ne put rester long-tems ainsi affaiblie, sans être bientôt abandonnée, ce qui fut regardé comme une véritable calamité publique. Heureusement que, par un pur effet du hasard, on fut bientôt à même de concevoir de nouvelles espérances.

Troisième Epoque.

C'est au printems de l'année 1704 qu'une source plus chaude et plus limpide que celle qu'on avait perdue, jaillit tout-à-coup à travers un rocher qu'on fut forcé de briser pour creuser les fondemens d'une maison, voisine de l'ancien Lavoir. Les puits des particuliers qui étaient aux environs de la source diminuèrent beaucoup, ce qui doit être un avertissement pour la police de n'en point laisser creuser de nouveaux. Comme on ne désire jamais avec plus d'ardeur, que ce dont on a été privé pendant long-tems, l'affluence des buveurs fut extraordinaire; ils firent un usage immodéré de ces Eaux, et les conseils de la prudence et de la raison venant à blâmer cet excès, le peuple porta la malice jusqu'à dire que les Médecins n'aimaient pas les Eaux, parce qu'ils craignaient de n'avoir plus de malades.

Un miracle opéré par l'usage de la nouvelle Eau vint encore augmenter, sur ces entrefaites, l'enthousiasme public. Un Religieux de la Ville, affecté d'une Ophtalmie qui l'avait privé de la vue, fut radicalement guéri en se lavant les yeux pendant plusieurs semaines. Il n'en fallut pas davantage pour renouveller le spectacle de ces anciens enfans d'Israël qui couraient se désaltérer à la source d'eau vive que Moïse avait fait sortir du divin rocher. Cependant l'autorité publique s'occupa du rétablissement des Bains; et les Consuls de la Ville, appelés Jean-François de Glandevès; Sextius de Cimon, Assesseur; André d'Antoine, Ecuyer; et Antoine Sigaudi firent de suite dresser un devis, et l'on jeta, dès l'été même, sur le sol d'une ancienne bâtisse romaine, les fondemens de la maison des Bains, telle que nous la voyons aujourd'hui (14 juin 1812). Cet été fut remarquable par le grand nombre de personnes qui, tous les matins, se rendaient à la fontaine ; et l'on put compter jusqu'à 500 buveurs, parmi lesquels il y avait beaucoup d'étrangers.

L'Edifice consacré aux Bains fut terminé au printems de 1705 ; et dans les deux derniers mois de cette saison plus de mille personnes de tout âge, de tout sexe, de toute condition et de tous les pays firent usage des Eaux. Ce grand concours fut célébré par des discours publics, et notamment, à l'ouverture du collège royal de Bourbon, par le Professeur d'éloquence, qui, en parlant de

la Provence, n'oublia point de faire intervenir l'excellence de nos Eaux thermales (1).

Mais, comme il arrive dans toutes les choses
humaines, ce bonheur et cette grande affluence aux
Eaux ne furent pas de longue durée. C'est dès
l'année 1706 qu'un procès qui a duré vingt-quatre

---

(1) Les Poëtes célébrèrent à leur tour les merveilles
de nos Eaux ; il y en eut même qui se distinguèrent
par leurs Epigrammes, on peut en juger par les vers
suivans :

Tempus edax, Calidas, sitiens exhausserat undas,
Impatiens ardoris, eas nunc reddidit Urbi.
Plaudite vos cives reddit ingens gloria Sexti :
Plaudite vos ægri, quibus hæc dabit unda salutem.

Currite mortales, properate ad balnea Sexti,
Sic fugiet morbus, sio fiet longa juventus.
Altera se gravibus piscina doloribus offert,
Et quæ tristis erat, nunc jucunda senectus.

Aquæ Sextiæ
Sua balnea laudant.
Quisquis epidemico morbo, vel peste laborat,
Hauriat, è nostro Fonte, salutis opem.
Spasmus, Hidrops, Febris, Colica et vertigo, Catarrus
Ista levant, hujusquam citò, fontis Aquæ
Non tales, unquàm, vidit sibi Gallia limphas,
Parva loquor, non est talis in orbe locus.

Joannes-Mauricius Gerardinus, presbiter
hibernus cecinit.

ans, et qui a privé pendant ce long intervalle la ville d'Aix de la jouissance de ses Eaux chaudes, fut éternisé par la chicane et ourdi par l'intérêt privé de quelques propriétaires de moulins au quartier de Barret, au grand détriment de l'intérêt général et de la santé publique. Ce procès contenant l'historique et l'origine de la source des Eaux de Sextius, je vais rapporter un précis des nombreux incidens qui le compliquèrent ; et c'est de l'excellent Mémoire de M. Gensollen, Assesseur d'Aix, publié le 10 juillet 1730, que j'emprunterai tous les faits dont la révélation me paraît si utile et si curieuse, pour faire connaître les véritables causes de la décadence de nos Bains durant le dernier siècle. « Les sieurs Vitalis, Gros et Estienne possèdent des moulins le long du ruisseau de Barret, dont l'eau qui vient, tant du côté des Pinchinats, par le petit Barret ou la Touësso, que du côté du Prignon, par l'autre vallon, dit le grand Barret, sert au travail de leurs moulins et à l'arrosage de leurs fonds. »

Le sieur de Colonia posséde une propriété supérieure à tous ces moulins, située auprès du petit Barret et environ 400 pas au-dessous du Pont de Beraud. Il y a dans cette propriété une maison de campagne ; et dans tous les tems jusqu'en 1706, il y avait deux petits tuyaux d'eau chaude qui fournissaient à deux lavoirs et dont les égoûts tombaient dans le petit Barret.

Le sieur Bayol a une autre propriété avec une bastide près le grand Barret ou ruisseau de Prignon ; il a eu aussi de tout tems une fontaine d'eau chaude dont il se sert pour des lavoirs.

Le sieur Bayol fut le premier qui, pour augmenter l'eau de ses lavoirs, creusa plus avant dans la source ; il l'augmenta en effet, mais à mesure que son eau croissòit, on vit tarir dans la ville la fontaine d'eau chaude du jardin des Jacobins, ensuite celle du monastère Saint-Barthelemy, le puits d'eau chaude de la maison du sieur Bonfillon, au coin de la rue des Marchands, et ensuite un puits public qu'il y avoit tout auprès : on ignorait pourtant que cela vînt des creusemens que le sieur Bayol avait faits ; et la diminution des eaux de la ville surprenait, mais on en ignoroit la cause.

La commodité et les profits de ces lavoirs firent penser au sieur de Colonia d'augmenter son eau à l'exemple du sieur Bayol. Ce fut en 1705 et 1706 qu'il forma et exécuta ce projet.

Pour cela il suivit la source même, qui d'abord naissait dans son fonds, et creusa clandestinement dans le fonds supérieur attenant le sien, qui appartenait au sieur Rambot, Sculpteur, de cette ville, et s'y fit une voûte souterraine, qu'il prolongeait tant qu'il trouvait bon, par un travail inconnu, comme celui des taupes.

Par les creusemens du sieur de Colonia on vit

tarir encore la fontaine des petits Bagniers, les sources qui étaient dans les puits des particuliers, même celui du sieur Alexis, les sources des tanneries, les bains et la fontaine du Cours.

La cause de ce tarissement était ignorée, lorsque le hasard favorisa la découverte du canal souterrain qu'avait creusé le sieur de Colonia ; ce canal s'étant affaissé, les eaux furent arrêtées, regonflerent et rejaillirent au milieu de la terre de Rambot avec une épaisseur égale à celle de la cuisse. Rambot s'adressa alors à MM. les Consuls, et notamment à M. Saurin, Assesseur ; il leur offrit de vendre cette eau ; on a crut nouvelle ; et comme la ville en avait grand besoin, le nivellement en ayant été fait par les sieurs Canole et Ribe, Géomètre, et étant connu que l'eau pourrait couler au coin de la maison de M. d'Antoine, Conseiller au Parlement, qui se trouve beaucoup plus haute que le Pont-Maurel, la Ville acheta les eaux de Rambot, par acte du 17 août 1806 ; il fut fait des mines pour leur conduite. Alors les sieurs de Colonia, Vitalis, Gros et Estienne poussèrent les hauts cris, mirent tout en œuvre pour empêcher ces travaux, et écrivirent même en Cour. Dans la nuit, ils eurent la malice de jeter de gros quartiers de pierre dans les mines et tranchées des Ouvriers. Ils achetèrent encore une propriété de Trouillas, et y creuserent. De son côté, la Ville fit creuser au chemin voisin, dit *l'Esclate-peyoun,* l'*Esclate-pevoun*, et réciproquement les eaux des deux parties étaient enlevées, à mesure que leurs mines respectives étaient plus profondes. La source devint alors si abondante, que tous les habitans coururent pour la voir et l'admirer lorsqu'elle coulait dans le ruisseau de la Touesso, vis-à-vis l'allée de l'enclos de M. de Lieutaud; les Consuls l'ayant faite calibrer par le sieur d'André, consulaire, on y trouva 94 pouces d'eau. On croyoit encore cette source nouvelle; les propriétaires plaignans redoublèrent alors d'activité, et ayant fait creuser sous le chemin des *vieilles Peirières*, qui sépare la vigne de Rambot du ruisseau de la Touesso, et par un trou qui subsiste encore aujourd'hui, ils arrêtèrent toutes les eaux, et mirent à sec les canaux de la Ville.

Alors le sieur Valon, Architecte de la Province et de la Ville, se rappelant toutes les variations qui étaient survenues aux eaux d'Aix depuis 30 ans, jugea avec raison que les eaux qu'on regardait comme nouvellement découvertes, étaient les eaux de la Ville. Il communiqua son secret à M. Saurin, la seconde fête de la Noël 1706, lequel fut bientôt convaincu que c'étaient-là les véritables eaux chaudes qui portèrent Sextius à fonder la Ville. Mais l'incursion du Duc de Savoie ayant occupé les Consuls pendant les années 1707 et 1708, l'affaire des eaux demeura impoursuivie.

M. l'Intendant qui, en vertu d'un arrêt du Conseil de 1697, était chargé de la conservation des eaux de la Ville fut chargé par M. de Torcy, Secretaire d'Etat, de la connaissance de ces contestations. Il se porta, en 1708, sur les lieux avec les parties intéressées et le sieur Valon qui annonça affirmativement que si l'on bouchait les trous pratiqués par le sieur de Colonia et consorts, on verrait revenir les eaux chaudes dans les fontaines et les puits de la Ville. Les propriétaires s'opposèrent alors à la décision de M. l'Intendant, qui avait renvoyé l'affaire devant les Juges ordinaires, en obligeant les parties de combler respectivement les ouvertures qu'ils avaient pratiquées, et ils envoyèrent à Paris le sieur Vitalis-Pourcieux pour empêcher que l'avis de M. l'Intendant ne fût suivi: ils obtinrent une lettre de M. de Torcy, qui renvoyait l'affaire aux Juges ordinaires, leur délaissant la faculté d'ordonner le comblement. Ce procès demeura alors impoursuivi; et jusqu'en l'an 1719 les sieurs de Colonia, Vitalis, Gros et Estienne jouirent de toutes les eaux chaudes de la Ville, sans interruption et sans trouble.

Une grande sécheresse qui régna en 1719 mit la Ville dans une grande disette d'eau; M. le Procureur-Général fit une réquisition à la Chambre des vacations pour faire accéder un seigneur commissaire sur les lieux; par arrêt du 21 août 1719, M. le Conseiller de Gaubert fut commis à ce sujet; mais les sieurs Vitalis et consorts lui tinrent un acte de sommation, par lequel ils lui mirent en notice une prétendue évocation au Parlement de Grenoble, ensuite de la lettre de M. de Torcy : quoique ce fût-là un fait faux, la Chambre des vacations intimidée, abandonna cette affaire.

Mais une espèce de miracle rétablit les choses en faveur du public ; et des malheurs de la peste il nâquit une heureuse découverte. Pendant que la Ville étoit affligée de la contagion, en 1721, M. Chicoineau, Médecin de Montpelier, envoyé par le Roi, trouva bon de faire prendre les bains d'eaux chaudes aux quarantenaires et convalescens, pour achever de les purifier ou de les guérir. M. de Vauvenargues, alors premier Consul et commandant pour le Roi, rendit l'ordonnance dont voici la copie.

Vauvenargues, premier Consul d'Aix, Procureur du pays de Provence, et Commandant en ladite Ville :

« Les Bains des eaux chaudes de la ville d'Aix nous ayant paru nécessaires et convenables pour laver et purifier les convalescens et quarantenaires qui rentrent dans la Ville, et comme lesdits Bains n'ont pas l'eau suffisante pour cet effet, à cause de la dérivation qui en a été faite par divers propriétaires, voisins de la source, nous ordonnons, pour le bien du service et l'utilité publique, qu'il sera incessamment travaillé à réduire toutes les eaux de la source dans la conduite des Bains, sans qu'il puisse y avoir aucune opposition de la part des propriétaires dans les fonds desquels on sera obligé de creuser. Fait à Aix, le dixième juin 1721. Signé VAUVENARGUES. —— Collationné sur l'original conservé aux archives de la commune d'Aix, par nous Greffier d'icelle soussigné. —— Signé FEDON. »

Mais avant que cet ordre fût mis à exécution, les Consuls crurent devoir faire constater l'état des lieux, et s'adressèrent à M. Robert-d'Escragnolle, Prévôt-Général de la Maréchaussée, Commissaire délégué par le Roi pour l'administration de la justice, en absence de tous les Officiers de la Sénéchaussée, que la contagion avoit écartés. En effet, le 2 juin 1721, le Prévôt accéda à la maison des Bains, avec le S.r Minuti Géomètre; il entendit, sous serment, Marie Ricard, qui avait la direction des Bains, et qui déclara que depuis 16 ans elle avait cet emploi; qu'au commencement, les huit tuyaux de la fontaine et les neuf tuyaux des Bains étaient toujours remplis d'eau, qui venait en abondance; mais que depuis 1707, l'eau avait commencé de baisser et diminuer tant à la fontaine qu'aux Bains, et qu'elle fut bientôt dans l'état de disette auquel on la voyait. Qu'auparavant les huit tuyaux de la fontaine chaude coulaient à plein jet, et les neuf Bains étaient toujours remplis, sans diminution de la source principale, tandis qu'aujourd'hui, disait-elle, en faisant remplir un des Bains, la fontaine tarit.

Ce préalable rempli , MM. les Consuls firent travailler à l'exécution de l'ordonnance de M. de Vauvenargues ; et 22 jours après le bouchement du trou, les eaux des Bains augmentèrent d'environ trois quarts ; la fontaine de la Selle d'or (Hôtel des Princes), des deux tiers ; celle des Grioulets , donna deux grands tuyaux d'eau , quoiqu'elle ne coulât point depuis long-tems.

La fontaine de la Triperie, qui était à sec , coula d'abord, et fit couler quatre nappes à une fontaine du Cours ; ces mêmes eaux reparurent dans les puits des Tanneurs, dont une grande partie était auparavant tarie.

Plusieurs particuliers recouvrèrent aussi les eaux de leurs puits ou de leurs fontaines.

Le total de toutes les eaux revenues fut de 25 pouces, qui font deux pans six pouces et six lignes, mesure du pays.

Le sieur Bayol n'avait plus d'eau depuis 1707 , parce que ses deux lavoirs avaient tari depuis que le sieur de Colonia et consorts avaient creusé sous le chemin *des vieilles peirières* , mais il les recouvra par les ouvrages construits d'après l'ordonnance de M. de Vauvenargues.

La Ville continua de jouir de ses eaux pendant tout le reste du consulat de ce digne magistrat ; mais à peine fut-il sorti de charge, le 10 mai 1722, que les propriétaires recommencèrent leurs voies de fait, et percèrent souterrainement l'ouvrage qui avait été construit en 1721; on vit aussi-tôt tous les puits et toutes les fontaines de la Ville diminuer ou tarir.

Dans le conseil tenu le 3 juin 1722 , M. Pazery, seigneur de Thorame, Assesseur, s'éleva avec force contre les entreprises faites par les propriétaires des moulins de Barret, à la suite desquelles les eaux des fontaines publiques et celles des Bains avaient cessé de couler ; il rappela les grands avantages qu'en avaient retiré les médecins pour la purification des pestiférés , des quarantenaires et pour la santé des convalescens, ce qui décida le conseil à délibérer de rétablir les lieux en tel état qu'ils étaient lors de l'ordonnance précitée. C'est à la suite de ce conseil et des cris et plaintes publiques, que M. le Procureur-Général fit une réquisition au Parlement, pour que les Consuls fissent réparer les brèches qui avoient été faites, et cela fut ordonné par arrêt du 27 juin 1722.

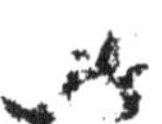

Les sieurs Vitalis et Colonia firent de nouvelles sommations , prétextant de l'évocation de cette affaire au Parlement de Grenoble; mais nonobstant leurs clameurs, l'arrêt fut exécuté à la grande satisfaction de tous les habitans de la Ville, qui virent reparaître leurs eaux en aussi grande abondance qu'auparavant. Ils en jouirent paisiblement jusqu'en 1727, auquel tems les sieurs Vitalis et consorts recommencèrent leur entreprise clandestine, et firent une nouvelle ouverture au bâtardeau qui avait été construit dans le fonds de Trouillas. Un second arrêt du Parlement, rendu cette même année, ordonna le rétablissement de ces lieux; mais afin de pouvoir terminer cet interminable procès, les Consuls obtinrent un arrêt du Conseil du 19 avril 1727, par lequel Sa Majesté attribua toute Cour et Jurisdiction à M. le premier Président et Intendant, pour prendre connaissance, en premier et dernier ressort, de tout ce qui concerne les eaux de la Ville, et notamment de l'instance prétendue évoquée au Parlement de Grenoble.

C'est à cette époque que l'on fit construire ces grands massifs de pierre de taille, et sur-tout cette pyramide, avec les armoiries de la Ville, qui existe dans le fonds de Rambot, aujourd'hui appartenant à Durand, et qui est pour la Ville un monument éternel de sa propriété sur ces eaux.

De toutes ces différentes tourmentes, il est résulté que depuis l'année 1729, tems auquel furent faits tous les ouvrages ci-dessus, la Ville n'a plus la même quantité d'eau qu'elle avait avant 1706, puisqu'alors le sieur d'André trouva 94 pouces d'eau, tandis qu'en 1721, le sieur Minuti n'en a trouvé que 25 pouces (1). »

____

(1) Le mémoire de M. Gensollen fut rédigé ensuite d'une consultation qui fut donnée le 8 décembre 1729

Après des actes aussi solennels et aussi authentiques, que je viens de citer, et qui garantissent si irrévocablement le droit de propriété qu'a la Ville sur les eaux de Barret, on aurait pu croire que les propriétaires des moulins auraient enfin cessé de faire des réclamations; mais leurs plaintes, pour être anciennes et déplacées, n'en devinrent que plus importunes; et M. Dubreuil, Assesseur, se décida, dans le Conseil du 12 février 1746, de proposer, au nom de M. de Pourcieux-Vitalis, un des intéressés aux moulins de Barret, de nommer des experts pour liquider les dommages-intérêts qui lui étaient dus pour la non-jouissance des eaux

---

par MM. Simon et Chaudon, Avocats, convenus par la Ville et les particuliers, qui n'avaient cessé de réclamer les eaux de leurs moulins dont ils prétendaient être privés : la Ville avait tenté de finir à l'amiable, et MM. les Consultans avaient proposé de faire une nouvelle épreuve. M. Gensollen combattit cette épreuve, et établit, d'une manière aussi lumineuse que savante, la propriété de la Ville : c'est ce qui lui a donné lieu à développer tous les faits dont nous avons ci-dessus rapporté un précis historique. Ce mémoire est déposé dans les archives de la ville d'Aix, et m'a été communiqué, ainsi que toutes les autres pièces dont j'ai pu avoir besoin, par M. Roux-Alpheran, Secretaire en chef et Archiviste de la Mairie, avec cette obligeance, cet esprit éclairé et cet amour du bien public qui lui sont si naturels.

en litige. Le Conseil écarta cette proposition pour ne pas compromettre les droits de la Ville.

Le même Assesseur fit part, dans le Conseil du 22 avril 1747, du projet de M. Raymon-du-Four, qui s'offrait de couper les eaux de Barret, de manière qu'elles pussent couler dans la Ville, promettant de faire à ses dépens les vues qu'il jugerait nécessaires pour trouver l'eau; la Ville serait seule chargée de faire construire l'aqueduc, laissant à la générosité du Conseil de lui accorder une partie de l'eau qu'il aurait découverte.

Mais ce projet n'eut point de suite, quoique la Commune eût fait semblant de l'accueillir, en chargeant MM. les Consuls de le faire examiner. Je démontrerai ci-après combien ce projet était inadmissible et pouvait devenir dangereux.

C'est en 1764 que le sieur Pierre Guibert ayant arrenté la source et le lavoir de Mayne, fit construire à ses frais deux bains de marbre; ce sont les premiers qui ont décoré ce précieux établissement. Je ferai voir, par la suite, avec quel zèle et quel dévouement patriotique son fils Joseph Guibert a marché sur les traces de son père!

Par délibération du 13 septembre 1770, la ville se réserva la propriété de la maison qui est sise rue des Etuves, et dans laquelle se trouvent des eaux chaudes, des cuves de foulons et d'anciens bains romains.

M. Cassagne présenta, en 1788, un projet

d'amélioration pour accroître la vertu et l'efficacité des Eaux de Sextius ; mais son plan resta inexécuté, et la révolution qui commença d'éclater à cette époque, fit éclore bien d'autres pensées.

Lorsque la Commune abandonna tous ses biens à la nation, le 2 frimaire an 2, en exécution de la loi du 24 août 1793, elle fit un état de ceux qu'elle devait conserver ; et l'Administration centrale du département des Bouches-du-Rhône, en vertu de la loi du 24 août, précitée, ordonna par son arrêté du 24 frimaire an 2, que la Commune conserverait, comme utile et nécessaire au service public, le Bâtiment des Eaux minérales (1).

Quelques années avant la révolution nos Eaux furent plus ou moins fréquentées par les Regnicoles ou par des étrangers de distinction. Aussi, en 1784 Son Altesse Royale l'Archiduchesse de Milan, Béatrix d'Est, encore vivante, et mère de S. M. l'Impératrice Regnante d'Autriche, y fut

______

(1) J'ai consulté, avec le plus grand fruit, pour tout ce qui concerne les renseignemens ci-dessus relatés, *le Dictionnaire des délibérations* de l'Hôtel-de-Ville, en 4 vol., et *les Annales de la ville d'Aix*, vol. in-quarto manuscrit, par feu Jean-Baptiste Roux, Greffier de la Ville. L'ordre et la méthode qui règnent dans ces Ouvrages ont fait du premier un guide sûr dans les affaires contentieuses de la Cité, comme ils rendront le second très-précieux à ceux qui s'occuperont par la suite de l'histoire d'Aix.

envoyée par les Médecins d'Italie, pour une maladie de la peau, très grave, occasionnée par un lait épanché, dont elle obtint la guérison par l'usage de la boisson, des Bains et des Etuves.

Quelques personnes, qui avaient eu l'honneur d'accompagner Son Altesse, se trouvèrent aussi parfaitement de nos Eaux.

Le Duc de Villars, ancien Gouverneur de Provence, fils du célèbre Maréchal de ce nom, y avait eu également recours plusieurs fois avec succès, vers le milieu du siècle dernier.

En l'an 5 (1797) le directoire exécutif plaça les Eaux d'Aix sur le tableau de celles qui pouvaient être utiles aux défenseurs de la Patrie compris dans les 7.me, 8.me et 9.me Divisions militaires. Le plus grand nombre de ceux qui en firent usage, pour des Rétractions musculaires et tendineuses, à la suite d'anciennes blessures d'armes à feu, ou pour des Ulcères chroniques, pour des Gales rentrées et des Rhumatismes invétérés, en obtinrent les meilleurs effets.

Je citerai encore les Généraux Miollis, Lamartilliere, Niot, Dumuy, Kellermann fils, Sibau, Gardane de Souliers, Gardane, Ambassadeur en Perse ; Pascalis, Herculé, Colonel de Marine ; Boyer, Capitaine de frégate ; Barriere, Lieutenant-Colonel ; *etc. etc. etc.*, qui ont eu également beaucoup à s'en louer pour la guérison de leurs blessures ou de leurs rhumatismes.

J'ai eu l'honneur d'entendre dire à S. A. I. la Princesse Pauline, dans le tems qu'elle vint en 1807, aux Eaux de Gréoulx, et qu'elle daigna me nommer son·Médecin-consultant, que les Bains qu'elle avait pris, durant son séjour à Aix, lui avaient fait le plus grand bien; et c'est dans l'été de 1809, que durant son séjour à Marseille, le Roi Charles IV, qui a daigné m'attacher à sa personne, en qualité de son Médecin ordinaire, devait y venir, d'après mes conseils, pour des douleurs rhumatismales, lorsque des circonstances particulières changèrent sa détermination.

Des succès aussi multipliés et aussi brillans ne manquèrent pas d'exciter l'attention du Conseil de santé des armées et de l'Ecole de Médecine de Paris. D'après un rapport qui fut fait en conséquence au Ministre de l'intérieur, Son Excellence attacha à ces Eaux, par arrêté du 29 vendémiaire an 12 (22 octobre 1803), un Médecin·Inspecteur pour en diriger l'administration. Depuis cette époque, M. le D. Reynaud, que ses connaissances théoriques et pratiques ont rendu digne du·choix du Ministre, n'a cessé de travailler à l'amélioration de l'Etablissement important qui lui fut conféré et qui n'a besoin que d'être bien connu, pour reconquérir·son ancienne célébrité. C'est à M. Reynaud que nous devons beaucoup de notes et d'observations sur l'usage et les propriétés des Eaux de Sextius; et nous aimons à lui en faire nos sincères remercîmens, parce qu'en lui témoignant ici, d'une manière aussi authentique, notre reconnaissance, nous croyons lui donner de nouveaux droits à l'estime et à la confiance du Public (1).

---

(1) Mais pourquoi faut-il que nos éloges se changent aujourd'hui en chants funèbres, et que nous n'ayions plus qu'à jeter des fleurs sur sa tombe ? M. le Docteur Reynaud, frappé d'une apoplexie foudroyante, le 29 mai dernier, est mort le 31 du même mois, en laissant ses amis dans les pleurs et sa famille dans d'éternels regrets. Il fut un Médecin aussi estimable, qu'un bon père et un bon époux; et les Habitans de la ville d'Aix ne pourront jamais oublier sa tendre sollicitude pour le rétablissement de leurs Bains. Mais si quelque chose doit aujourd'hui nous consoler de sa perte, c'est de voir M. le Docteur Philip lui succéder dans l'inspection des Eaux de Mayne, et montrer, dès le début de sa carrière, le même zèle et les mêmes soins éclairés que son prédécesseur.

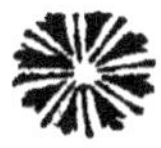

CHAPITRE II.

TABLEAU chronologique des Auteurs qui ont écrit sur les Eaux d'Aix, et Précis de leurs Ouvrages.

STRABON, qui vivait au commencement du premier siècle de l'ére chrétienne, dit que c'est le même Sextius, qui battit les Saliens près de Marseille, qui fonda la ville d'Aix et lui donna son nom (1). Tite-Live, contemporain de Strabon, et Florus attribuèrent aussi à Aix la même origine (2). Pline a placé, cent ans après, les Eaux chaudes de cette Ville au rang des plus célébres parmi les médécinales (3), et Velleius Paterculus reconnaît également que c'est Sextius qui

(1) Sextius quidem is qui Salyes subegit non procul à Massilia urbem, et ab aquis quæ ibi sunt calidis Aquas Sextias dixit. — Géogr., lib. 4.

(2) Caïus Sextius, Proconsul, devictâ Saluiorum gente Coloniam Aquas Sextias condidit, ob Aquarum copiam et à calidis et frigidis fontibus, et à suo nomine itâ appellavit. — Florus, lib. LXI.

(3) Hist. Nat., lib. 3.

fut le fondateur de la ville d'Aix, après avoir vaincu les Saliens (1).

Nous lisons dans Solin, écrivain du deuxième siècle, que les Eaux d'Aix étaient, de son tems, en grande réputation (2); et nous avons déjà rapporté ce que Plutarque en a dit, à-peu-près vers la même époque, dans la vie de Marius.

Au cinquième siècle le savant Evêque d'Auvergne, Sidoine Appollinaire, ne désigne la ville d'Aix que par ses Bains (3). S'il faut s'en rapporter à beaucoup d'écrivains du neuvième siècle et notamment à l'érudit Pierre de Marca, dans son histoire du Béarn, la ville d'Acqs, en Gascogne, tire son nom de ses eaux chaudes, de même que la ville d'Aix, en Provence, a été appelée *Aquæ Sextiæ*, par son fondateur Sextius, à cause de ses Bains chauds.

Le célèbre naturaliste Boier de Nice fit un traité, dans le onzième siècle, sur la bonté des Eaux d'Aix pour redonner la santé aux corps malades.

Pierre de Quiqueran, Evêque de Senez, qui mourut en 1550, assure dans son traité, *de laudibus Pro-*

---

(1) Cassio autem longino et Sextio Calvino qui Saliies apud Aquas, quæ ab eo Sextiæ appellantur devincit. — Lib. 1.

(2) Aquæ quoque Sextiæ eo loco claruerunt, etc. — Lib. 8.

(3) Sextias quæ baias. — Loco citato.

vinciæ, que l'empire Romain était entièrement détruit par les barbares, si nos Eaux n'eussent arrêté le cours de leurs victoires.

C'est en 1558 que Gabriel Siméonis, Gentilhomme Florentin, après avoir visité lui-même la Provence, s'exprime ainsi: « La ville d'Aix est dans une situation des plus avantageuses et la plus agréable qu'on puisse trouver. Les Habitans, femmes et hommes, sont les plus courtois et les plus civils que l'on puisse rencontrer en aucun lieu. Je ne m'en étonne pas, puisque son premier fondateur a été un des plus braves Consuls Romains, appelé Caïus Sextius Domitius Calvinus, qui, par rapport à son nom, et à ce que ce terroir est rempli de belles Fontaines et de Bains naturellement chauds, la nomme les Eaux Sextiennes (1). »

Il est aussi fait mention, dans l'ouvrage publié en 1575 par Belleforets, de nos Eaux chaudes ; et il observe, comme témoin oculaire, qu'il

---

(1) Il sitò d'una picola cita, più delectavole ché si possa trouvaré, et gli habitanti, cosi huomini, come doné y più courtesi, amorevoli et civili ché siano in altro luogo. Di ché non mi maraviglio io puncto, considerato ché il loro primo fundatore fu uno de più bravi Consuli di Roma, chiamato C. Sex. Domitio Calvino, chiamandola Aquæ Sextiæ, dal suo nomé, et per que la terra è piena dal bellissimè Fonte et di Bagni caldi per natura. — Traité des Epitaphes.

y

y en avait diverses sources en plusieurs endroits de la ville. On remarque, dans le plan qu'il nous a donné d'Aix, les bains de l'Observance et une fontaine au dehors, dite la fontaine des Augustins, d'où s'écoulait de l'eau chaude et de l'eau froide. Gerard Mercadier, célèbre Géographe et le plus renommé du seizième siècle, parle avec éloge de nos Eaux minérales. Bernard, Médecin de l'Empereur Charles V (1), avait conseillé, avec succès,

---

(1) C'est le 21 juillet 1536 que ce Prince ambitieux, qui avait conçu le vain désir et la chimérique espérance de se faire couronner Roi dans Paris, fit son entrée, dans la Provence, par Nice, assisté du Duc de Savoie et à la tête d'une armée de soixante et dix mille hommes. Il arriva à Aix au commencement du mois d'août ; fit camper son armée dans *le Plan d'Aillane*, et pour plus grande sûreté, s'empara des collines voisines, qu'on appelle *de Robert*. C'est le douze du même mois qu'il fit son entrée solennelle dans la Ville, paraissant « couvert, nous dit un Historien, sur sa coste d'armes, d'un cazaque de damas bleu et une bourguinote à la teste, parée d'une trousse ou bouquet de plumes blanches, violettes et orangées. Le lendemain le Consul de Malespine, sieur de Mongestin, donna un grand dîner à l'Empereur, le long de la rivière de l'Arc avec tel ordre, qu'on avait disposé grand nombre de personnes à quelques pas les unes des autres, qui dans presque un instant couvrirent la table, quoique tous les mets fussent apprêtés dans la Ville, et les plats garnis, donnés de mains en mains, jusqu'à ce qu'ils fussent sur la table. » C'est le

D

à la même époque, l'usage de nos Eaux, ainsi que Rochefort, Médecin du Duc de Savoie, Jules Contarin et l'Argentier. André Baccius, savant Professeur de Médecine à Rome vers la fin du seizième siècle, rend un compte très-avantageux de nos Eaux Chaudes et leur assigne un rang distingué

---

15 août que Charles tint son conseil de guerre sur les collines de Robert (on voit que ce nom a toujours été favorable à la ville d'Aix), et il y fut résolu de battre en retraite, parce que depuis moins d'un mois que ce Prince était entré en Provence, il avait déjà perdu, par la dyssenterie, la moitié de son armée sans coup férir. Il se retira en grand désordre, harcelé de tous côtés par les paysans. Avant de partir, le Duc de Savoie fit mettre le feu au Palais et à la Maison-de-Ville, afin d'y brûler les archives et les chartes qui prouvaient l'usurpation qu'il avait faite du Piémont, du Comté de Nice et autres terres qui appartenaient aux Comtes de Provence, et il assista à cet horrible spectacle. C'est un rapprochement très-curieux de voir que, deux cents cinquante ans après cet incendie, si astucieusement combiné, la réunion de tou les Etats du Duc de Savoie, au grand Empire fondé par Napoléon, ait été la suite des premières conquêtes des Français. Enfin, un trait de patriotisme qui honore, dans ces mêmes circonstances, les habitans d'Aix et les paysans des Villages circonvoisins, qui avaient apporté tous leurs meubles et effets précieux dans la Ville, dans le dessein de s'y enfermer et de la défendre, c'est la résolution qu'ils prirent, après que les chefs militaires eurent décidé d'abandonner la Ville, parce qu'elle n'était pas tenable, de brûler, sur la place des Prêcheurs, tous ce qu'ils ne pus

dans son Traité des thermes (1). Mérula, qui écrivait dans le même tems, parle, dans sa Cosmographie (*part.* 2 , *liv.* 3 , *chap.* 39 ,) de nos Eaux, et observe très - judicieusement que le nom de notre Ville vient de ses Bains chauds, *Aquæ quidem Aquarum ibi caldarum balnea.*

Jules Raymond de-Souliers, de Pertuis, regarde nos Eaux comme excellentes et très - propres à guérir beaucoup de maladies , entre autres la Goutte (2). On lit dans l'histoire de César Nostradamus, que les Romains furent attirés dans notre Ville *par la commodité salutaire des Eaux chaudes et sulphurées, dont on ne fait pas pour aujour-*

rent emporter. Fouquet de Fabry et Seguirani furent les premiers à persuader au peuple, qu'il valait mieux mettre le feu à ce qu'on ne pouvait emporter, que de le laisser au pouvoir de l'ennemi de l'Etat ; et qu'ainsi , ils rendraient un bon service à la France en détruisant l'armée des impériaux, faute de vivres. Le feu, après ce raisonnement, fut mis par-tout, et on n'a jamais vu, dit Pitton, un feu public plus cher ni avec moins de réjouissance. — *Du Beloy, liv.* 7. *Gassendi, in vitâ Peireschii.*

(1) Porro leguntur apud antiquos authores in provinciâ Narbonensi, Aquæ Sextiæ, nunc est Aquensis civitas, ubi Aquæ calidæ pluribus ægritudinibus salutares, *etc.* *De Thermis Andr. Baccii elpidiani , Sixti V. P. M., lib. VII , etc. Venetiis, 1588 , in-folio.*

(2) Antiquités de Provence , liv. 13.

d'hui l'état ni le compte qu'on devrait pour leur excellente et naturelle vertu, expérimentée de plusieurs, qui s'en sont bien trouvés, et peut-être de moi-même, depuis mes plus tendres années.

Ce fut en vain qu'en 1600, Bertrand - Aimar, Fontaine, Constantin, Grassi et Mérindol (1), Médecins distingués d'Aix, réunirent leurs efforts pour relever les bains de l'Observance. Le public ne répondit point à leurs vœux, et il resta dans une coupable indifférence jusqu'à l'arrivée à Aix du sieur de Castelmont, soi disant Médecin spagyrique. Celui-ci proposa de rebâtir les bains des Bagniers, prétendant que cette source était plus pure et moins mêlangée (2). Fontaine combattit ce projet ; Castelmont repliqua. Mérindol soutint Fontaine (3). Castelmont, fort de l'appui du

---

(1) C'est durant la même année, de 1600, qu'Antoine Mérindol fit paraître son Traité ayant pour titre : *des Bains d'Aix et des moyens de les remettre.* A Aix , par **Jean Courraud**, Imprimeur de ladite Ville.

(2) Ce Médecin publia alors un livre intitulé : *Traité des Bains de la ville d'Aix*, par de Castelmont. A Aix , chez Tolosan , 1600.

(3) Pitton dit avoir entendu parler, à des thèses publiques, soutenues à Montpellier en 1648, de ces deux Médecins, dans les termes suivans : *Fontanus et Merindolus duo Academiæ Aquensis lumina, et inter Medicos viri nprimè Docti.*

peuple et des avocats, publia un second écrit contre Fontaine. C'est alors que Mérindol fit paraître son *Apologie pour les Bains d'Aix*, contre
le sieur de Castelmont. Mais, comme il arrive toujours dans les débats populaires, le parti le plus
nombreux eut raison, et il fut arrêté, par la Commune, le 9 octobre 1600, que l'on suivrait dans
la reconstruction des Bains, le projet de Castelmont. L'on vit même les poëtes du jour chanter
le triomphe du vainqueur, et un certain J. B. Rousseau, Professeur d'éloquence au collège, dire avec
emphase, dans une de ses pièces :

« Et fait était des Bains en cette Ville antique,
» Si Castelmont, Expert en l'Art spagyrique,
» Ne les eût rétablis en due qualité. »

Fontaine, indigné, sortit de la Provence, mais
la victoire de son adversaire fut de courte durée.
Du moment que l'on eut mis la main à l'œuvre,
on s'aperçut que Castelmont avoit moins consulté l'intérêt public que sa bourse, et que
les bains ne pouvaient être plus mal placés que
dans un endroit insalubre, très-peu aëré, sale et
si voisin des boucheries et de la rue des chaudronniers. Fontaine est alors honorablement rap-
pelé et nommé premier Régent de la Faculté de
Médecine. Castelmont néanmoins écrit de nouveau,
et Fontaine lui répond. Mais ce ne fut qu'après

la mort de ce dernier et celle de Mérindol, qu'on adopta, en 1624, l'emplacement des bains que l'un et l'autre avaient désigné. Le Conseil de l'Hôtel-de-ville avait nommé, pour faire des épreuves, une Commission composée de Médecins et de Fontainiers. Pellegrin et Broglia, Professeurs de l'Université, reconnurent, par plusieurs moyens philosophiques, que l'eau de l'Observance était de même qualité que celle des Bagniers, *voire, en quelque façon meilleure, c'est-à-dire, admirable et d'une très - grande considération.* Le rapport des Fontainiers constata aussi que cette source était beaucoup plus abondante. Dès-lors il fut résolu que le local désigné par Fontaine serait préféré : mais nous avons déja fait connaître les causes qui s'opposaient à ce que ce projet reçût de suite son exécution.

C'est à-peu-près vers le même tems qu'André Duchesne, dans ses antiquités des villes de France, et Duplex, dans ses mémoires des Gaules, rappellèrent au public l'ancienne réputation dont avaient joui nos Eaux. Saumaise, dans ses commentaires sur Pline et sur Solin, en parle avec le même éloge ; et Bouche, dans sa chorographie de la Provence, leur donna le rang qu'elles méritaient par leurs vertus et par leur antiquité.

Jean-Scholastique Pitton, qui a commencé son Histoire de la ville d'Aix, publiée en 1666, par

un Précis historique de nos Eaux, en a traité ensuite, *ex·Professo*, dans un ouvrage qui a paru
douze ans après, sous ce titre : *Les Eaux chaudes de la ville d'Aix, de leur vertu et à quelles
maladies elles sont utiles.*

Conformément à l'esprit de son siècle, Pitton
a parlé, dans son ouvrage, de beaucoup de choses
étrangères à son sujet. Après avoir vaguement
disserté sur l'origine des fontaines, sur les feux
souterrains, sur les sources de la Ville et les causes
de leur chaleur, il rapporte les divers moyens
qu'il a employés pour trouver les minéraux contenus dans ces Eaux. Comme il a suivi la chimie
de Vanhelmont et de Paracelse, il n'est pas étonnant que son travail nous paraisse aujourd'hui in-
forme et tout contraire à l'état actuel de la science.
Les minéraux qu'il prétend avoir découverts dans
ces Eaux sont : le soufre, le bitume et le sel
nitre. Mais, si l'on doit peu estimer son analyse
chimique, on lui doit du moins de grands éloges
pour les préceptes qu'il a donnés sur le tems le
plus propre à prendre les Eaux, l'exposé des maladies auxquelles la boisson, les bains et les étuves
conviennent, et le régime qu'il faut observer dans
leur usage. Au reste, Pitton, dont les différens
ouvrages annoncent une vaste érudition et un talent distingué, a dû écrire comme ses contem-

porains, et sur-tout, partager leurs erreurs en histoire naturelle. (1).

Ce n'est pas avec la même indulgence que je jugerai l'*Histoire naturelle des Eaux chaudes d'Aix en Provence*, publiée en 1705, par Honnoré-Maria Lauthier, Doyen de la faculté de Médecine de la même Ville. Cet ouvrage, quoique commandé par l'autorité Municipale, est plus que médiocre sous tous les rapports ; aussi il ne fut point goûté du public. L'analyse que Lauthier a donnée de ces Eaux est détestable ; et l'on peut juger de l'exactitude de ses procédés par ce qui suit : « Pour savoir, dit il, de quels minéraux nos Eaux sont imprégnées, il n'y a qu'à voir ce qu'elles nous laissent après leur évaporation, soit qu'on la fasse au soleil ou au feu de sable, ou à quelque autre feu lent et doux. C'est par ce moyen que nous voyons et que j'ai expérimenté, pendant quatre diverses fois que j'en ai fait l'analyse, qu'elles sont principalement imprégnées de nitre, de vitriol, d'alun et de rouille de fer, puisqu'en la goû-

____

(1) Les mémoires de Trévoux, 1704, novembre, pag. 1005 , et le Mercure de mars 1705 ont inséré une lettre écrite à MM., sur une source d'Eau chaude et minérale d'Aix, découverte l'an 1704 ; mais cette lettre n'apprend rien sur les Eaux de Sextius ; elle n'est relative qu'à la Pierre symbolique et à l'Inscription dont nous parlerons ci-après.

tant , et mettant sur la langue ce résidu , on sent quelque chose d'âcre et de piquant , comme l'est le nitre ; quelque chose de désagréable et de nauséatif, comme l'est le vitriol ; quelque chose d'âcre et de styptique , comme l'est l'alun ; quelque chose d'amer et de degoûtant , comme l'est la rouille de fer. Je ne doute pas non plus qu'il n'y ait du soufre, ce que j'ai reconnu par l'examen réitéré que j'ai fait du résidu et du marc que m'ont laissé ces Eaux après l'évaporation, aussi bien que par la langue, par le goût, par l'odorat et par les yeux même. »

Ce que cet auteur dit ensuite sur la manière dont ces métaux sont dissous par l'eau n'est pas moins déraisonnable , et on peut dire qu'il a ajouté aux erreurs des chimistes de son siècle. Cependant la partie médicale de son ouvrage , quoique purement théorique et manquant d'observations , peut soutenir l'œil sévère de la critique , et annonce que Lauthier était meilleur médecin que savant chimiste. Mais les amateurs des monumens antiques lui doivent de la reconnaissance pour la lettre qu'il a insérée à la fin de son ouvrage , sur le monument trouvé aux bains d'Aix , et qui a été écrite par M. de Chasteuil au savant abbé de Tricaud à Lyon. Comme cette lettre m'a paru curieuse et intéressante, par rapport à l'historique des bains d'Aix , je la citerai en entier dans le chapitre quatrième, afin qu'en la retirant de l'oubli dans lequel elle est ensevelie depuis si long-tems , je la conserve aux antiquaires à venir.

C'est également en 1705 qu'Aucane Emeric publia *l'Analyse des Eaux minérales de la ville d'Aix*, *avec des réflexions sur leurs vertus et sur l'usage qu'on en doit faire*.

Ce Traité est remarquable par les expériences chimiques qu'il contient, ainsi que par les connaissances profondes qui ont guidé son auteur dans l'examen de nos eaux , dans un moment où tous les auteurs qui l'avaient précédé n'avaient encore fait que de méchantes analyses ; et suivant le goût du siècle , semblaient n'avoir acquis de la science que pour consigner des faits erronés. C'est presque avec admiration que l'on suit le plan méthodique de ses expériences et les lumineux résultats qu'il en a obtenus. Les réactifs qu'il a employés , et qui étaient pris dans les trois règnes de la nature , ne seraient point dédaignés par les chimistes modernes.

Aucane Emeric a la gloire d'avoir déterminé le premier, par des expériences décisives , que les eaux d'Aix ne contiennent ni sel marin, ni sel gemme, ni vitriol, ni fer , ni alun , ni soufre , ni bitume, ni mercure ; mais il n'a pu, vu l'imperfection de l'art , assigner la véritable nature des substances salines ou terreuses qu'il a trouvées dans la cornue , après l'évaporation de ces eaux, et on doit encore lui savoir bon gré de n'avoir avancé qu'une seule

erreur, en croyant qu'elles récélaient du nitre, et
que c'était à ce sel que nos eaux chaudes devaient
toutes leurs vertus.

La seconde partie de son ouvrage se distingue
également par un recueil d'observations médicales
bien choisies, et qui confirment de plus en plus
l'heureuse efficacité des eaux qu'il a analysées, et
dont il a recommandé l'usage dans beaucoup de
maladies. Les préceptes qu'il a tracés ensuite sur
la méthode à suivre dans l'administration de ces
eaux ne méritent pas moins d'éloges, et nous
croyons que son ouvrage pourra toujours être consulté avec fruit par les gens du monde et par les
hommes de l'art, sous le triple rapport de la science,
de la pratique et de l'observation.

La même année de 1705, si connue par sa
fécondité en ouvrages sur les eaux d'Aix, vit encore
paraître *un Traité des mêmes Eaux, par Louis
Arnaud, avec les observations sur différentes maladies guéries par l'usage de ces eaux.* Cet auteur,
sans entrer dans aucuns détails chimiques, s'est
contenté de dire « que les eaux minérales de cette
Ville ne contiennent point de soufre, de vitriol,
d'alun et autres semblables, puisque l'eau, par la
présence du minéral, serait plus pesante, le goût
en serait désagréable; et suivant la nature du minéral, l'odeur en serait peu supportable, ce qui ne
se rencontre nullement dans nos eaux, lesquelles
n'ont nul goût, nulle odeur, et sont aussi légères

que les meilleures eaux ; et par conséquent elles ne charrient rien de minéral qui puisse les rendre pesantes et même dégoûtantes. » Mais son petit ouvrage est précieux par les trente-cinq observations qu'il contient, et qui sont bien plus probantes en faveur des eaux d'Aix, que toutes les inutiles et savantes discussions auxquelles il aurait pu se livrer pour expliquer leur origine et leur nature chimique, d'après la fausse théorie et les vaines abstractions des Paracelsistes qui étaient alors les dominateurs de l'école.

Je ne dirai ici qu'un mot sur les auteurs qui ont parlé plus récemment des eaux d'Aix. Gaufridi, Bouche et Papon en ont fait mention dans leur Histoire de la Provence. Buret, Darluc et Venel les ont soumises à l'analyse chimique. Rollin et Carrere les ont consignées dans leur Histoire générale des eaux de la France. Lieutaud, Peyrilhe, Alibert, Schewilgué les ont crues dignes d'occuper une place distinguée dans leurs matières médicales ; et le D. Bouillon-la-Grange n'a pas manqué de rappeler leurs vertus dans l'ouvrage important qu'il vient de publier sur les eaux minérales naturelles et artificielles (1).

Il y a trois ans que MM. Jansaud et Guillaume,

---

(1) Paris, volume in-8.°, 1810, chez Klostermann, éditeur des annales de chimie.

Pharmaciens, de la ville d'Aix, ont présenté à la Société académique de cette Ville un mémoire qui contient une longue suite d'expériences qu'ils ont faites, à l'aide d'un grand nombre de réactifs, sur les eaux de Sextius. Dans notre dernier voyage à Aix, M. le D. Gibelin a bien voulu nous communiquer ce mémoire, et nous aurons occasion de faire connaître, dans le chapitre Vme, les résultats de leur analyse.

Enfin, c'est le 24 avril 1811 que M. Laurens, Pharmacien, depuis long-tems connu par ses travaux chimiques, a fait un rapport à l'Académie de Marseille, dans sa séance publique, sur les eaux d'Aix, au nom de la commission chargée de l'examen des eaux minérales du département des Bouches-du-Rhône, commission qui était composée de MM. Valentin, Robert, Besson, Vasse et Laurens, et dont la formation avait été provoquée par une lettre de Son Excellence le Ministre de l'Intérieur. (1)

---

(1) L'infatigable Docteur Louis Valentin doit être encore compris parmi les auteurs qui ont écrit sur les Eaux d'Aix. Il y a quelques années qu'après avoir fait un voyage scientifique aux Eaux de Balaruc, de Digne, de Gréoulx et d'Aix, il donna une Notice sur ces diverses Sources, et la fit insérer dans le Journal de Médecine de M. le Roux. Cette Notice pourra toujours être consultée avec fruit par les gens de l'art.

CHAPITRE III.

TOPOGRAPHIE de la ville d'Aix et de son territoire. Son climat, son agriculture et ses productions. Souvenirs de ses monumens antiques et de sa splendeur sous les Romains. Son brillant éclat sous ses Comtes de Provence, et jusqu'à l'époque où elle a perdu son Parlement. Sa renaissance sous le Regne de Napoléon.

LA ville d'Aix, dont la population est aujourd'hui de 21,900 habitans, est située dans une plaine entourée de petits côteaux qui forment une enceinte de sept à huit lieues d'étendue. Depuis sa fondation jusqu'en 1790, époque de la nouvelle division départementale de la France, Aix a toujours été la Métropole ou la Capitale de la Provence. Elle est régulièrement bâtie; la plûpart de ses édifices, construits avec de la pierre de taille, et d'une espèce de moellon rougeâtre, ont l'apparence de beaux palais. Ses rues sont grandes et bien percées, mais le pavé de presque toutes est un assemblage de petites pierres calcaires, inégales et pointues, ce qui les rend très-incommodes pour les piétons, et sur-tout pour les goutteux. On y trouve plusieurs belles places enrichies d'obélisques et de fontaines jaillissantes. Les deux églises de S.ᵗ Sauveur et de S.ᵗ Jean sont remarquables par leur architecture et par la flèche de leurs clochers, qui se perd dans les nues. Ces deux superbes édifices attirent les regards des connaisseurs, sur-tout le baptistaire du premier, qui consiste en un dôme soutenu par huit colonnes d'ordre corinthien, et qui ont appartenu, sans doute, à quelque ancien temple du paganisme. Mais rien n'excite plus l'admiration et la surprise des étrangers que la belle promenade du Cours, au milieu de la Ville, et qui a plus de trois cents toises de longueur. Elle est majestueusement ornée de quatre rangées de vieux ormeaux, de plusieurs fontaines, dont l'une est alimentée par l'ancienne source thermale des Bagniers; et dans tout son pourtour l'on voit une suite d'hôtels magnifiques avec de vastes jardins. La place de la Rotonde et les deux grandes Avenues de Marseille et d'Avignon, si bien ombragées par de superbes arbres, relèvent encore la beauté du Cours, et forment, pour ainsi dire, en perspective, le portique de cette espèce de temple champêtre, dessiné au sein même de la Ville.

Le climat d'Aix participe de l'inconstance atmosphérique et de la salubrité des principales villes de la Provence. Les chaleurs y sont brûlantes en été, quoique le thermomètre de Réaumur n'y ait jamais dépassé le 31.me degré dans l'été si remarquable de 1774, où l'on ne pouvait sortir dans les rues, sans se plaindre, dit Darluc, d'une vive impression de feu à la poitrine et au visage. En général, la chaleur ordinaire est de 22 à 24 degrés (1); on ne peut douter que les côteaux calcaires et gypseux qui entourent la Ville ne contribuent à cette ardente température par le réfléchissement des rayons du soleil. C'est également par le renvoi des vents impétueux qui soufflent en hiver que ces côteaux excitent les frimats que l'on ressent à Aix d'une manière beaucoup plus violente qu'à Marseille.

Comme tous les autres pays méridionaux, Aix éprouve des froids très-intenses, mais de courte durée. Ses oliviers périssent lorsque le thermomètre descend à 5 degrés au-dessous de la glace, et que les feuilles et les branches de ces arbres sont couvertes

-----

(1) Aix est au 43.me degré 31 minutes et 35 secondes latitude nord, et au 23.me degré 61 minutes et 19 secondes de longitude.

de neige ou pénétrées d'humidité. On estime qu'année commune, il tombe dans le terroir d'Aix de 18 à 20 pouces d'eau, soit par les pluyes d'orages, soit par celles qui sont continues. Cependant dans les étés fort secs cette quantité est beaucoup moindre.

Ce sont les vents du nord et celui de nord-ouest, le fameux mistral (1) qui occasionnent les froides et brusques vicissitudes de l'atmosphère, et rendent le climat d'Aix si ingrat. L'on y passe

---

(1) Strabon désigne ce vent sous le nom de *melamborius,* car il dit, en parlant du champ herculien, vulgairement dit la Crau : *egregie autem campum hunc melamborius ventus vehemens, terribilis, et violentissimis procellis infestat.* Senèque, au livre 5 de ses questions naturelles, l'appelle *circius,* et rapporte qu'Auguste, après avoir tenu les Etats en Provence, fit bâtir un temple en l'honneur de ce vent, en considération des grands biens qu'il fait pour la santé des hommes et la fertilité de la terre, malgré les maux qu'il occasionne quelquefois par sa violence : *galliam infestat circius, cui œdificia quassanti, tamen incolæ gratias agunt tanquam salubritatem cœli sui debeant. D. certe Augustus templum illi cùm in gallia moraretur, et vovit, et fecit.* Jusques ici les antiquaires n'ont pu déterminer l'emplacement de ce temple; mais s'il est raisonnable de croire qu'il a dû se trouver en plein air, pour être rafraîchi par le vent auquel il était consacré, il me semble qu'il n'a pu être placé qu'au sommet du Mont-Ventous ou de la montagne S.te Victoire.

E

bien souvent sans gradation sensible, même au mois de juillet et d'août, du chaud au froid, du tempéré au chaud, et du sec à l'humide, ce qui donne naissance aux rhumes fréquens, aux fièvres catarrhales, aux rhumatismes et aux phtisies de même nature qui attaquent si communément le peuple, exposé, dans ses travaux de la campagne, à toutes les intempéries de notre mobile climat. Les personnes riches se garantissent pour l'ordinaire de ces maladies par quelques précautions d'hygiène et par un régime alimentaire sagement ordonné et long-tems soutenu. La vie moyenne des hommes y est d'environ trente ans, et l'on observe que les femmes qui ont franchi l'époque critique, parviennent à un âge très-avancé.

Le sol de tout le territoire d'Aix est entièrement calcaire. On y rencontre beaucoup de terres rougeâtres et ferrugineuses, grises ou blanches, qui ont le liant des véritables argiles. Par la culture et les engrais, ces terres deviennent très-fertiles. Aussi la végétation y est des plus belles et des plus productives. La campagne y représente, pour ainsi dire, un jardin non interrompu de vignes et d'oliviers, tant le coup d'œil en est ravissant et varié. Mais c'est moins à la nature de son sol qu'à l'industrie de ses habitans et à leurs travaux agricoles, qu'Aix doit tous ces avantages. Il est peu de pays dans la France où les paysans entendent mieux la culture; s'il fallait en juger par leur intelligence et leurs succès, on les croirait tous membres de quelque savante société d'agriculture.

La fameuse huile d'Aix est trop connue, pour qu'il soit besoin de dire qu'elle forme une branche de commerce très-importante pour cette Ville. La plus fine est envoyée à Paris et dans toutes les Cours de l'Europe.

Parmi les vins du cru, on distingue le muscat et la clairette; le vin rouge ordinaire est plus ou moins estimé, suivant l'exposition favorable ou ingrate des côteaux qui le produisent. On a observé que ce dernier vin, préparé avec soin, n'est nullement capiteux, mais très-stomachique, et propre à relever les forces languissantes des vieillards.

En général, les fruits et les légumes récoltés dans le terroir d'Aix ont un goût excellent, les fraises sur-tout.

Indépendamment de ses productions rurales, ce pays n'offre pas moins d'intérêt sous le rapport de l'histoire naturelle. On y trouve beaucoup de corps marins pétrifiés, tels qu'ostracites, pectinites et autres coquilles bivalves. La petite colline de Saint-Eutrope, qui est à quelques pas de la Ville, renferme beaucoup de cristaux spathiques et une carrière de marbre brèche, dont le poli, la transparence et les couleurs plaisent à l'œil des amateurs. Ce marbre est un composé de plusieurs cailloux fort durs, diversement colorés, et qui émoussent le tranchant des outils, comme s'ils

étaient agathifiés. Les bandes transparentes et blanchâtres qui pénétrent les blocs ont l'aspect du
véritable albâtre. En sortant par la porte S.ᵗ Jean
et sur le chemin de Toulon, on trouve, près
le cours S.ᵗᵉ Anne, une carrière de marbre ana-
logue à la précédente et par la couleur et par
la direction des couches. Il paraît vraisemblable
que cette carrière s'étend jusqu'au Tholonet, Beaurecueil et S.ᵗ Antonin, dont les côteaux, exposés
au midi, sont en grande partie composés de marbre brèche, à fond jaune, entremêlé de taches
brunes et noirâtres. C'est ce marbre que l'on a
long-tems vendu à Paris sous le nom de brèche
d'Alep ou Syrie.

C'est au nord-ouest de la Ville que l'on trouve
les Plâtrières, au bout de la montée d'Avignon.
Elles sont très-intéressantes pour les naturalistes,
par rapport à la variété des couches pierreuses
qui les accompagnent, et aux empreintes des poissons qu'elles contiennent. Immédiatement au-dessous de la terre végétale on rencontre une terre
grisâtre et calcaire que les ouvriers prennent pour
de l'argile, mais qui est une vraie marne, très-
propre à engraisser les terrains maigres et arides,
si les cultivateurs prenaient la peine de l'extraire
et d'en amender leurs propriétés. Plus on descend
dans l'intérieur, plus cette couche marneuse devient dure et tout-à-fait pierreuse. Elle est désignée alors sous le nom de pierre froide. Elle

repose sur une nouvelle couche schisteuse noirâtre, dont les feuillets sont mous, désunis et très-ressemblans à une terre bitumineuse qui serait imprégnée du débris des végétaux. La couche qui lui succède est beaucoup plus dure et a ses feuillets plus rapprochés. C'est elle qui sert de couverture au gypse et qui renferme des ichtyopètres, tels que mulets, dorades, loups et merlans. Si l'on veut pénétrer à une couche inférieure au gypse, on ne retrouve plus les mêmes couches primitives. Ce n'est d'abord qu'une couche calcaire, au lieu de la couche marneuse supérieure ; puis une nouvelle couche noire, compacte, fissile, où se forment des pierres spéculaires, jaunâtres, transparentes, en grandes lames, divisibles en d'autres plus minces encore. En les soumettant à la distillation, on en retire du bitume. Cette couche couvre immédiatement le gypse inférieur, et ne contient plus aucuns poissons pétrifiés, comme la carrière supérieure. Ce gypse est beaucoup plus blanc que le premier, ses lames sont plus déliées, et il est probable que l'on en trouverait de nouvelles couches si l'on creusait plus bas (1).

---

(1) Comme Darluc avait visité lui-même ces mines de plâtre avec le plus grand soin, j'ai cru n'avoir point de guide plus fidèle à suivre que l'itinéraire de cet estimable auteur, tel qu'il nous l'a tracé dans son Histoire

Les Botanistes qui voudraient connaître les plantes qui naissent aux environs d'Aix n'ont qu'à consulter le Traité de Garidel, l'ami et le compagnon du savant Tournefort. Cet ouvrage se fait remarquer, non seulement par les connaissances locales qu'il contient, mais encore par une centaine de planches gravées, d'une très-belle exécution. Le côteau de Monteigués, le même où Marius campa avant d'attaquer les Cimbres, ceux de Prignon, de Barret, la Tour de la Keyrié, le Pavillon de l'Enfant, les plaines des Milles, les bords de la rivière de l'Arc, le Tholonet, Beaurecueil et la montagne Ste Victoire sont les endroits, situés aux environs d'Aix, qui offrent le plus de plantes aux amateurs. J'ai cru ne devoir pas séparer du

---

naturelle de la Provence, tom. 1, pag. 48 et 49. — C'est aux exhalaisons de ces mines que divers auteurs, entre autres, Pitton, ont faussement attribué la malignité du serein d'Aix. Mais l'air que l'on respire le soir aux promenades du cours St Louis, de la Trinité, des Minimes, du pont de l'Arc, du chemin de Toulon et le long des Lisses n'est pas plus mal sain que celui des autres pays de la Provence qui n'avoisinent pas les marais. Il ne faut qu'avoir soin de se prémunir contre les impressions d'air qui sont occasionnées à Aix, comme dans tout le midi, par les fréquentes et brusques vicissitudes de l'atmosphère, et alors on n'y redoutera pas plus le serein du soir que la rosée du matin.

terroir d'Aix la montagne Ste Victoire, quoique éloignée de deux lieues, parce que les plus grands souvenirs lient ce lieu monumental à notre Ville, puisque c'est sur ce Mont célébre que Marius, vainqueur de plus de trois cents mille barbares, rendit de solennelles actions de graces aux Dieux, et consacra un temple à la victoire, temple dont les ruines sont encore connues dans le pays sous le nom de Délubré (1), et qui est situé au revers septentrional de la Montagne, entre Vauvenargues et Claps, à l'endroit même où l'on trouve une source d'eau trés-claire, destinée sans doute, d'après l'usage des Romains, à laver et purifier ceux qui entraient dans le temple pour implorer les secours de la Divinité (2).

---

(1) Ce mot vient du latin *Delubrum*, qui veut dire lieu consacré aux idoles. C'est dans le voisinage de ces ruines que l'on voyait, du tems d'Honoré Bouche, un vieux édifice, appelé *le Château du Diable*, qu'on suppose avoir servi de mausolée au Roi Teutobochus, ainsi qu'une Inscription semble le confirmer. C'est dans le temple consacré à la victoire, que Marius fit enfermer les ossemens des Romains qui avaient péri sur le champ de bataille: et il paraît plus que vraisemblable que c'est encore là que fut dressé ce grand autel sur lequel, au rapport de Plutarque, le vainqueur fit mettre et brûler toutes les dépouilles des Cimbres et des Ambrons.

(2) Histoire d'Aix, par Pitton.

Suivant Darluc, la hauteur de la montagne de Ste Victoire, désignée par les Latins, sous le nom de *rupem victoriæ*, est à 402 toises d'élévation au-dessus du niveau d'Aix, et à 480 au-dessus de celui de la mer. Sa nature est toute calcaire et contient des marbres de diverses couleurs. Il paraît que cette Montagne a été la matrice primitive de toutes les marbrières subjacentes de Beaurecueil et du-Tholonet. Elle est taillée à pic du côté du midi et n'y présente que d'horribles précipices; mais la partie septentrionale est couverte d'un bois de chênes verts, à l'ombre desquels végétent un grand nombre de plantes très-recherchées des Botanistes (1). Lorsque l'horison n'est point chargé

---

(1) Les Plantes qu'on y trouve, sont :
Anthyllis montana, L.
Potentilla subacaulis, L.
Ranunculus gramineus, L., *rare.*
Sisimbrium monense, L.
Arenaria triflora, L.
Senecio doronicum, L., *rare.*
Talictrum fœtidum, L.
Thlaspi saxatilis, L.
Theris saxatilis, L.
Scorzonera humilis, L.
Plantago victoriale, L.
Fritillaria pyrenaica, L., *très-rare.*
Melitis melissa phyllum, L.
Centaurca pectinata, L., *rare.*

de vapeurs et que le ciel est sans nuages, on découvre du sommet de cette Montagne, avant le lever du soleil, la mer et les étangs de Berre, les vastes plaines de la Crau d'Arles, les montagnes du Lébéron, d'Eyguines, de Lure et de Norante; les Hautes et Basses-Alpes, les Pyrennées et le Mont-Ventoux, dont la tête est si souvent blanchie par la neige, même à la fin du printems. D'après son élévation il n'est pas étonnant que S.te Victoire voie croître à sa base tous les végétaux naturels à notre climat du midi, et que sa cime se pare frigorifiquement des productions alpines.

Digitalis parviflora , L.
Sempervivum tectorum, L. *Communes ailleurs,*
Euphrasia officinalis , L. *mais rares dans le*
Primula officinalis , Dec. *midi.*
Globularia nana , Dec.
Genista lobelii , Dec.
Teucrium flaviscans , L.
Arenaria tetraquetre , L.
Saxifraga hyponoïdes , L.
Arenaria verna , L.
Buscus sempervirens, toute la Montagne paraît en avoir été anciennement couverte.

Nota. Suivant Darluc, on rencontre encore à S.te Victoire :

Les Teucrium polium , blancs et jaunes.
Le Sainfoin sauvage.

C'est à un quart de lieue de la Ville d'Aix que coule, vers le midi, la petite rivière de l'Arc, dévenue si célèbre par la victoire de Marius. Elle prend sa source dans le terroir du village de Pourcieux, traverse l'ancienne voie Aurelienne et va se jeter dans l'étang du Martigues, après avoir arrosé, dans son cours, une riche vallée et fourni l'eau nécessaire à beaucoup d'usines et de manufactures que les riverains y ont établies.

Quoique les anciens monumens, qui ont donné tant de splendeur à la ville d'Aix, n'existent plus, cependant nous pouvons encore juger de leur mag-

Le petit Genêt épineux.

L'Aurone.

L'Absinthe.

La Santoline.

Le Fraisier stérile.

Le Barba jovis.

La Roquette sauvage.

Des Narcisses à feuilles de jonc.

Le Plantain argenté.

Des petites Saxifrages.

Une espèce de Méséreum.

De jolies Campanules.

Une Scabieuse à feuille vélue.

L'Alisier.

L'Amélanchier.

L'Eglantier.

L'Epine blanche, *etc. etc. etc.*

nificence par quelques débris échappés aux ravages du tems ou au génie destructeur des barbares.

L'Inscription *jo. ma. op p. p. p. p. p. p. p. f. f. f. f. f. f f.*, trouvée dans le terroir si fertile de Puyricard, et interprétée par le savant Evêque de Vaison, Joseph-Marie Suarèz (1), prouve qu'un temple y avait été consacré à Jupiter par les peuples épars dans la province, très-forts, très-fidèles, très heureux et très-puissans. Ces peuples ne pouvaient être que les députés des Colonies répandues dans la Provence et qui avaient été originairement prises dans celle d'Aix. Ce vœu offert à Jupiter, était bien dans l'esprit des anciens Romains, et ne pouvait être acquitté dans un endroit plus propice, puisqu'à Rome ce Dieu était regardé comme le père de la Nature et de la fécondité (2).

---

(1) Jovi maximo optimo, populi per provinciam propria pecunia piè posuerunt, fortissimi, felicissimi, florentissimi, etc. — Antiq. Prov., lib. 4, c. 5. — Voyez de plus Bouche et Pitton.

(2) Cette pensée a été éloquemment exprimée par Virgile, Lucain et Varron.

Jovis omnia plena
Ille colit terras, illi mea carmina curæ.
— Jupiter est quodcumque vides, quodcumque moveris.
— Jupiter omnipotens rerum, regumque, deûmque
Progenitor, genitrixque deûm, deus unus et omnes.

D'autres Inscriptions ayant la même dédicace, et qui ont été également trouvées à Puyricard, attestent que l'ancienne *Civitas ricartinorum* a dû être très-célèbre ; et quoiqu'elle soit aujourd'hui à plus de trois milles d'Aix, elle n'était peut-être jadis qu'une appendice de la Colonie de Sextius. Il est même probable que la grande source de *Trauconado* a été conduite dans cette Ville ; car la beauté du site, la fertilité du terroir et le monument consacré au Roi des Dieux sont des indices plus que suffisans pour nous faire croire que Puyricard n'a pas été une cité ordinaire. D'ailleurs les anciens avaient toujours coutume de faire couler de belles fontaines près les temples de leurs Dieux ; et ma conjecture est de plus appuyée par les restes de l'aqueduc que l'on voit encore près le temple de Mercure, dont je vais bientôt parler, et qui servait à y conduire les eaux si éloignées de l'étang de la Barben.

Comme les Romains avaient appris de leur Roi Numa que la religion est le premier soutient des Etats, et que l'on gouverne avec facilité ceux qu'une même croyance unit, Sextius, lors de l'établissement de sa Colonie, ayant eu connaissance du respect que les Saliens avaient pour Mercure, consacra leurs champs à cette Divinité. Ce fait est attesté par plusieurs Inscriptions, notamment par celle qui fut découverte en 1444, et qui porte : *C. Sex. Calvinus hos agros Mercurio DD.* Il y a même des auteurs qui ont prétendu que ce que l'on appelait la *Bastido fouerto* et dont Pitton a donné, dans son Histoire d'Aix, une gravure très-grossière, était le temple dédié par Sextius à Mercure. Cet édifice, bâti à trois quarts de lieue de la Ville, entre le terroir d'Aix et celui d'Eguilles, sur une éminence, d'où l'on découvre la rivière de l'Arc et une plaine très-fertile, se compose de gros quartiers de pierres unies sans ciment. Il est orné de frises, de pilastres et de chapiteaux semblables à ceux des deux anciennes Tours du Palais, ce qui annonce que ces divers monumens sont l'ouvrage du même siècle, et que leurs auteurs ont dû être contemporains. Comme le terrain sur lequel ce temple avait été bâti est sec et aride, les Romains y avaient fait conduire une belle source, par le moyen d'un aqueduc taillé dans le roc, de trois pieds de large, de dix de hauteur, et qui a plus de deux lieues d'étendue (1). Selon moi cet aqueduc donne un

---

(1) « Ce qui est merveilleux et que peu de personnes savent, dit Pitton, quoique très-véritable, c'est que, lorsqu'on dessécha un étang, entre la Barben et Pelissane, c'est-à-dire, à trois lieues environ de l'endroit duquel nous parlons, l'ingénieur qui avait promis ce desséchement ouvrit un trou au milieu de l'étang, par lequel toute l'eau coula, et suivant un chemin souterrain, sortit par l'embouchure de cet aqueduc tout contre la bastide des Alexis,

nouveau degré de probabilité à l'opinion que j'ai
émise ci dessus, en disant que les eaux de Jouques ont dû couler dans Puyricard avant d'arriver à Aix. L'inspection des lieux et la direction
de l'aqueduc dont j'ai examiné les ruines à Meyrargues, me confirment dans cette idée. En effet,
Puyricard est dans une position à n'avoir pu être
alimenté par aucune autre grande source que par
celle de *Trauconado*, qui a dû traverser son terroir, en supposant même, comme le vulgaire le

---

qui, de père en fils, possèdent depuis plus de 400
ans la propriété rurale où est situé le monument Romain
dit aujourd'hui *Bastido fouerto*. » — Dans sa savante Chorographie, Bouche émet une opinion contraire. Il estime
que ces ruines ont appartenu à un temple des Druides,
parce qu'elles ne présentent pas la forme et la proportion des dimensions des temples anciens dédiés aux Dieux,
selon les ordres que Vitruve en donne. Ce qui semble,
suivant lui, confirmer cette idée, c'est la fosse profonde
qui existait de son tems au milieu du chœur de ce temple
et qui a été fermée par les paysans du voisinage, parce
qu'ils en voyaient sortir tous les jours des serpens, des
hibous et des spectres horribles. Cette fosse était vraisemblablement destinée aux sacrifices que les Druides faisaient
pour les morts, puisqu'au rapport de César et de Méla,
ces prêtres croyaient que *les ames des hommes ne mou-
raient jamais ; qu'après une mort temporelle, il restait une
vie immortelle, et qu'il y avait un commerce dans les en-
fers pour les choses qui restaient sur la terre.* — Chorogr.
de Provence, liv. 2, ch. 2.

croit, qu'elle ait été conduite directement à Aix.
Il est de plus vraisemblable que les eaux de Saint-
Antonin, du Tholonet et de Vauvenargues étant
plus que suffisantes pour fournir de l'eau à cette
Ville, un ouvrage aussi dispendieux que l'aqueduc
de Jouques n'a pu être entrepris que pour donner
de belles fontaines à une cité importante , telle
qu'a dû être Puyricard, lorsque le grand dieu des
Romains y était adoré , et que les députés de toute
la Provence avaient choisi cette Ville pour l'emplacement du temple de Jupiter. Qu'on juge, d'après
ce choix, quelle a dû être sa magnificence et sa
beauté ! c'est l'aspect réitéré de ces lieux antiques
et le nivellement du terrain qui ont changé mes
premiers soupçons en une certitude historique, qu'au
besoin je pourrais démontrer (1).

____

(1) Pour l'établir dans tout son jour , je n'ai besoin
que de citer le passage de Pitton , relativement à l'aqueduc
de Marius, et de suivre de l'œil les lieux qu'il lui fait
parcourir. « Il monte, dit il , sur les montagnes qui sont
entre notre Ville et Meyrargues , et finit dans un petit bois
faisant face devers Venelles , duquel endroit il était conduit
chez nous, pour passer derrière la chapelle de Saint-Eutrope,
et dégorger ses eaux dans la Ville intérieure , et dans celle
des Romains, où étaient les Bains. » Le petit bois dont
parle ici Pitton, situé à la gauche de l'ancien chemin de
Pertuis , et au revers septentrional de la colline de Venelles,
correspond directement à Puyricard, qui se trouve au midi
de la même colline. Marius n'a eu donc besoin que de

Les fragmens des colonnes, le tronc et les extrêmités d'une statue qui parait avoir représenté le
Soleil, et dont la hauteur entière a été estimée
de 24 pieds, les deux pierres sur lesquelles on voit

---

faire percer celle-ci dans un espace qui est très-court,
pour faire jaillir l'eau de *Trauconado* dans la *civitas ricartinorum*. Le même aqueduc qui l'avait amenée dans cette
Ville aura pu encore la reprendre pour la conduire jusqu'à
Aix; et puisque tout le monde s'accorde à dire que cet
aqueduc passait derrière la chapelle de Saint Eutrope, c'est-
là un indice certain qu'il venait de Puyricard, puisque cette
direction est la ligne la plus courte, depuis la colline de
Venelles jusques à Aix. D'ailleurs il est impossible de
croire qu'une aussi abondante source que celle de Jouques
ait pu traverser une ville romaine sans lui fournir de l'eau,
lorsque nous savons que les Romains n'avaient rien tant
à cœur que d'embellir leurs colonies par de belles fontaines, et qu'il nous est encore prouvé que d'après sa
situation géographique, Puyricard n'a pu ne pas voir couler
dans ses murs celle de *Trauconado*. Enfin, un passage de
Darluc semble établir jusqu'à l'évidence ce que bien de
gens n'auraient peut-être encore regardé que comme con-
jectural. » La source de Bellegarde, dit-il, qui se répand
dans plusieurs quartiers de la Ville, entraîne des molécules
calcaires gypseuses, lesquelles venant à s'aglutiner entre
elles, forment à la longue des masses considérables. C'est
ainsi qu'on trouva dans les conduits souterrains de cette
fontaine, au terroir de Puyricard, des blocs pierreux tenant
du marbre par leur grain et leur finesse, au point d'en
occuper toute la capacité. Ces conduits sont de la plus
haute antiquité, et datent, à ce qu'on prétend, des pre-
taillées

taillée en bas-reliefs, divers signes du zodiaque; comme la figure du Lion et de l'Ecrevisse, et l'inscription, *soli populus Aquensis coloniæ Augustæ et præfecturam qui incolunt*, découverts en 1654, dans les fouilles que les Chanoines de Saint Sauveur ordonnèrent dans le chœur de leur église, pour faire des sépulcres, nous indiquent qu'il a existé, sur le même sol où est bâtie aujourd'hui l'église de Saint Sauveur, un temple dédié au Soleil.

---

mières années où la Ville fut bâtie par les Romains. » Certainement les conduits que Darluc attribue ici à la fontaine de Bellegarde, appartenaient à celle de *Trauconado*, car il est impossible qu'une source qui n'aurait pas eu le volume d'eau presque fluviatile de cette dernière, ait pu produire des blocs pierreux aussi considérables que ceux qui ont été trouvés, et qui ont pu être polis comme le marbre. La source de Bellegarde, quelque abondante qu'on la suppose, n'aurait jamais pu donner lieu à ces énormes cristallisations; d'où il résulte que l'opinion que j'avais émise ci-dessus, relativement à la fontaine qui jaillissait du tems des Romains dans Puyricard, se trouve complétement justifiée par un monument authentique, et qui remonte jusqu'à la fondation de cette ancienne Ville. Je le déclare solennellement, je n'avais aucune idée du passage de Darluc sur les aqueducs de Puyricard, lorsque je soupçonnai que les belles eaux de *Trauconado* auraient bien pu en arroser les murs; et je dois le dire ici : avant de connaître ce passage, cette première conjecture était déjà devenue, pour moi, une vérité historique.

F

Il paraît même que la dédicace en a été faite vers le commencement de l'ère chrétienne, puisque c'est à-peu-près à cette époque qu'Auguste imposa son nom à la colonie d'Aix (1).

Cybèle ou la mère des Dieux était aussi adorée dans Aix, comme nous le prouve le beau monument symbolique de cette déesse, trouvé dans cette Ville, et qui représente une tour sur une montagne, un pin, un bâton, un bonnet, et cet instrument composé de petits tuyaux de canne dont Pan est regardé comme l'inventeur (2), et que les châtreurs, qui courent la Provence, ont aujourd'hui adopté pour avertir le peuple de leur présence et du tems favorable pour soumettre les animaux à la castration. Aucun antiquaire, que je sache, n'a encore assigné l'emplacement du temple qu'a eu Cybèle dans Aix. Une seule considération me fait soupçonner qu'il a dû être construit dans la Ville inférieure, connue sous le nom de *villa de Turribus*, ville des Tours, située dans la plaine, où l'on voit encore l'ancien couvent des Minimes. Il me semble que ce n'est pas une opinion trop téméraire ou hasardée de croire qu'il est possible que ce soit des attributs de cette déesse qui, comme chacun sait, était toujours représentée la tête ornée de

---

(1) Voyez Bouche, Pitton et Gibelin.
(2) Pan primus calamos cera conjungere plures
Instituit. *Virg.*

tours et de creneaux, et qui auront été les déco-
rations extérieures de son temple, que la ville des
Tours ait tiré l'étymologie de son nom, plutôt que
des deux tours romaines qui étaient renfermées dans
le vieux quartier du palais. La seule inspection des
lieux, et le témoignage dés auteurs anciens et
modernes qui ont parfaitement bien désigné la position de la ville des Tours à côté du *Jas-de-
Bouffan*, détruirait, au besoin, cette dernière
opinion, si jamais elle pouvait être admise (1).

A l'égard du mausolée et des antiques tours du
palais, monumens qui auraient dû être sacrés, si
l'on n'avait consulté que leur origine, et qui ont
été démolis sur la fin du 18.me siècle par des
vandales cent fois plus barbares que les hordes
dévastatrices du nord qui, au milieu de leurs mas-
sacres, de leurs incendies et de leurs destructions,
les avaient néanmoins toujours respectés, je ne puis
que m'écrier avec l'auteur de l'Essai sur l'histoire de
Provence : « Tours antiques, superbe mausolée,
restes imposans des premiers conquérans des Gaules ! Monumens précieux de leur infatigable indus-

______

(1) Je sens ici combien peu est fondée ma conjecture,
sur-tout s'il est vrai qu'il soit écrit dans quelques vieilles
chartes que la ville des Tours était ainsi appelée des
Tours qui décoraient le palais archiépiscopal ; mais serait-ce
la première fois qu'un Evêque chrétien se serait logé dans
le temple de quelque divinité du paganisme ! . . . .

trie, vous n'existez plus !.... La ville d'Aix a perdu, par cette destruction, ses archives les plus glorieuses, et la preuve incontestable de l'antique noblesse de son origine (1). «

Enfin, les riches mosaïques que l'on a trouvées dans les fouilles que le hasard ou l'amour de l'antiquité a fait faire dans les différens quartiers de la vieille Ville, prouvent de plus en plus combien cette cité a dû être magnifique et superbe du tems des Romains ; et combien sa splendeur s'est soutenue long-tems après eux, puisqu'elle a joui ensuite pendant près de vingt siècles du titre glorieux de métropole de toute la province. Malgré ses malheurs durant les guerres étrangères et civiles, les bouleversemens qu'elle a éprouvés par l'invasion des barbares, et lors de la chûte du grand empire, auquel elle devait sa fondation et sa gloire, la ville d'Aix s'est toujours promptement relevée de ses ruines, et durant le gouvernement paternel de ses Comtes, elle a encore pu briller dans les annales du monde, et ne point démentir son illustre origine. Elle a dû, sans doute, tous ces avantages à l'abondance et aux vertus de ses eaux

______

(5) Pour connaître à fond l'origine et la destination de ces Tours, je ne puis que recommander aux amateurs de l'antiquité la lecture de la *lettre sur ler Tours antiques* qu'on a démolies à Aix en provence, par M. A. E. Gibelin, Peintre d'histoire, *etc.*, 1787.

chaudes qui, dans tous les tems, ont attiré dans
ses murs un grand nombre d'étrangers, ainsi qu'à
son heureux site, mais sur-tout à l'esprit et au
génie de ses habitans, qui ont toujours cultivé les
belles-lettres, les sciences et les arts avec autant
de zèle que de succès. En effet, personne n'ignore
que c'est dans la ville d'Aix que fut établie la principale Académie des Troubadours, poëtes qui, au
rapport du Dante et de Pétrarque, furent les insti-
tuteurs des Anglais, des Bourguignons, des Lor-
rains, des Espagnols et des Italiens dans l'art de
la parole et de la rime, et qui contribuèrent ainsi
les premiers à civiliser l'Espagne, l'Italie et une
grande partie de l'Europe, lorsque ces trois célèbres contrées étaient encore dans l'âge de leur demi-
barbarie.

Mais outre les témoignages honorables de ces
deux illustres poëtes en faveur d'Aix, la bulle du
Pape Alexandre V, qui fonda en 1409 l'Université
de cette Ville (1), et les lettres-patentes du Roi

---

(1) Hinc est, quod sicut Rex nobis exponere curavit,
olim ipse considerans quod civitas Aquensis in provinciâ
provinciæ ejus dictioni subjecta, multum erat eminens s
populosa et abundans in virtualibus, aptaque pro studio
generali, ut illuc pro tempore vigeret, quodque tunc erant
in illa non nulli magistri in sacra pagina, atque plerique
doctores et scholares in jure canonico et civili, etc. Nos
itaque premissis, et aliis quam plurimis commoditatibu,

Louis II qui la confirmèrent le 10 décembre 1413 (1), sont deux pièces historiques qui prouvent d'une manière irréfragable avec quel éclat les sciences et les belles-lettres y étaient depuis long-tems cultivées. C'est le même Prince qui créa le Parlement d'Aix en 1415, et Charles VIII y établit la Chambre des Comptes en 1497. C'est du sein de ces deux célèbres Compagnies que sont sortis ensuite tant de savans Jurisconsultes et d'Orateurs éloquens, qui pendant plusieurs siècles ont donné un si grand lustre à l'ancienne magistrature provençale, et que nous aurons bientôt le bonheur

---

opportunis ut intelleximus, quas eadem civitas habere dignoscitur, ad hoc quod divina benitas eamdem civitatem, etiam cleri multitudine, nec non aliis multarum gratiarum dotibus insignivit, et aliorum bonorum multiplici fœcunditate dotavit, et luci amœnitate non modica decoravit, et propterea desiderantes quod civitas ipsa fiat *mater scientiarum*, ac viros producat consilii maturitate perspicuos, virtutem redundantes ornatibus, et diversarum facultatum dogmatibus eruditos, sitque inibi omnium scientiarum fons irriguus de cujus plenitudine haurient universi literalibus cupientes mercri documentis, etc. etc. Datum pistori 5, idus decembris, pontificatus nostri anno primo.

(1) Ecce namque, *dit le Roi*, in eadem civitate ad id locus propitius et quietus, incolarum grata et benigna communio, aër salubris victusque abundantia, et doctorum divini humanique jurisperitorum, aliarumque scientiarum copia.

de voir renaître dans notre nouvelle Cour ; car nous ne devons point douter qu'à la voix de Napoléon, Thémis ne fasse encore surgir du sein de ce Corps auguste, des Pascal, des Saurin, des Pazery, des Portalis, des Simeon, des Gassier, des la Tour, des Montclar et des Castillon, etc.

Le beau Soleil de Provence, sur-tout celui qui éclairait à Aix la cheminée du bon Roi René, notre climat et les fruits savoureux de notre sol ne sont sans doute point étrangers à la naissance des grands hommes qui ont illustré notre Ville (1), ainsi qu'à cet esprit naturel et pétulant, à ce caractère aimable et enjoué qui ont toujours distingué les Provençaux, même lorsqu'ils ont vécu dans la classe peu aisée de la société. « Faire des rimes, dit Pitton, c'est une chose triviale et très - facile au peuple d'Aix, même parmi le petit peuple, et parmi ceux qui ne possèdent aucunes belles lettres , comme l'a remarqué César Nostradamus, dans son histoire de Provence ; » car les Provençaux ont cela de propre, de naturellement poétiser et raconter, entre lesquels les paysans et cachàts d'Aix, sur

---

(1) A l'époque de la renaissance des lettres, Aix a été la patrie de plusieurs grands hommes aussi distingués par leur science et leur talent poétique, que par leur éloquence. Peiresc et Tournefort sont assez connus du monde savant, ainsi que tant d'autres illustres personnages de la Provence dont je ne ferai point mention ici.

.tous autres , emportent la première gloire. Si bien qu'on pourrait faire un gros volume de leurs pointes et soubriquets , s'ils étaient amassés et cueillis soigneusement ; car ce sont eux qui ont donné crédit à tant de mots et proverbes que nous avons aujourd'hui en Provence, pleins de suc et de bon sens. ».

Quoique vifs , pétulans et emportés, comme les autres Provençaux , les habitans d'Aix sont , de leur naturel, bons, honnêtes et polis; on respire chez eux l'air de la bonne compagnie ; et dans les cercles des Dames, les étrangers y admirent autant l'affabilité de leurs manières , l'esprit de leur conversation , que leur mise décente , l'éclat et la fraîcheur de leur teint. Attachés par devoir , autant que par amour à la personne de leurs princes , ils leur ont été constamment dévoués. Le seul respect religieux qu'ils portent encore aujourd'hui à la procession instituée par le Roi René , cérémonie bisarre et qu'on ne peut regarder que comme une comédie sacrée , puisque l'on y voit le diable danser fort dévotement devant le bon Dieu , prouve combien leur cœur est susceptible de conserver de l'attachement et de la reconnaissance pour les Souverains qui , d'une manière quelconque , ont été leurs bienfaiteurs.

Enfin, descendans des Grecs et des Romains, les habitans d'Aix ont hérité de leurs mœurs et de leurs usages dans tout ce qui a rapport à leurs amusemens publics La course, le saut, la lutte, la danse, la musique et ces fêtes patronales et champêtres, connues sous le nom de *Romérages*, fêtes pour lesquelles Rome et Athènes se montrèrent si passionnées, sont encore aujourd'hui recherchées avec fureur par le peuple de cette Ville, qui aimera toujours à retrouver en elles l'ancien et agréable souvenir des plaisirs bruyans et des exercices gymniques de ses immortels et joyeux ancêtres.

CHAPITRE IV.

Description de la Maison actuelle des Bains. Ruines des anciens Thermes. Nom de la Divinité à laquelle ils avaient été consacrés. Origine et distribution de la source thermale, telle qu'on la voit aujourd'hui réunie dans le bain de Sextius. Quantité d'eau qu'elle peut fournir. Sa chaleur thermomètrique dans les différens bains ; réservoirs et fontaines qui la reçoivent.

C OMME nous l'avons déja dit, la maison actuelle des Bains date du commencement du dix-huitième siècle, et sa construction coûta à la Ville près de quarante mille francs. C'est un grand quarré long, à deux étages, dont la porte d'entrée s'ouvre, du côté du midi, sur une place oblongue, plantée de quelques beaux arbres, et qui aboutit au faubourg des Cordeliers. Sur le derrière de la maison, du côté du nord, est un jardin assez spacieux, orné

de jeunes peupliers, de platanes et d'arbres exoti-
ques plantés dans le pourtour des allées; mais les
compartimens du milieu sont émaillés de toutes
sortes de fleurs. Lorsque l'on s'y promène le matin
avant le lever du soleil, on y respire les parfums
les plus délicieux. La rose, le lilas, le genêt, l'olivier sauvage, le jasmin et une infinité d'autres
fleurs printanières y charment tout-à-la-fois l'odorat et les yeux. A l'angle oriental du jardin s'élève
une haute tour en forme de mausolée, dont l'érection
date sans doute du 11.me ou 12.me siècle, et à sa
base existe un petit bassin d'eau claire et limpide,
ombragé par trois saules pleureurs, au mélancolique
feuillage, ce qui offre un contraste très-singulier,
et nous représente bien ce que c'est que l'image
fugitive de la vie, s'élançant rapidement, même sur
le char du plaisir, vers l'immobilité des tombeaux.

Ce jardin est coupé par deux terrasses. Avant
d'y monter, il faut traverser la cour des buveurs,
où coule une fontaine à trois tuyaux, dont deux
donnent de l'eau chaude, et le troisème de l'eau
froide. Le bassin ou la conque de ce dernier est
un tombeau gothique trouvé à Arles, sur lequel
sont sculptés différens sujets de l'histoire sacrée.
On y voit le sacrifice d'Abraham, le jardin des
olives, *etc.* La conque où coulent les deux tuyaux
d'eau chaude est également un tombeau gothique
qu'un M. de Peirussi fit venir d'Arles afin d'en faire
une pierre sépulcrale, et qu'on y reposât ses cendres

après sa mort. C'est dans les décombres de l'église de l'Observance qu'elle a été trouvée , plusieurs années avant son usage actuel. Elle représente d'un côté un Prêteur assis sur son tribunal , un Licteur et trois espèces d'affranchis qui se retirent. D'autres croient que c'est Salomon sur son trône qui rend la justice; mais voyait-on de son tems des Licteurs? Sur la face antérieure, on distingue d'une maniére très-visible , le passage de la mer rouge , ainsi que l'*equum et ascensorem dejecit in mare ,* du Psalmiste. C'est dans cette cour que l'on rencontre tous les matins les buveurs d'eau chaude ; et l'on pense bien que cette source n'a point pour eux les vertus poétiques de l'ancienne Hypocrène.

La fontaine destinée au public est composée de huit tuyaux d'un demi pouce ; elle coule dans une petite cour au sud-est des Bains , où l'on a construit les premiers rudimens d'un portique octogone. J'ose assurer que dans quelques siècles nos neveux admireront ce travail moderne , comme quelques restes précieux de l'ancienne magnificence romaine, tant l'illusion sera complète , une fois que la noire main du tems y aura empreint les ombres et le cachet d'un vernis antique.

C'est par les soins particuliers, et sous la mairie successive de MM. Sallier, de Fortis et de St.-Vincens, Président à la Cour Impériale et membre du Corps législatif, que la maison des Bains a été restaurée depuis 1803, et mise dans l'état où nous la voyons aujourd'hui (1). On ne peut que donner les éloges

---

(1) M. Sallier, amateur si éclairé des beaux arts, et qui en conserve dans son cabinet tant de chefs-d'œuvres, a donné la première impulsion au rétablissement de nos Bains. Je dirai bientôt jusqu'à quel point son zèle et ses soins ont été couronnés de succès. C'est lui qui a fait construire, en 1803, les douches, diviser les grands bains, qui n'étaient qu'une piscine commune, en deux bains de marbre, et réparer les conduits de toutes les sources thermales. M. de Fortis, devenu ensuite Maire, a suivi l'utile exemple de son prédecesseur. Par ses ordres, quatre nouveaux bains ont été construits sur une ancienne bâtisse romaine ; le magasin des Eaux a été agrandi, les chambres du premier étage de la maison ont été appropriées, la façade blanchie, et la fontaine du jardin a coulé. Quant au savant antiquaire qui est aujourd'hui un des Présidens de la Cour Impériale, je lui dois aussi payer publiquement un tribut de gratitude et de reconnaissance. Sur ma demande . il s'est empressé, durant sa mairie, de me communiquer tous les livres et les manuscrits dont j'ai pu avoir besoin pour la composition de cet ouvrage. L'Europe savante connaît son amour et son zèle pour les beaux arts, ainsi que pour l'iconographie ; et ses concitoyens ont pu apprécier, dans le tems de notre ancienne magistrature, l'influence salutaire de sa justice, de ses lumières et de son intégrité. Ajoutons encore que les fonctions éminentes auxquelles la confiance de son Souverain vient de l'appeler, sont tout-à-la fois un bienfait pour sa patrie, et la récompense la plus honorable qui puisse être décernée à un savant illustre et à un Magistrat vertueux.

On apprendra par la suite toutes les améliorations que M. le Maire actuel de la ville d'Aix se propose de faire

les mieux mérités au directeur de cet établissement, le sieur Joseph Guibert. Il n'est aucun sacrifice, aucune avance pécuniaire que ce brave homme ne fasse pour la prospérité des Bains de Sextius. Ainsi c'est lui qui a créé à ses frais le jardin, et c'est son épouse qui l'a embelli. Depuis soixante-dix ans la famille Guibert dirige les Eaux de Mayne ; et il conste par une délibération de la Ville, à la date du 7 juillet 1764, que le sieur Pierre Guibert, père de Joseph, fit alors construire à ses frais deux bains de marbre. L'ordre, la décence et l'économie qui règnent dans cet établissement, joints à l'efficacité des Eaux, y attirent chaque jour une affluence extraordinaire. Les Etrangers qui desirent se loger aux Bains, y trouvent, moyennant six francs par jour, une nourriture aussi saine qu'abondante, des chambres commodes ; et pour le même prix, ils peuvent à volonté faire usage des Eaux et des Bains pendant toute la saison.

Distribution des Bains.

En entrant par la grande porte, on trouve à droite, à côté du sallon à manger, deux bains.

à la maison des Bains ; et nul doute que ce ne soit sous son administration que les Eaux de Sextius vont recouvrer tout leur ancien lustre.

Ils sont divisés par une cloison, et précédés d'une petite antichambre, où l'on trouve une table, des chaises, un miroir, un cordon d'une sonnette et un cylindre, vulgairement dit tambour, pour chauffer le linge. Cet ameublement est celui qui existe dans tous les autres bains.

A gauche, sont deux bains jumeaux. Ce sont ceux dont fit usage, en 1784, S. A. R. l'Archiduchesse de Milan; et en 1807, S. A. I. la Princesse Pauline. A côté, il y a une chambre de repos, dont l'atmosphère est celle d'une étuve, puisque le thermomètre y donne une chaleur de vingt degrés, lorsque l'air de la cour ou du jardin y est à peine à quatorze.

Sur le fond du corridor, à droite et du côté du jardin, sont les douches. Deux sont descendantes, et la troisième est ascendante. Chacune des trois a sept pieds de hauteur, et un calibre de trois quarts de pouce. L'ascendante pouvant blesser dans cet état les parties sensibles, comme la matrice ou l'anus sur lesquels elles est dirigée, on en modère l'impulsion et le jet perpendiculaire en y adaptant un tuyau de cuir élastique, percé en forme d'arrosoir.

Lorsque l'on veut entrer dans la cour du jardin, on trouve à la droite deux bains, semblables aux premiers; et à la gauche, la salle où est inscrusté, dans le mur, l'autel votif consacré par quelque dame romaine à Priape, pour avoir été guérie, sans doute, de sa stérilité. C'est-là qu'existent deux larges bains jumeaux, en grande vénération pour les époux qui ont des sacrifices à offrir au dieu des jardins, dont l'image est présente dans cette salle, et qui n'est jamais implorée en vain dans pareille circonstance.

Enfin, en suivant le corridor près l'escalier qui conduit au premier étage de la maison, on voit les quatre bains contigus, mais isolés, qu'a fait construire M. de Fortis; ils reçoivent leur jour par le jardin, du côté du nord-ouest. C'est-là que se baignent, pour l'ordinaire, les personnes de la Ville qui veulent des bains de simple propreté. Il y a dans chacun un tuyau d'eau froide pour modérer la chaleur de l'eau thermale.

Il est bien à desirer que les deux bains souterrains qui existent à l'extrêmité occidentale du grand corridor puissent, l'an prochain, être ouverts au public. C'est-là que les Eaux de Sextius opéreront de véritables miracles; je ferai, par la suite, sentir tous les avantages, relativement à leur construction, que ces bains ont sur les modernes.

Les quatorze bains dont je viens de parler sont tous en marbre blanc, et alimentés par un robinet d'un pouce et demi de largeur. On y descend par deux ou trois escaliers; ils sont tous commodes et propres, mais ils sont beaucoup trop aërés, ce qui nuit à l'efficacité des eaux, en leur faisant perdre leur chaleur naturelle, et en les empêchant

d'exciter

d'exciter une abondante transpiration, ce qui est le seul reproche légitime qu'on puisse faire, dans ce moment, aux Eaux d'Aix ; mais j'indiquerai ci-après les moyens de le prévenir.

Les chambres à coucher, quoique petites, sont très-commodes, et meublées avec une simplicité qui tient de l'élégance. Leur nombre peut être encore beaucoup augmenté, sans toucher à la distribution générale de l'édifice actuel.

Dès que la Ville pourra exécuter le plan des nouvelles constructions qu'elle a adopté, on verra abattre ces vieilles masures qui forment un contraste si choquant avec la maison des Bains, et en les remplaçant par une galerie à plusieurs étages, on élevera un édifice thermal, qui sera vaste et très-régulier.

Il n'entre point sans doute dans mon caractère et dans mes principes de troubler les cendres des morts, mais je ne puis m'empêcher de blâmer la fatale insouciance de ces anciens Procureurs du pays qui, pouvant disposer des fonds de la Province, les consacraient si souvent à percer, à travers des montagnes isolées, des chemins magnifiques, pour n'aboutir qu'aux rocailleux manoirs de leurs ancêtres, tandis qu'ils avaient laissé tomber en discrédit et en ruine des Bains et des Eaux qui avaient donné une si grande célébrité à leur Ville,

G

et qui avaient fait, pendant plusieurs siècles, les délices des Romains !

D'après les recherches que j'ai faites, il paraît à-peu-près certain que Sextius fit construire les premiers bains d'eau chaude près le Palais (1) et qu'il les alimenta avec la source, anciennement dite des Bagniers, qui coule aujourd'hui sur le Cours, et peut-être même avec toute autre plus considérable qui se sera perdue ou qui se distribue aujourd'hui dans le grand nombre des puits chauds qui sont au voisinage. Il est naturel de penser que ce Proconsul aura rapproché, des murs qui servirent de premier asile et de citadelle à sa Colonie, un établissement qui avait déterminé son choix dans l'emplacement de la Ville qu'il fonda, à cause de l'abondance de ses Eaux. Quelques restes épars de vieux édifices ne peuvent laisser aucun doute à cet égard, ainsi que le témoignage de divers auteurs qui ont pensé avec raison que la fontaine qui a coulé jusqu'en 1687, aux environs des Tours Romaines, bâties, d'après l'opinion de M. Gibelin,

---

(1) On trouve dans tous les environs de la Poissonnerie des vestiges d'anciens bains romains, ainsi qu'à la maison qui avait appartenu à Bonfillon et dans laquelle il y avait seize bains. Nul doute qu'il n'en existe beaucoup d'autres sous les fondemens des maisons voisines et dans tout le quartier du Palais.

par César Auguste ou Marius, devait fournir de l'eau aux petits Bains de Sextius. Si l'on pouvait dire que cette fontaine des Bagniers n'a pu remplir, dans son origine, le but que je lui assigne, d'après la petite quantité d'eau qu'elle fournit aujourd'hui, je répondrais qu'il est vraisemblable qu'à l'époque de l'invasion des barbares, qui ont détruit si souvent la ville d'Aix, la source-mère a été ensevelie sous des décombres, ou qu'elle s'est égarée dans son cours, puisqu'il est reconnu que tous les puits de la rue des Chaudronniers, de la place de la petite Boucherie, de la rue des Orfèvres et à cinq cents pas aux environs sont remplis d'eau chaude. Or, croit-on que les Romains, qui entreprenaient des ouvrages aussi extraordinaires et plus qu'humains, pour conduire les sources les plus éloignées dans leurs Villes, eussent pu négliger de réunir les Eaux chaudes qui sourdent avec tant d'abondance dans un espace aussi circonscrit que celui dont je viens de parler?

Selon la tradition, c'est Marius qui, ayant découvert la grande source que l'on a appelée ensuite de l'Observance, fit construire les magnifiques bains dont on voyait encore en 1704 quelques ruines, consistant en frises, chapiteaux, tronçons de colonnes et pavés à la mosaïque (1). Dans mon dernier voyage à Aix, le savant M. Marcellin Fons-Colombe m'a montré, dans le local de Mayne, un pan d'une grande muraille romaine qui a acquis

---

(1) Il est bien étonnant que les Auteurs et les Historiens qui ont écrit sur les Eaux d'Aix n'aient point connu les anciens Bains romains qui existent encore intacts dans le voisinage de l'Observance, et qu'ils n'aient parlé que de leurs ruines. C'est M. Sallier qui en a fait la première découverte en 1803. J'ai visité moi-même ces précieuses antiquités, le 11 juin 1811, avec M. Marcellin de Fons-Colombe; M. Sallier a bien voulu nous servir de guide. C'est à l'aide d'une lampe sépulcrale, en entrant à droite, par la rue des étuves, du côté de la porte des Cordeliers, dans la maison du sieur Belliard, que nous sommes descendus dans une espèce de cave très-obscure qui précède l'entrée du bain. Au premier aspect il nous a été facile de reconnaître une construction romaine; la coupe des pierres, leur arrangement symétrique, la forme sphérique des voûtes, la dureté du mortier, le remplissage confus des murailles maîtresses, tout nous a décélé son origine. Ce premier bain, qui forme un quarré long, a une banquette tout au tour, et peut permettre à quarante personnes de s'y baigner toutes à-la-fois. La chaleur qu'on y éprouve est très-forte, quoique ce bain soit à sec; on le prendrait pour une étuve, tant sa construction a été ingénieuse et bien entendue. En sortant de ce bain, on descend, par la droite, dans un second, qui porte la même physionomie antique. Il est beaucoup plus petit que le premier; mais la particularité qui le distingue, c'est qu'on découvre, à sa partie

la dureté de l'acier et qui est le reste sans doute
de quelque ancien édifice thermal. S'il faut juger
de la grandeur et de l'étendue des bains de Marius par les ruines et les vestiges que l'on trouve

---

moyenne et orientale , du coté de l'Observance , un aqueduc
de deux pieds en quarré , de construction romaine ; et
du côté opposé , vers le midi , un conduit tortueux , destiné
sans doute à diriger les vapeurs humides et la chaleur dans
une salle supérieure , et à y former ce que les anciens appelaient le *Tepidarium*. On voit à gauche de l'entrée de
ce bain , une voûte et un petit conduit pour les eaux ,
mais ces murs paraissent n'avoir pas plus de trois ou
quatre siècles. On respire également un air chaud dans
ce bain , et bientôt la sueur y ruissele de tout le corps ,
sans doute parce que les Eaux minérales coulent aux environs. Ces deux bains avaient plusieurs soupiraux à la
partie supérieure de leur voûte.

En sortant de la maison du sieur Belliard , nous sommes
allés dans la maison voisine qui appartient à la Ville et qui est
occupée par un foulon : après avoir descendu cinq à six
escaliers , nous avons rencontré une vaste salle sous une
très-grande voûte , dont la moitié a été réparée à la moderne et le restant est un travail ancien. Cette salle repose
sur un réservoir voûté , rempli d'eau chaude. On ignore
si ce réservoir est un ancien bain et quelle en est l'é-
tendue souterraine ; aurait-il été destiné à échauffer la salle
supérieure , comme un autre *Tepidarium*? On trouve sur
la gauche le lavoir du foulon , également recouvert par
une voûte à moitié ruinée , mais qui porte l'empreinte
d'une vieille architecture.

Sans quitter la rue des étuves on va , par le jardin de

épars çà et là dans tout le faubourg des Cordeliers, on peut croire avec juste, raison que ce
Général avait fait un appel au génie du grand
peuple pour embellir un établissement qu'il con-

---

l'Observance, dans les deux grandes caves où se trouve
ce que Mérindol appelait, il y a deux cents douze ans,
la *Pousaracque des Observantins*. Ce sont deux bassins
d'eau froide qui n'ont point d'issue et qui doivent, par
des filtrations souterraines, communiquer avec les Eaux
des bains, qui seraient sans doute plus chaudes, *si on ra-
billait la muraille qui donne quelque petite entrée à l'eau
froide.* * Cependant l'eau de cette Pousaracque n'est point
froide dans son origine, ainsi qu'on s'en est assuré, il
y a quelques années, en la vuidant ; mais le surgeon
d'eau qui l'alimente n'a que le calibre d'un tuyau de
plume, et alors il n'est pas étonnant qu'il se refroidisse
dans un bassin qui est très-large et à ciel-ouvert. Comme
cette eau a été réservée à la Commune, dans la vente
que le district a faite des bâtimens de l'Observance, en
l'an 3.me, je proposerais, pour le plus grand bien de
la source thermale, ou de combler cette pousaracque
et d'utiliser son petit filet d'eau chaude, ou de donner
une issue à l'eau froide qui y est stagnante, en l'éloignant
de la maison des Bains.

Il serait très-possible à l'Administration municipale de
remettre en activité ces anciens Bains : on y parviendrait
en ligne directe par la petite cour subjacente qui est à
côté de la fontaine publique et qui conduit au Bain de
Sextius et à celui qui n'est séparé de ce dernier que

* Traité des Eaux d'Aix et des moyens de les remettre, etc., 1606.

sacrait à l'utilité publique et à sa gloire. Ce grand homme, dont tant de trophées nous retracent dans la Provence l'héroïque souvenir, n'avait pu certainement que rendre digne de lui-même ce nouveau monument élevé au sein de notre Ville, pour l'honneur de Rome, l'immortalité de son nom et le souvenir de ses bienfaits envers notre Patrie.

La pierre votive trouvée en 1705 dans les décombres de ces anciens thermes et que l'on voit encore aujourd'hui incrustée dans les murs de la salle qui précède les Bains jumeaux des époux, et au bas de laquelle on lit ces deux vers, qui ont été tracés en 1790, par M. Muraire, Docteur en chirurgie et fermier des Eaux à cette époque,

» *Præses phallus abest ; erasit barbara dextrà ;*
» *Sed latet in calidis ipse Priapus Aquis.* »

a été le sujet de beaucoup d'interprétations. C'est un bas-relief, travaillé sur une pierre calcaire, qui a pu être très-dure autrefois, mais qui aujourd'hui est très-molle, mousseuse et friable, d'environ

---

par une muraille de brique, l'un et l'autre se trouvant sous la rue des Etuves et contigus aux bains de la maison Belliard. Le plan que j'indique ici mérite sur-tout d'être pris en considération, lorsque l'on construira le nouvel édifice projeté pour l'augmentation de la maison actuelle des Bains.

trois pieds de long sur deux de hauteur, représentant un autel, sur lequel le symbole de Priape est étendu, chargé de ces trois lettres I. H. C.; au plan de cet autel s'élève de chaque côté une espèce de flamme; aux derniers élancemens paraissent d'autres caractères qui ressemblent à deux A. A. et à un C. Pour faire connaître la destination précise de ce monument, nous croyons devoir rapporter, à ce sujet, la lettre écrite par M. de Chasteuil, à son ami l'Abbé de Tricaud, et nous accompagnerons cette lettre de quelques notes critiques, afin de parvenir, s'il est possible, à en donner la vraie explication.

A Monsieur l'Abbé de Tricaud,

« Vous me fîtes part, Monsieur, par votre dernière lettre du premier de ce mois, de la découverte qui avait été faite à Lyon, sur la montagne de Fourvières, d'un piédestal, au-dessus duquel était représenté un Taurobole ou un sacrifice fait à l'honneur de Cybèle, pour la convalescence d'Antonin le Pieux; et pour vous payer en même monnoie, je vous dirai que lundi, 23 mars, les ouvriers qui travaillent en notre Ville à l'édifice qu'on y fait construire pour le rétablissement de nos anciens Bains, trouvèrent, en creusant sur les vieux fondemens, une pierre froide d'environ trois pieds de long, de deux de large, sur laquelle est représenté, en bas-relief, un autel, au-dessus duquel est la figure d'un Priape ou Mentula, sur le dos de laquelle sont écrites ces trois lettres I. H. C., et un peu plus haut est la figure d'un couteau à pied de cordonnier, sans manche; au bas de cet autel, sont deux branches que quelques personnes croyent être de simples ornemens, et les autres de cornes. Cette pierre fut le même jour portée à notre Maison-de-Ville, de l'ordre de MM. nos Consuls, où elle donne beaucoup d'exercice à nos curieux et à nos antiquaires.

On ne doute pas que ce ne soit-là la représentation d'un sacrifice, l'autel et le couteau le marquent assez ; et sur-tout, si les deux branches qui sont au bas et qui sont presque effacées, sont véritablement des cornes qui servaient ordinairement à répandre le vin et le lait sur la matière des sacrifices.

On croit encore que la figure du Priape, qui marque la génération et la fécondité, prouve que l'usage de nos Bains est très-propre pour guérir les femmes des incommodités qui les rendent stériles ; et c'est sans doute par cette raison que les sacrifices qu'on faisait à cette divinité étaient faits par des femmes ; témoins nos anciens auteurs, qui nous apprennent que les dames grecques avaient de pareilles figures pendues à leur col, lorsqu'elles célébraient leurs bacchanales ; que les dames romaines en portaient de même nature dans leurs fêtes les plus solennelles, avec autant de vénération que de pompe; que les filles allaient faire des prières et des vœux devant la statue de Mutinus, qui était le même que le Priape des Grecs, et perdaient ainsi leur virginité, avec des cérémonies impures, pour avoir l'avantage d'avoir communiqué avec la figure de ce dieu. Celle qu'on voit sur l'autel est d'une grosseur qui convient parfaitement aux portraits que nous ont laissé les Poëtes de ce dieu de l'antiquité, qui, comme vous savez, était, suivant l'opinion commune, fils de Jupiter et de Vénus, ou, selon quelques-uns, fils de Bacchus ou d'Adonis et de la même déesse; et, suivant quelques autres, il était lui-même Bacchus, que Jupiter remit, lors de sa naissance, à Mercure, pour le cacher parmi les Nymphes, afin de dérober à Junon la connaissance de son éducation; ou que, s'il était fils de Jupiter, Junon le rendit laid et difforme, et tel qu'on nous le dépeint, ce qui répond au sentiment de Pétrone, qui l'appelle compagnon et tuteur de Bacchus. Qu'il était nommé Horus par les Egyptiens, et Ithyphallus par les Grecs; que la garde des jardins lui avait été commise, et que c'était enfin auprès de ses statues qu'on plaçait ordinairement un asne et un bouc, par la convenance qu'il y avait entre ce dieu et ces animaux, et par d'autres raisons que la pudeur nous fait passer sous silence.

Voilà, Monsieur, ce que les Mythologistes nous

apprennent de Priape, et ce qui donne lieu aux diverses explications qui ont été imaginées de nos trois lettres I. H. C., soit par rapport à la fable, soit par rapport au sacrifice, soit par rapport au nom du sacrificateur ou de la prêtresse; soit par rapport aux qualités de nos Eaux, soit enfin par rapport à la Ville où elles sont et à l'endroit d'où cette pierre a été tirée.

M. de Mazaugues, si connu dans la république des Lettres, fondé sur une inscription que Grutter rapporte, en laquelle sont ces lettres I. H. D. D., et que cet auteur explique *in honorem deorum dearum* ou *domus divinæ*, croit avec raison qu'elles veullent dire, en y suppléant les mots de *altare* ou de *ara*, *in honorem consecratum* ou *consecratam*. M. de Lauriol, Conseiller au Parlement de Toulouse, et qui plaide à celui de cette Ville, leur donne ce sens: *Is hortorum custos* ou *in hortorum custodiam*. M. Lauthier, Doyen de la Faculté et Professeur royal en notre Université, et qui est le même qui a écrit l'Histoire naturelle de nos Eaux et dont je vous ai parlé dans mes précédentes lettres, croit qu'elles signifient *jucundo hortorum custodi* ou *conservatori*, ce qui quadre avec l'inscription qu'on lit dans Grutter, *hortorum custodi vigili, conservatori propaginis villicorum*, au-dessous de laquelle sont les vers suivans :

Dum tua pomiferum custodia proteget hortum,
Terror et infestis furibus inguem erit ;
Lampsacios melior non imbuet hostia cultros,
Quam veniet nostra victima cœsa manu.

Par le second hémistiche du troisième vers de cette inscription, dans lequel nos trois lettres se trouvent rangées, on pourrait les expliqner de cette manière, ce qui se rapporterait à l'autel et au couteau, *imbutum* ou *imbutam hircorum cruore ;* ou *indicta hostia cultro*, comme veut M. Lauthier. On sait que les sacrifices du bouc et du cochon de lait étaient très-agréables à ce conservateur des jardins, suivant ces vers de Pétrone :

Sancte tuas hircus, pecoris pater ibit ad aras,
Corniger, et quœrulæ fœtus suis, hostia lactens.

En voici quelques autres qui pourraient peut-être y convenir par rapport à la fable, *jovi hircum consecrant* ou *junoni hœdum consecrant.* Cet animal ayant beaucoup de convenance avec Priape, comme nous l'avons déja observé, ou peut-être que le J. pourroit marquer le nom du sacrificateur ou de la prêtresse, et on pourrait les expliquer ainsi : *junius* ou *junia heic consecrat ; julia hirco cœso ; julia huic consecrat ; julia horo consecrat*; *Ithyphallo hortulani consecrant*; où si le *H.* peut être employé pour un nom, on pourrait aussi dire *Ithyphallo hortensia consecrat.*

Je sais bien qu'on pourrait opposer qu'il n'y a pas apparence que les lettres initiales puissent avoir du rapport avec quelqu'autre divinité qu'avec celle qui est représentée sur cet autel, et qu'ainsi les noms propres qu'on pense y trouver n'y sauraient convenir, puisque dans les anciennes inscriptions et sur les médailles il n'est pas ordinaire de trouver un prénom écrit par une seule lettre initiale, lorsqu'il n'est pas suivi de ce que les Romains appelaient *nomen*, c'est-à-dire, le nom de la Tribu; mais, outre qu'il ne manque pas de semblables exemples, soit en ce qui concerne les prénoms, et sur-tout quand les inscriptions renferment si peu de lettres, soit en matière de sacrifices, comme on le peut observer dans Grutter et sur ce que nous voyons nous-mêmes à nos anciens aqueducs, où le nom de C. Marius est marqué par une M. seule: mais revenons à nos explications, et voyons si par rapport à nos Bains celles qui suivent y pourraient convenir, *invenies has calidas*; *invenies heic calidum*; *in humore calor* ou *juvant hæ conjugiis* ce qui convien-

drait encore à la figure représentée (1). M. Cho-
quel, aussi savant en la belle littérature que versé
en la librairie, croyant que le *H.* pourrait être
appliqué au nom d'Hercule, aussi fameux par
ses exploits amoureux que par ses faits et ses
travaux guerriers, leur donne ce sens : *ista Her-*
culi consecrata, ce qui fait qu'on pourrait ajouter à cette pensée *juventuti Herculis conse-*
cratum. Que si l'on doit, sur la même idée, chercher des divinités dont le nom commence par *H.*,
ne peut-on pas présumer qu'elles conviennent à
l'Hymenée, et croire qu'on pourrait les expliquer
ainsi : *Juvenes Hymeneum colunt* ; *juvenili Hy-*
menei cultu ; *jugalis Himenei concordia* ; ou si

---

(1) En prenant pour épigraphe cette interprétation,
nous n'avons eu d'autre motif, dans cette préférence,
que de choisir celle qui nous a paru la mieux adaptée
à notre sujet. Il est bien possible que le consécrateur
de ce monument ait eu une pensée toute différente,
mais lorsqu'on marche dans la nuit obscure de l'antiquité,
un historien ne voit les objets qu'à travers le prisme
de ses passions et les nuances diverses de son esprit. Au
reste, quelque sens que l'on attache à l'interprétation des
trois lettres de ce monument, il sera toujours vrai de dire
que les Eaux d'Aix, d'après la figure symbolique du Dieu
qu'on y vénérait, ont dû être reconnues par les anciens,
comme très-propres à favoriser la fécondité en guérissant
les maladies qui attaquent les organes générateurs.

l'on veut enfin, que cette pierre ait du rapport au lieu d'où elle a été tirée, on pourrait donner cette interprétation à nos lettres, *in honorem Coloniæ, id est consecratum; impensis hujus Coloniæ; incolæ hujus Coloniæ, id est conditum, et condiderunt*; que si le I. sert de lettre numérale, on pourrait dire *prima hæc Colonia*, à cause que la Colonie d'Aix fut la première que les Romains établirent dans les Gaules, ou *primo heic Coloni*, en y suppléant le mot de *consecrarunt*, ou *primi hæc condiderunt* ou *primi horum conditores*, en y suppléant celui de *balnea* et *balneorum*; ou si, comme quelques personnes l'ont cru, ces lettres avaient du rapport à Mercure, sous les auspices duquel la ville d'Aix a été bâtie ou rétablie par *C. Sextius Calvinus*, on pourrait enfin leur donner ce sens: *incolæ hermæ consecrant*. Voilà, monsieur, ce qu'on a imaginé au sujet de cette découverte, à quoi l'on peut ajouter que la sculpture en est très-grossière, qu'elle se sent du ciseau du commencement du dernier siècle de la république, ce qui fait présumer qu'elle fut faite lorsque notre Ville fut fondée ou rétablie, ou pendant le séjour qu'y fit C. Marius, ce qui arriva ès années de Rome 631, 146 et 147. Tout ce que je puis vous dire, monsieur, en finissant cette lettre, c'est qu'on n'a trouvé aucun autre monument de l'antiquité, en creusant sur nos anciens Bains, que cette seule pierre, ou s'il s'y en est trouvé quelque autre, l'ignorance ou peut-être l'avarice des ouvriers a fait qu'on n'en a eu aucune connaissance. C'est par les réflexions que nous venons de faire que l'on peut conclure que nos Bains avaient été consacrés à Priape, qui était les délices des Nymphes, comme étant, suivant le sentiment de quelques auteurs, fils d'une Nymphe, qui l'avait fait élever parmi ses compagnes, auxquelles appartenait le soin des fontaines. Je suis, monsieur, avec autant de considération que d'estime, votre, etc. C. G. »

Aix, ce 17 mars 1705.

Il est facile de reconnaître, dans les nombreuses interprétations qui ont été données sur la dédicace de ce monument, qu'il y règne le véritable luxe de l'antiquariat ; mais il n'est pas impossible que, malgré ce grand étalage scientifique, ce monument nous soit encore inconnu. Les Romains, comme les anciens Grecs, n'employaient souvent dans leur langage public, que le symbole de certaines allégories. C'est sous des images mystiques qu'ils adoraient leurs Dieux ou qu'ils leur consacraient, de la même manière figurative, les monumens publics de leur reconnaissance. Ainsi, il me semble que pour tâcher de parvenir à connaître la destination primitive de celui qui nous occupe ici, il faut se rappeler sous quels emblêmes

Rome

Rome et Athènes représentaient le Dieu des jardins. Alors il sera peut-être possible que les hommages qui lui étaient publiquement rendus nous servent à mettre dans leur plus grand jour tous les secrets mystères de son culte ; du moins les passages suivans, extraits des anciens auteurs et de quelques modernes, semblent ne nous laisser rien à désirer relativement à cet objet.

Dans les Dionysiaques, ou fêtes célébrées en l'honneur de Bacchus, on voyait les Canéphores, jeunes vierges distinguées par la pureté de leurs mœurs et de leur naissance, porter, dans des corbeilles remplies de fruits, un Phallus droit et couronné de fleurs, pyramidant sur ces offrandes (1). Dans les mêmes fêtes on portait aussi en pompe une statue de Bacchus, remarquable par un triple Phallus (2). En Egypte les femmes promenaient des statues, hautes d'une coudée, et armées d'un Phallus de la même proportion, qui se mouvait par des ressorts. En Italie les femmes se couronnaient de Phallus (3). A Naples, encore aujourd'hui, les femmes le cachent dans leur sein ;

----

(1) Aristoph., Acharn., v. 241 ; — Dupuis, origine des Cultes.

(2) Nonn. ad Greg. Naz., not. eschenb. ad v. 15. — Orph. Argon.

(3) Sainte-Croix, recherches sur les mystères.

H

c'est un bijou secret et figuré en or. Des hym-
nes phalliques retentissaient de toutes parts et
célébraient la divinité (1). Dans le temple de
Melytta, sous les colonnes, un Phallus de fleurs
était suspendu à la sommité d'un pin, l'initié devait s'élancer et le saisir au bond (2). Le Frisco
des Celtes était représenté comme le Priape Fas-
cinus, sous la forme d'un grand Phallus. On dé-
signa, par l'organe même de la génération, le
créateur de ces générations innombrables et mul-
tiformes qui, dans leur succession éternelle, embel-
lissent le Théatre de l'Univers (3). En considé-
rant Priape comme le régénérateur de la nature
à l'époque du printems, ce qui lui fit donner le
nom de *Dieu-sauveur*, *de bon génie*, tout s'éclair-
cit. Ainsi s'explique l'épithète de premier créateur,
donnée à Priape (4). On voit pourquoi on place le
plus souvent sur son sein et entre ses bras, une cor-
beille remplie de fleurs et de fruits; pourquoi sa
statue s'élève au milieu des jardins, qui semblent lui
devoir leur parure; pourquoi les blés et les vignes
sont sous sa protection; pourquoi on teint sa
statue et ses attributs en rouge, qui est la cou-

---

(1) Arist. Acharn.
(2 Oscilla exalto suspendunt Mollia Pinu. — Virg.
(3) Lucien., Greg. Girard. Sintagm. 8, pag. 281, Suidas.
(4) Orph. hymn. protôgonon.

leur de la flamme et de la vie (1). La consécra-
tion des Bains de Sextius à Priape est donc une
suite naturelle des vertus toniques et stimulantes
de ces Eaux. Il est inutile par conséquent de faire
intervenir dans l'interprétation de ce monument
Jupiter, *Mercure*, *Junon*, *l'Hymenée*, *Hercule*,
Junius ou Junia, et jusques au couteau des sacrifices et au sang *des boucs* immolés au dieu de
Lampsaque. Lorsque j'ai examiné cette pierre, en
1810, je n'ai pu y découvrir l'empreinte d'aucun
caractère, conséquemment je ne puis dire si les trois
lettres que les antiquaires y ont lues sont réellement
telles qu'ils les ont rapportées, et s'ils n'ont pas été
abusés par leur imagination autant que par leurs
yeux. L'exemple que j'ai eu dernièrement aux
Eaux de Gréoulx m'a prouvé que même les antiquaires du plus grand mérite ne savent pas quelquefois lire, ou que du moins ils lisent très-mal.
Ainsi, Peyresc, Spon, d'Anville, Bouche, Montfaucon, d'Expilly, etc. avaient consigné dans leurs
ouvrages l'inscription *XI Nymphis griselicis*,
tandis que les deux premières lettres sont la moitié
du mot *uxor* et le fragment d'une inscription
romaine qui se trouve aujourd'hui complettée par

---

(1) Suidas, servius in virg. Strabon, Pharnutus,
Herodote, Diodore, Lucien, Jambl., de myst. August.,
de civ. Dei.

un autre fragment que j'ai découvert, au mois de juin 1808, dans les ruines d'un ancien hospice des Templiers, qui avoisine la maison des Bains (1).

---

(1) Voyez mon *Histoire médicale et chimique des Eaux de Gréoulx*, deuxième Edition, Marseille, 1810. MM. Casimir Rostan et Marcellin de Fons-Colombe en ont donné chacun l'explication dans deux savantes dissertations. Spon, d'après Peiresc, avait rapporté ainsi le premier fragment, *Nymphis XI griselicis*; tandis que le vrai sens littéral était *V X C*, *Nymphis griselicis*, lequel ajouté inférieurement au fragment que j'ai découvert et qui portait :

EIL FAUSTINI

TVITRASIPOLL

ONIS COS I I PRAE

III IMP PONTIF

IS ASIAE

OR

a complété cette Inscription romaine, ainsi qu'il suit :

ELIA FAVSTINA

TIT. VITRASII POLLIONIS

CONSVLIS SECVNDO, PRÆTORIS SECVNDO

IMPERATORIS, PONTIFICIS

PROCVNSVLIS ASIÆ

VXOR

NYMPHIS

GRISELICIS.

(117)

Sans parler du grand nombre d'inscriptions apocryphes qui furent, dit-on, semées çà et là dans le
monde savant, par quelques Moines du quinzième
siècle, combien de fois le génie de nos modernes
antiquaires n'est-il pas devenu le jouet de quelques circonstances imprévues, du caprice des Ar-
tistes et de la confusion que la succession des
siècles a introduite dans l'historique des monumens
des Arts ? Beaucoup d'édifices nouveaux sont aujourd'hui bâtis avec les débris d'anciens édifices;
qu'on juge des erreurs que doit entraîner par la
suite l'examen de leurs ruines si, par hasard, on
vient à y découvrir quelques caractères illisibles
et à demi rongés par le tems ! En effet, combien de dissertations savantes, combien de livres
écrits sur des pierres insignifiantes, mais que les
antiquaires regardent comme des reliques, uniquement
ment parce qu'elles portent l'empreinte de quelques images grotesques que la bisarrerie et l'ignorance d'un manœuvre y ont souvent tracées sans
aucun but déterminé !

Au reste, la pierre monumentale qui nous occupe, indépendamment des lettres en beaux caractères romains que l'on a cru y lire et qui ont
pu n'y avoir jamais été tracés, indique toujours,
par sa seule figure symbolique, les causes de
l'ancienne célébrité de nos Bains, et peut avoir
été, comme nous l'avons déja dit, l'unique motif

politique de leur destruction dans les premiers siècles du christianisme.

Suivant Pitton (1), « la source des Eaux chaudes est à deux mousquetades de la Ville, entre le chemin de Puyricard et celui de Laubassano. Leur cours est très profond et soutenu par un grand rocher qui sert de base à la colline Saint-Eutrope. Dès qu'elles sont à trente pas de la Ville, elles prendraient leur cours vers l'orient, si le même rocher ne les obligeait d'entrer par la porte Notre - Dame. Là, elles se partagent en deux, dont une partie tire vers le couchant, et donne naissance au puits chaud de la Juiverie, échauffe la plûpart de ceux voisins de la rue des Trabaux et se réunit dans le jardin des RR. Pères de l'Observance, où l'on trouve la plus abondante source qui fait un bain très-profond dans le même jardin et un autre dans la maison voisine qui appartient à la Ville, où l'on voit quelque idée de la façon avec laquelle les anciens Romains bâtissaient des bains publics. Tous les environs abondent en sources chaudes pour l'usage des teinturiers et des foulons. —— L'autre partie passe devant l'Eglise de Saint Sauveur, où l'on trouve un puits chaud ; et courant vers le midi, elle perce la rue de *Donolari*, où elle fait des puits

____

(1) *Les Eaux chaudes de la ville d'Aix*, 1678.

chauds, et se rend avec impétuosité aux quatre coins de la rue des Potiers, aujourd'hui des Marchands, où un rocher, qu'on trouve sous terre, a fait écarter quelque écoulement qui autrefois faisait un beau bain, duquel on voit quelques restes dans la cour d'une maison qu'on appelle le Logis du Palemard. Le monastère joignant, qui est celui des Dames de S.te Claire a, dans son cloître, un puits très-chaud et si abondant, qu'on n'a jamais pu le mettre à sec.

« Dans la maison du sieur Bonfillon, Marchand, il y a aussi un puits inépuisable extrêmement chaud. Dans nos jours la Ville a pris cette eau pour la conduire au milieu de la place d'Orbitelle, où elle coule par deux tuyaux, et de quatre qu'on y voit les deux autres sont d'eau froide, si bien que le bassin qui les reçoit est toujours plein d'eau tiède. Du même endroit de ces quatre coins sortait, autrefois, la fontaine dite des derniers Bagniers ou *la peiro que rajo*. Elle y était conduite par des canaux de brique fort propres et bien faits. Cette pierre, qui donnait de l'eau par deux tuyaux, et à deux pieds de terre, était plantée au milieu de la rue et devant une maison qui en fait le haut bout, dans la cave de laquelle autrefois j'ai vu des restes de bains de marbre blanc.

« La fontaine la plus commune et la plus abondante en eau chaude est celle de la Boucherie. Elle est un peu basse, puisqu'il faut descendre six degrés pour y prendre de l'eau. La source et la fontaine sont la même chose; sans qu'on soit obligé de la conduire par des aqueducs, elle y jaillit; et ce qui est de plus considérable, c'est qu'à un pied de distance de la source chaude, il en sort une eau froide, ce qui fait le mélange d'une tiédeur fort agréable. »

Cette dernière observation, relative au mélange de l'eau froide avec l'eau chaude, suffit pour nous prouver que l'eau thermale qui coule sur le Cours ne peut pas remplir les mêmes indications que celle des Bains de Mayne; et que ce serait à tort que, même en boisson, l'on s'en promettrait les mêmes avantages, puisqu'elle n'est plus naturelle, se trouvant refroidie par son mélange avec l'eau ordinaire.

Mais d'après ce que nous avons dit dans le premier chapitre, au sujet du procès de la Ville avec les propriétaires des moulins, au quartier de Barret, il n'est plus possible d'assigner aux Eaux chaudes la même origine que Pitton. Loin d'arriver à la Ville par le chemin de l'Hôpital, elles ont leur direction par le cours de Saint Louis, et leur source commune dans le bassin qui est sous la vigne du sieur Durand, et dans laquelle se trouve la Pyramide que la Ville fit élever en 1729, à la suite du gain de son long procès, comme un monument et un titre imprescriptible de la propriété qu'elle a sur ces Eaux. J'ai voulu examiner par moi-même cette Pyramide et visiter tous les lieux circonvoisins. C'est le 15 juin 1812 que je m'y suis rendu, accompagné de MM. Arnulphi, ancien Procureur du pays et le dernier qui se soit trouvé en charge à l'époque de la révolution ; Marcellin de Fons-Colombe ; Roux-Alpheran, Secrétaire de la Mairie ; Dauphin, Serrurier ; deux Fontainiers et un Garde-huissier de la Ville. Après avoir jeté un coup d'œil botanico-minéralogique sur les côteaux et les vallons qui avoisinent Barret, j'ai fait descendre deux hommes dans le puits qui est recouvert par la Pyramide et dont la profondeur est de 20 pans. Leur ayant fait observer la chaleur de l'eau, par le moyen d'un thermomètre, ils ne l'ont trouvée qu'à 17 degrés et à la hauteur de 4 pans. Elle est contenue dans un bassin qui en a 9 de large et 16 de long, construit en pierres de taille jaune et portant un écusson aux armoiries de la Ville. La hauteur de la Pyramide est de 14 pans à fleur de terre, et elle a 5 pans de large à sa base. Comme elle a été bâtie avec une pierre molle, elle est déja rongée à demi par le tems, et elle ne pourra braver la vermoulure de beaucoup de siècles ; ce qui me fait regretter infiniment qu'elle n'ait pas été construite avec le granit indestructible de la montée de Puyricard, comme l'assise fondamentale du nouveau Palais.

L'eau du puits qui se trouve à dix pas de la

Pyramide, et qui est toujours dans la propriété de Durand, ayant appartenu jadis à Rambot, ne m'a donné qu'une température de 16 degrés. Le goût que j'ai éprouvé, en buvant de l'eau de ces deux sources, a été à-peu-près le même ; j'ai cru y reconnaître, dans l'une et dans l'autre, quelque chose de minéral, et elles étaient loin d'avoir la fraîcheur qu'ont naturellement les sources qui sont un peu profondes. D'après ces qualités physiques, je crois être en droit d'assigner à toutes les deux une origine commune, parce que je ne compte pour rien le degré de chaleur en moins que le puits de Durand m'a offert, du moment qu'il se trouve ouvert à plein vent.

Après ce premier examen hydraulique, je me suis transporté, avec mes estimables et savans compagnons, à la campagne anciennement de Bayol, et qui est possédée aujourd'hui par les dames Peyresc. La source qui alimente le lavoir à gauche m'a offert une température de 15 degrés, et la source à droite, qui est chaude en hiver et dont les ouvriers de la teinturerie n'osent boire, parce qu'ils la regardent comme malfaisante, uniquement à cause de sa chaleur, ne m'a donné que 16 degrés. Je ne lui ai trouvé aucune saveur différente de l'eau ordinaire.

En nous rapprochant du ruisseau de la Touësso et de la Ville, j'ai également soumis à l'expérience thermométrique la source chaude qui est à la campagne du sieur Audemar, et qui fut jadis celle du sieur de Colonia. Sa température n'a été que de 16 degrés, mais au rapport des ouvriers, qui s'en servent pour leurs teintures, elle augmente à l'approche de l'orage et du mistral, de manière que l'on peut dire que c'est là un baromètre nouveau que les Météorologues du voisinage n'ont point encore connu.

Il résulte évidemment de ces observations que, puisque les eaux de Barret sont froides dans le bassin de la Pyramide, et que ce sont elles qui alimentent toutes les sources chaudes de la Ville, ainsi que nous le prouvent les pièces et les épreuves rapportées au grand *procès Vitalis et Colonia*, c'est dans le court espace d'environ mille pas géométriques que les Eaux de Mayne, du Cours et des puits de la Boucherie acquièrent leur chaleur ordinaire; ce qui ne peut être, aux yeux des Physiciens, qu'un phénomène géologique des plus curieux.

Depuis Barret jusqu'à la Ville il n'existe aucun aqueduc ancien ou moderne, et les Eaux n'ont qu'un canal naturel, puisqu'à leur issue, on les voit bouillonner du sein de la terre, et qu'elles mirent vingt-deux jours, après les travaux ordonnés par M. de Vauvenargues, avant leur reparition dans la ville. Il serait donc imprudent de vouloir réunir ces eaux dans un conduit, puisqu'on ignore quelle est la substance minérale qui les échauffe, et sous quel point est placé le laboratoire des nymphes sextiennes. Ainsi le S.r Raymond-du-Four, qui proposait, en 1747, par l'organe de M. Dubreuil, Assesseur, de couper les eaux de Barret et de les faire conduire dans la Ville, se montrait, dans son plan, un pauvre et bien téméraire physicien! bénissons le Ciel de n'avoir point permis, pour l'intérêt public, que l'on n'ait jamais songé à réaliser ses idées, car, *ipso facto*, la chaleur de nos Eaux aurait été perdue.

Ce serait en vain que l'on voudrait révoquer en doute la communication directe qu'ont les Eaux de Barret avec celles de la Ville. Sans parler du tarissement des fontaines chaudes qui a eu lieu, pendant vingt-quatre ans, lors du fameux procès, le sieur Dauphin, Serrurier, m'a dit qu'il y a environ trente ans, il fut témoin d'une expérience qui fut faite à ce sujet. On délaya de la chaux dans le bassin de la Pyramide, et les Eaux du Cours et de Mayne devinrent laiteuses. Ce qui forme une preuve bien démonstrative, et qui n'est susceptible d'aucune contradiction, en faveur de l'origine que je leur assigne aujourd'hui.

Si l'on pouvait m'objecter qu'il n'est guère possible qu'une eau qui n'a que dix-sept degrés de chaleur à Barret, puisse en acquérir une de vingt-neuf, dans le peu de distance qu'il y a de ce quartier à la Ville, et qu'il faut nécessairement que d'autres sources chaudes se réunissent à elle

(125)

dans son trajet, je répondrai d'une manière victorieuse à cette assertion, en renvoyant mes ad-
versaires aux deux enquêtes ci-dessus rapportées,
de MM. Robert-d'Escragnolles et Deimine ; enquêtes qui sont des documens authentiques et qui
constatèrent péremptoirement, aux yeux de la
justice, ce que les dissidens d'alors avaient un si
grand intérêt à méconnaître et à nier. D'ailleurs,
quel est l'homme qui peut assigner des bornes aux
mystérieux travaux de la nature, et comparer les
efforts pénibles et lents de notre industrie routinière
à la promptitude et au mécanisme particulier de ses
opérations? les miracles de sa puissance sont connus; et le génie orgueilleux de l'homme doit, en
rougissant de sa faiblesse, s'humilier ici, comme
par tout ailleurs, devant la main créatrice et toute
puissante de cette auguste souveraine de l'univers.

Mais après avoir examiné l'Eau thermale dans
sa source, j'ai voulu connaître géographiquement
sa distribution souterraine dans l'intérieur de la
Ville; j'ai interrogé pour cela le sieur Esprit Feraud, ancien Ingénieur - hydraulique, qui a été
chargé de la conduite des fontaines publiques pendant plus de soixante ans, et il m'a donné, soit
verbalement soit par écrit, les renseignemens qui
suivent (1). « Il y a dans Aix deux sources princi-

___

(1) Voyez son Mémoire sur les eaux et les fontaines de la
ville d'Aix, déposé, ne l'an 10, aux archives de la Commune.

pales d'eau chaude : celle du Cours et celle des Bains. La première naît à la place des Chaudronniers, à l'endroit même où l'on aperçoit encore les vestiges d'un ancien bain romain. Après avoir alimenté la fontaine du Cours, elle va faire couler trois tuyaux à celle des quatre Dauphins et donner de l'eau à l'office de la maison de M. de la Roque, aujourd'hui de M. de Forbin; aux jardins de MM. de Limaye, de Castellanne et à celui du couvent des ci-devant Andrettes.

Cette fontaine a perdu un tiers de son eau ordinaire, depuis le bâtardeau qui fut construit en 1757, et qui avait pour but de faire remonter l'eau à une hauteur de cinq pieds; ce furent les puits des environs qui reçurent cette augmentation d'eau (1). MM. Vallon et Feraud frères avaient blâmé

____

(1) En 1805 le sieur Esprit Feraud ayant été chargé par Ollivier, son beau-fils, qui demeure près la rue des chaudronniers, de faire creuser un puits dans son sallon, y trouva une source d'eau chaude d'environ trois pouces carrés. Cette eau suivait un conduit naturel; elle est aujourd'hui confondue avec l'eau froide de ce puits. Il a été de plus observé par le sieur Feraud, qu'après la construction de l'aqueduc qu'il fit, il y a plus de vingt ans, pour dessécher les fondemens du Palais, tous les puits qui avaient auparavant une eau chaude ont une eau fraîche, à partir du coin de la place S.t Honoré, jusqu'à l'autre coin de la fontaine des Baigniers; mais depuis la place

la construction de ce bâtardeau, mais ils furent obligés d'adopter le projet de M. Meynier, nommé par la Ville commissaire des eaux et des fontaines publiques.

La chaleur de cette source, à la place des Chaudronniers et sur le Cours, est de vingt-six degrés.

Il est vraisemblable que les puits d'eau chaude qui se trouvent dans les maisons de la rue du vieux Palemard et Trois-Ormeaux ont la même origine que la source des Bagniers; il en est de même de la fontaine thermale qui coulait dans le jardin de l'ancienne abbaye de S.ᵗ Barthélemy, et qui appartient aujourd'hui au sieur Mille.

Combien donc serait considérable la source-mère, si on pouvait, en desséchant tous les puits d'eau chaude, la réunir dans un même canal et l'approprier au service public de la Ville ! Espérons que tôt ou tard ce projet philantropique pourra être mis à exécution (1).

S.t Honoré, du côté du couchant, jusques à la maison Champsaud, place aux fruits, les Eaux des puits n'ont pas cessé d'être tièdes; il en a été de même pour ceux qui existent dans les maisons qui s'étendent de la fontaine des Bagniers, jusques chez Lantelme, Marchand de tabac.

(1) Il aurait été bien à désirer que lorsque la Ville délibéra de reconstruire, en 1704, la maison des Bains au local dit de Mayne, les médecins eussent proposé de

La source des Bains est divisée en deux branches voisines l'une de l'autre. La première, qui est la plus considérable, alimente la fontaine du Portique et le magasin d'eau qui fournit aux Bains; l'autre, qui est réunie dans le bain de Sextius, bain au reste, qui paraît dater du moyen âge, d'après l'ogive de sa voûte, se distribue aux douches et à la fontaine du jardin. Les ouvrages en maçonnerie qu'on a construits ne sont presque rien, puisque ce n'est qu'à quelques pas de la maison des Bains que l'on voit sourdre l'eau thermale à gros bouillons.

---

l'établir dans les jardins qui sont à la gauche du chemin d'Avignon et à l'orient de l'auberge du Bras d'Or. En réunissant dans une même conduite toutes les Eaux chaudes, sans excepter celle des puits, on aurait pu former un établissement qui aurait rivalisé avec les plus beaux thermes de l'Empire. On ne pouvait craindre le refroidissement des Eaux, parce que se trouvant réunies sous un plus grand volume, elles auraient même augmenté de chaleur. Les amis de l'humanité regretteront toujours qu'une eau qui est si précieuse, et qui pourrait former une petite rivière par son volume, se trouve dispersée dans toute la Ville, et qu'ils n'en puissent pas utiliser la millième partie, s'il faut en juger par ce qu'en a dit Plutarque, dans la vie de Marius, et par le diamètre de l'aqueduc d'origine vraiment romaine, que j'ai vu dans un des anciens bains qui sont dans la maison de la rue des Etuves.

Dans

Dans la maison des foulons on trouve aussi une source d'eau chaude ; et dans le jardin de l'Observance il y en a deux puits ; mais l'eau s'y refroidit promptement, parce qu'ils forment une espèce de pousaracque ou de grand lavoir. Ces deux puits n'ont point de vidange connue, mais ils doivent communiquer avec la source des Bains, ce qui ne peut que la refroidir.

Les vidanges des foulons sont conduites par un aqueduc qui traverse la muraille du rempart et vient arriver dans le lavoir public, après avoir passé devant la maison des Bains.

Ce lavoir, ainsi que le bain des pauvres, qui le touche et qui se trouve sous le chemin, reçoit encore les eaux qui s'échappent du coup-perdu, les vidanges des grands bains et de la fontaine publique.

Toutes les eaux du lavoir sont conduites par un aqueduc qui traverse le chemin du Faubourg et descend dans la rue qui va aboutir au jardin du sieur Truphème. L'aqueduc est à la charge de ce dernier, depuis la muraille qui soutient le chemin, jusqu'à sa propriété ; et la Commune doit veiller à son entretien, depuis cette muraille jusques aux bains et aux foulons.

Enfin, on pourrait encore regarder, comme une troisième source minérale, celle du puits de Pourchier, proche la Pureté, puisqu'elle fournit de l'eau à la fontaine des Augustins, à celle des

I

Grioulets et de la Boucherie. La chaleur des eaux des Augustins n'est qu'à 18 degrés.

Jusques ici les auteurs qui ont écrit sur les Eaux d'Aix ne leur ont donné qu'une chaleur, les uns, de 26 degrés ; et les autres, de 28. Des observations plus précises me mettent aujourd'hui à même de dire qu'ils sont tous dans l'erreur.

Je puis en donner un journal d'autant plus véridique, que j'ai logé, pendant 20 jours, à la maison des Bains, dans le courant du mois de juin dernier, et j'ose dire que je m'y suis occupé à tourmenter ces eaux de toutes les manières, et à chaque heure du jour.

J'ai cru qu'il pouvait être utile à l'art et aux malades d'expérimenter sur moi - même les effets et les vertus de ces eaux. Voici les résultats que j'en ai obtenus.

Le premier jour j'ai bu, dans la matinée, huit verres d'eau de la fontaine du jardin. J'en ai ressenti un petit embarras à la tête, assez semblable à l'ivresse occasionnée par un liquide mousseux ou acidule. Le second jour cet effet a été moins marqué, et le troisième il a été entièrement nul ; l'activité du système urinaire a seule été augmentée, il est vrai que je buvais, dans moins de deux heures, jusqu'à 15 verres d'eau.

La première fois que je me baignai, ce fut dans le bain de l'Archiduchesse ; j'y trouvai la chaleur de l'eau à 29 degrés, et l'air ambiant n'était

qu'à 23 , ce qui nous prouve la mauvaise construction de ce bain , et légitime le reproche que
lui font les malades, qui se plaignent d'éprouver
un grand refroidissement en sortant de l'eau. Quoi
qu'il en soit, dès le second jour de mon immersion
je fus délivré d'une douleur spasmodique , suite d'un
acre rhumatismal qui s'était fixé au mollet gauche, et qui me faisait boiter, en marchant, depuis
plus d'un mois.

J'ai continué à boire pendant vingt jours environ , et j'ai pris autant de bains. Je m'y suis
plongé à toute heure de la nuit et du jour et même
en sortant de table, et je n'en ai nullement été
incommodé. Je voulais faire des épreuves ; je com-
mettais par fois des imprudences , mais le Dieu
de la médecine veillait sur moi, parce que toutes
mes fautes tendaient à me faire découvrir des
moyens capables d'arrêter et de prévenir, par mes
conseils et mon exemple, celles des autres.

J'ai suivi tous les bains et j'ai trouvé dans tous
le même degré de chaleur, soit que je m'y sois
plongé à trois heures après midi, ou à minuit
et à une heure du matin. Quelques-uns seulement
m'ont donné 29 et demi , 29 et trois quarts , après
avoir laissé le thermomètre demi-heure dans l'eau:
mais j'ai trouvé une grande différence dans leur
atmosphère , puisque ceux qui sont dans un local
plus vaste ne m'ont donné que 21 $\frac{1}{2}$ à 23 degrés, tandis que ceux qui sont à côté du sallon

à manger, ainsi que les deux autres, à la droite du jardin, m'ont présenté une chaleur de 25 degrés environ.

J'ai observé que l'absorption de l'eau ne se fait dans le bain, par les pores cutanés, qu'après trois quarts d'heure ; c'est pourquoi, dans certaines maladies, il convient de prolonger bien au-delà la durée du bain ; deux heures peuvent à peine suffire dans quelques cas.

Le bain accélère la digestion de l'eau que l'on boit ; je l'ai éprouvé de même pour les alimens, mais je ne conseille à personne de le prendre quand l'estomac n'a pas encore fini de digérer. Si j'ai donné un exemple contraire, qu'on n'oublie point que je faisais des expériences pour le bien public, et qu'alors je devais monter à la brèche de mon art.

D'après le rapport du sieur Esprit Feraud, je puis estimer à dix pouces carrés les différentes sources qui alimentent les Bains. Cette eau étant reçue dans un grand réservoir, me paraît beaucoup plus que suffisante pour fournir à tous les besoins de la maison ; et je vais finir ce Chapitre par quelques réflexions qui doivent tourner à l'amélioration très-prochaine de l'état actuel des Bains.

J'ai remarqué que le grand défaut des Bains d'Aix est d'être trop aërés et de n'être pas construits dans des cabinets moins espacés. Comme le calorique est reconnu aujourd'hui être un des premiers et presque l'unique agent médical des Eaux minérales, on doit s'attacher à le concentrer autant que possible, ce qui ne peut avoir lieu à Aix, vu la grandeur des Bains et les courans d'air auxquels les malades qui en sortent sont exposés. Depuis long-tems le public aurait attribué beaucoup plus d'efficacité aux Eaux de Sextius, si leur température naturelle de 29 degrés et demi avait pu se conserver dans les bains, ce qu'on obtiendrait facilement par la construction de simples voûtes en briques qui, en resserrant la capacité des bains actuels, y entretiendrait une chaleur atmosphérique égale à celle de la source même. C'est alors que les Bains de notre Ville deviendraient ce qu'ils étaient du tems des Romains, car je ne doute point que le vice des constructions modernes n'ait grandement contribué à leur faire perdre leur ancienne réputation (1). On pourra

---

(1) On peut voir dans Vitruve, Anacharsis, Winkelmann et Montfaucon, la description des Bains des anciens. Les vestiges des thermes qui restent encore à Rome nous prouvent avec quel art ces édifices étaient construits. Ils étaient composés de sept pièces contiguës. La première était le bain froid où l'on se déshabillait et se faisait frotter le corps avec le strigile, *frigida lavatio ;* la seconde, la chambre où l'on se frictionnait d'huile *elæothæsium ;* la troisième, celle où l'on se rafraîchissait,

s'en convaincre dès qu'on le voudra ; il ne faut
que conduire l'eau thermale dans les réservoirs aban-
donnés, qu'on trouve dans la cave, et qui ressemblent à deux anciens bains romains, par la

---

frigidarium ; la quatrième, le vestibule du poële, *propni-*
geum ; la cinquième, la salle du bain chaud, *caldarium* ;
la sixième, l'étuve ou bain de vapeurs, *tepidarium* ou
laconicum, du peu de tems qu'on y restait, plutôt que de
son invention lacédémonienne, car à Sparte les hommes
et les femmes se baignaient ensemble dans les eaux de
l'Eurotas ; la septième enfin, appelée *apodyterion*, était le
vestiaire où se déposaient les vêtemens. Le bain complet
était le passage successif dans ces différentes salles. Ces sept
pièces étaient entremêlées d'autres servant aux exercices,
qu'on quittait et prenait alternativement pour prendre,
quitter et reprendre le bain, et c'est sans doute ainsi qu'il
faut interpréter ce que l'on rapporte des Empéreurs Commode et Galien, qui prenaient 5 à 6 bains par jour
(*l'ami des femmes*, pag. 84 et 85). Il est facile de
se convaincre, d'après cette description, combien nos bains
modernes diffèrent de ceux des anciens, sur-tout ceux que
l'on trouve à certaines eaux minérales, où les baigneurs
n'ayant aucune pièce pour se reposer en sortant des étuves,
peuvent se refroidir, avec d'autant plus de danger et de promptitude, que leur corps entier est alors ruisselant de sueur.

Pour connaître enfin toute la magnificence des bains
de l'ancienne Rome, il faut lire le liv. 14 des Epitres de
Cicéron, et la 20.^m ; le 2.^d liv., chap. 1.er de Valère-
Maxime ; les Epitres 4 et 26 de Sénèque ; celles que Pline
le jeune écrit à Ruffin et à Gallus ; et Cœlius Rhodi-
ginus, liv. 30, chap. 19 de ses Antiquités.

forme à boyau qu'ils représentent, et qui est si favorable à la concentration de la chaleur. Je suis assuré d'avance que, d'après les effets étonnans qu'on sera bientôt à même d'en obtenir, on ne tardera pas à les appeler, comme je l'ai dit ci-dessus, les Bains des miracles.

En effet, les douleurs rhumatismales chroniques ou qui sont compliquées avec quelque vice humoral, les maladies de la peau, anciennes ou dégénérées; les rétractions musculaires; les paralysies asthéniques et généralement toutes les affections dans lesquelles il faut imprimer au système une forte impulsion, réclament une chaleur qui ait beaucoup d'intensité et qui soit capable de chasser, par la sueur ou par une abondante transpiration, l'humeur délétère, et cantonnée, pour ainsi dire, dans les différens tissus de l'économie. Si au rapport de presque tous les Physiologistes, le calorique est le premier principe de la vie, il ne faut pas être surpris que la médecine le compte aujourd'hui comme une de ses plus merveilleuses ressources thérapeutiques, et qu'elle préfère, dans tous les cas, celui qu'elle trouve dans les Eaux minérales, comme venant directement du grand laboratoire de la nature, au calorique qui est un simple produit de l'art. Il importe donc à MM. les Inspecteurs des Eaux minérales de faire faire à leurs établissemens toutes les constructions propres à conserver, le plus long tems que possible, la chaleur naturelle de leurs Eaux. Celles que nous venons d'indiquer pour les Bains de Sextius nous paraissent indispensables ; et si on les adopte, l'expérience de quelques jours suffira pour faire sentir tous les avantages de cette amélioration.

CHAPITRE V.

Examen chimique des Eaux thermales d'Aix.

« PARMI les diverses substances qui sont utiles à l'art de guérir, a dit M. Laurens, Pharmacien et Chimiste distingué de la ville de Marseille (1), il n'en est point dont les avantages soient plus généralement reconnus que ceux que l'on peut retirer de l'emploi des Eaux minérales.

L'eau thermale dont je vais offrir les propriétés physico-chimiques, fut connue dans les tems les plus reculés. Personne n'ignore que les Eaux d'Aix acquirent beaucoup de célébrité chez les Romains, et que Sextius, un de leurs Proconsuls, y fonda la maison des Bains que des guerres ultérieures exposèrent à être ruinée par une nation barbare. Cette célébrité, qui disparut d'abord, exista dans

---

(1) Rapport précité, fait à l'Académie de Marseille, au nom d'une commission spéciale, et composée, comme nous l'avons déja dit, de MM. Valentin, Robert, Vasse, Besson et Laurens.

les siècles suivans ; et soit avant soit après l'époque à laquelle la maison des Bains fut rétablie, l'eau thermale de Sextius fixa toujours l'attention des Médecins et des Chimistes.

Ici M. Laurens donne une courte Notice sur tous les auteurs qui ont écrit sur les Eaux d'Aix, et il ajoute, après en avoir fait l'historique, « en recueillant le résultat de ces divers travaux sur les Eaux thermales de Sextius, on est bientôt convaincu que, s'ils offrent un vif intérêt sous le rapport de l'observation médicale, il n'en est point de même sous celui de l'observation chimique. Les analyses auxquelles ces Eaux ont été soumises plusieurs fois, datent d'une époque trop éloignée de nous, pour qu'elles fassent connaître leur nature chimique d'une manière exacte, et pour qu'elles puissent encore offrir cette précision mathématique que comporte l'état actuel de la physique moléculaire.

On doit cependant distinguer, parmi ces analyses chimiques, celles qu'en fit le Médecin Darluc en 1782. Le premier il caractérisa quelques-uns des composés contenus dans ces Eaux thermales, et ce fut après les avoir soumis à des expériences exactes, qu'il y admit de la *sélénite*, *une terre absorbante*, de *l'alcali minéral* et *une matière bitumineuse*. Mais ces substances existent-elles aujourd'hui dans les Eaux de Sextius ? Y existe-t-il aussi quelque composé sulfuré, comme quelques-uns l'ont admis ? Quelle est d'ailleurs la nature de la terre absorbante dont parle Darluc ?

Tels sont les problèmes chimiques que l'Eau thermale d'Aix offre encore à résoudre, problèmes dont je vais tâcher de donner la solution.

Les Eaux thermales d'Aix surgissent dans le local de Mayne, où se trouve aujourd'hui la maison des Bains. Leur source ne tarit point et les saisons ne paraissent même exercer sur elle aucune influence. Sa température, qu'on ne voit pas varier bien sensiblement, élève à 28 degrés le thermomètre Réaumurien.

Limpide et transparente, comme l'eau la plus pure, l'eau thermale ne présente ni odeur ni saveur particulière. Elle se rapproche, par sa densité, de l'eau distillée ; et comparée à celle-ci, elle n'offre pas de différence appréciable à l'aréomètre, lorsque l'une et l'autre sont soumises à la même température.

Traitée par divers réactifs, l'eau thermale se comporte de la manière suivante :

Mêlée avec les couleurs bleues végétales, celles-ci n'éprouvent aucune altération sensible.

Les acides acétique et sulfurique ne la troublent pas ; ce dernier dégage promptement de petites bulles, sans en troubler la transparence.

Les hydro-sulfures alcalins et l'alcohol gallique ne produisent aucun effet qui puisse y faire soupçonner l'existence du fer.

L'eau de chaux la trouble et en précipite de petit flocons solubles avec effervescence dans l'acide muriatique, et que l'analyse fait reconnaître pour de la magnésie et de la chaux carbonatées.

Le muriate barytique la louchit aussi, mais plus légérement. Il détermine la formation d'un produit non-soluble en entier dans l'acide nitrique. Les oxalates alcalins décèlent dans l'eau thermale l'existence de la chaux.

L'acétate de plomb et le nitrate d'argent n'indiquent aucun atome d'hydrogène sulfuré. En agissant promptement sur l'eau qu'ils troublent, le premier de ces réactifs fournit un produit que l'acide acétique dissout presque en entier avec effervescence. On observe que le composé insoluble, résultant de l'action du nitrate d'argent, ne brunit point rapidement lorsqu'on l'expose aux rayons solaires. C'est ainsi qu'il se distingue de l'argent muriaté.

Le sulfate de fer vert exerce encore sur l'eau une action très-prononcée. Il détruit promptement sa transparence, la colore en jaune et laisse déposer du fer oxidé au maximum.

Soumise à l'action du calorique, l'eau thermale ne bout pas plus facilement que les eaux communes, et ne se distingue de celle-ci que par l'existence d'un composé peu soluble, qu'on voit d'abord se manifester à sa surface. Elle laisse dégager des bulles qui ne troublent point l'eau de chaux et

dans lesquelles on trouve la propriété d'hypéroxi-
géner le sulfate de fer vert. Enfin, volatilisée en
entier, 25 livres d'eau offrent pour résultat 41 grains
d'un produit presqu'insipide, dont la couleur est
d'un gris blanchâtre, et sur lequel le fluide aërien
n'exerce aucune action hygrométrique.

Tels sont, en peu de mots, les phénomènes
chimiques que présente l'action des réactifs. Ils
font évidemment reconnaître, dans l'eau thermale :

de l'acide sulfurique,
de l'acide carbonique,
de la chaux,
de la magnésie,
et de l'oxygène.

Mais il reste encore à apprécier, par l'analyse
chimique, l'ordre que suivent ces diverses substances dans les combinaisons qu'elles peuvent
former.

Le produit fourni par l'évaporation de l'eau
n'active point la combustion des charbons allumés. Inattaquable par l'alcohol, il exerce encore
peu d'action sur l'eau distillée à 12 degrés, et
ne laisse dissoudre, dans cette dernière, que quelques atomes de sulfate de chaux. Traité par l'a-
cide muriatique affaibli, celui-ci agit sur lui très-
rapidement, il en dissout la plus grande partie,
dégage de l'acide carbonique et présente une dissolution qui, soumise à l'action de la chaleur et
traitée par l'acide sulfurique, fournit deux com-

posés dont la force de cohésion offre une dissemblance très-sensible, composés que les réactifs font reconnaître pour de la magnésie et de la chaux sulfatées. C'est en décomposant isolément ces substances, à l'aide du carbonate de potasse, qu'on obtient 18 grains de carbonate de magnésie et 12 grains de carbonate calcaire.

Si enfin, on examine le reste du produit insoluble dans l'acide muriatique étendu d'eau, on observe une matière blanchâtre, très-onctueuse au toucher, soluble en entier dans l'eau à 80 degrés, et susceptible de précipiter le muriate barytique et les oxalates alcalins. Cette matière, dont le poids équivaut à 7 grains, n'est autre chose que du sulfate de chaux, rendu onctueux par son mélange avec quelques atomes d'une matière animale (1).

____

(1) C'est-là cette substance que Darluc avait désignée sous le nom de bitume. Il est étonnant que MM. Jansaud et Guillaume n'aient pas parlé de cette matière dans leur Analyse des Eaux d'Aix, tandis qu'ils ont annoncé d'une manière assez précise, la quantité des substances salines et les autres fluides gazeux contenus dans ces Eaux. Ainsi suivant eux, une pinte d'Eau de Sextius tient en dissolution un grain de magnésie et un grain de carbonate calcaire, dissous par un peu d'acide carbonique libre, plus un peu d'acide carbonique non combiné et de l'oxigène

Il résulte de ces expériences que 25 livres d'eau thermale, dont la température est à 28 degrés, contiennent :

18 grains de carbonate de magnésie,

12 grains de carbonate de chaux,

7 grains de sulfate calcaire

composés, auxquels on doit joindre la très-petite quantité de matière animale ou gélatine qu'elles récèlent, ainsi que le gaz oxygène qui s'y trouve condensé, et dont la nature offre, au reste, l'existence dans toutes les eaux communes.

Ce résultat, bien différent de celui fourni par l'analyse de Darluc, en prouvant que la nature ne soumet point constamment à une précision mathématique les substances dont elle se sert pour minéraliser les Eaux, démontre encore la nécessité de soumettre ces dernières à plusieurs analyses chimiques. Aussi, c'est de la comparaison seule des divers résultats, fournis par des expériences répétées sur les Eaux d'Aix, à diverses époques de l'année, que peut résulter un ensemble d'observations qui, à l'égard de ces Eaux ther-

---

dans des proportions plus fortes que dans l'air atmosphérique ordinaire. Ces résultats se rapprochent de ceux obtenus par M. Laurens, ce qui prouve l'exactitude et le talent des chimistes d'Aix.

males , ne laissent plus rien à désirer aux Médecins et au Chimiste.

Au reste , les composés que je viens de désigner , après avoir interrogé l'expérience , paraissent être sans doute peu en faveur des Eaux de Sextius ; mais la température constamment élevée qu'elles offrent ; *l'impossibilité physique de démontrer que tout ce qui existe dans une eau minérale est bien connu* (1) ; et enfin , la nécessité

---

(1) Les progrès que fait chaque jour la chimie expérimentale ne me permettent pas de douter que des substances inconnues dans les Eaux minérales ne soient successivement découvertes par les Chimistes qui s'occuperont de l'analyse de ces Eaux. Personne ne doute plus de l'existence des nouveaux principes que Westrumb a trouvés dans les eaux ulfureuses, et du gaz-azote-sulfuré des eaux d'Aix-la-Chapelle. M. Laurens dit avec beaucoup de raison, qu'il faut lier l'observation médicale avec l'observation chimique pour bien connaître les vertus d'une eau minérale , puisqu'il est physiquement impossible de démontrer la présence et la nature de toutes les substances qui y existent. Cet aveu de la part d'un chimiste aussi distingué que M. Laurens, est précieux aux yeux de la médecine et pour les propriétaires des Eaux minérales qui, comme celles d'Aix , ont laissé entrevoir jusqu'ici peu de principes minéralisateurs. Il paraît confirmer de plus ce qu'a dit le célèbre Chaptal, que ceux qui s'occupent

bien

bien sentie aujourd'hui de lier l'observation médicale avec l'observation chimique, sont tout autant
de motifs qui militent en faveur d'une Eau thermale, dont les siècles ont sanctionné la célébrité,
et qui, peut-être, pourront porter les Médecins
à les compter encore au nombre des substances
les plus efficaces dans nombre de circonstances
auxquelles ils peuvent recourir pour soulager
l'homme souffrant.

Mais je dois dire ici, que postérieurement au
rapport précédent, M. le Docteur Robert ayant
séjourné, pendant presque tout le mois de juin
dernier à Aix, pour y remplir les fonctions de

___

de l'examen des Eaux minérales, ne peuvent qu'analy-
ser le cadavre de ces fluides. En effet, combien de substances élémentaires, et qui nous sont encore inconnues,
peuvent s'échapper ou changer de nature par le contact
de l'air, du feu ou de tout autre agent explorateur, lorsqu'on n'a d'autre but, dans ces recherches, que d'obtenir des décompositions pour parvenir à la connaissance
des corps soumis aux résultats si difficiles et toujours si
incertains de l'analyse ? J'ai toujours pensé qu'il existe
dans les Eaux minérales, comme dans le sang, le lait
et toutes les liqueurs animales vivantes, une espèce d'*aura
vitalis*, extrêmement fugace et qui ne peut nullement être
captivé par les Chimistes ; c'est dans ce principe-élément
que je fais consister l'ame de ces fluides, et conséquemment la cause essentielle et unique de leurs bonnes qualités ou de leurs vertus.

K

juré près la Cour des Assises , a eu l'occasion et le tems d'y faire des recherches sur l'origine des Eaux thermales, et m'a apporté de l'eau qu'il a puisée lui-même à la source de Barret et dans le bassin qui est sous la Pyramide. Voici les phéno- mènes que m'a fourni l'analyse que j'ai faite de cette Eau, le 15 juillet 1812 , en présence des DD. Robert et Bodin que j'avais appelés.

L'Eau de Barret est limpide et onctueuse, comme l'Eau de Sextius. Elle ne présente ni odeur ni saveur particulière. L'aréomètre ne lui donne, à raison de sa densité, aucune différence d'avec l'eau distillée. Le calorique en dégage beau- coup de bulles, ce qu'on ne voit pas dans cette dernière qui, comme chacun sait, est privée d'oxigène.

Le sirop violat n'a pas changé de couleur.

L'acide sulfurique a dégagé des bulles et n'a pas troublé la transparence de cette Eau.

L'eau de chaux en a séparé de la magnésie.

L'absence du fer y a été démontrée par l'inac- tion de l'alcohol gallique et des hydro-sulfures alcalins.

Le nitrate d'argent, l'acétate de plomb et le muriate de baryte ont décélé l'existence d'un sulfate.

Les oxalates alcalins ont fait reconnaître la pré- sence de la chaux.

Le sulfate de fer vert louchit l'eau et annonce

qu'elle contient du carbonate de chaux. Ce réactif décèle aussi la présence de l'oxigène, par le précipité du fer suroxidé qui s'y forme.

Le carbonate de potasse a troublé l'eau et il s'est formé un précipité très-sensible.

L'ammoniaque a également louchi l'eau. Cet effet a été peu apparent.

Le carbonate ammoniacal a produit un effet plus prononcé..

Le phosphate de soude a agi de même.

Le gaz sulfureux et le gaz oxi-muriatique décèlent l'absence de l'hydrogène sulfuré, comme l'emploi de l'acide sulfurique avait déja constaté celle des sulfures.

Ces réactifs, comparés à l'action précédente qu'ils ont exercée sur l'eau de la Ville, démontrent bien évidemment aux yeux des Chimistes, qu'il existe dans l'eau de Barret les mêmes principes minéralisateurs que dans les Eaux de Sextius, et qu'elles sont chimiquement identiques, à part leur température qui est si différente, puisque celle de la première n'est qu'à 17 degrés, tandis que l'Eau des Bains a une chaleur de 29 degrés et demi. Ce phénomène géologique est d'autant plus curieux et nouveau pour les naturalistes du jour, qu'on peut dire, qu'à raison de la petite distance qu'il y a de Barret au local de Mayne, le foyer des Eaux chaudes se trouve sous les murs même de la Ville, quoique jusqu'ici nulle cause

souterraine ait pu nous y faire soupçonner la présence d'un agent calorifique.

Malgré que pour le moment actuel, il soit impossible d'assigner la profondeur métrique à laquelle cette Eau minérale s'échauffe et les différens détours et circuits qu'elle est vraisembla-
blemenr obligée de suivre avant de parvenir à son
état thermal, d'après les faits ci-dessus rappor-
tés, la découverte du D. Robert ne mérite pas
moins la reconnaissance des Géologues et des Physiciens; et nos neveux pourront un jour en recueillir tous les bienfaits.

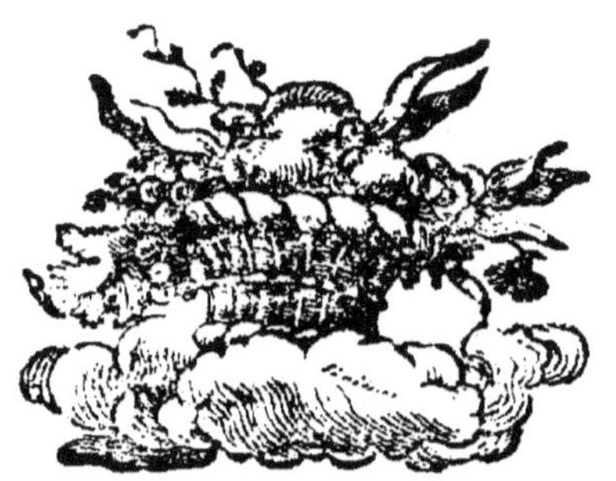

CHAPITRE VI.

Cadre nosologique des différentes maladies auxquelles les Eaux d'Aix conviennent, d'après les principes chimiques qui les constituent, et les faits pratiques qui nous sont fournis par l'observation.

COMME nous ignorons encore de quelle manière la plûpart des remédes agissent en médecine, c'est par l'expérience et l'observation, plutôt que par le raisonnement et d'après les résultats fournis par l'analyse, que nous devons constater les cures opérées par les Eaux minérales, sans chercher à expliquer leurs vertus par la plus ou moins grande quantité de minéraux qu'elles contiennent (1). La nature qui ne nous a point en-

______

(1) Les bons ou les mauvais effets des Eaux minérales sont l'objet le plus important à connaître pour un Médecin éloigné d'une source. La meilleure manière de

core divulgué ses secrets dans la préparation de ces Eaux composées, n'y emploie bien souvent que des substances réduites à l'état d'élémens inappréciables par l'analyse chimique, mais qui ne laissent pas que d'agir, dans certains cas, d'une manière aussi prompte que spécifique. Ainsi, un Médecin qui n'a pas fréquenté les Eaux, ne doit jamais en prescrire l'usage, sans bien connaître leurs effets, et il doit rechercher tous les conseils qui peuvent éclairer sa pratique, ailleurs que dans les livres dont la plûpart n'ont été écrits, dans la solitude du cabinet, que d'après de ridicules théories et de bien pauvres analyses.

Ecrivant avec impartialité, sans enthousiasme et dans l'unique but d'être utile, je n'assure point que les Eaux d'Aix seront efficaces dans toutes les maladies comprises dans le cadre nosologique

---

juger de l'efficacité d'un remède quelconque, c'est à mon avis, de compter les malades qui en ont été guéris ou qui en ont éprouvé de mauvais effets. L'analyse d'une eau minérale peut être d'une grande utilité ; néanmoins jusqu'à ce que la chimie soit parvenue à faire connaître l'action des remèdes sur nous, et que nous ayions appris à calculer la réaction de nos organes sur eux, je suis persuadé que le Médecin ne doit avoir d'autre règle, pour les administrer, que l'observation.

Observations sur les Eaux thermales de Bourbon-l'Archambault, de Vichy et du Mont-d'Or, par M. de Brieude, pag. 15 et 16.

que je vais tracer ; mais je suis autorisé, d'après l'observation et l'analyse chimique, à en recommander l'usage dans les cas dont il s'agit ici, toutes les fois que l'on aura épuisé infructueusement toutes les autres ressources de l'art. N'oublions point que c'est agir avec prudence et dans un véritable esprit philantropique, que de prescrire un remède qui peut être si souvent utile et qui a le mérite d'agir avec innocuité, lors même qu'il n'est accompagné d'aucune réussite. La série des maux qui affligent la pauvre espèce humaine est hélas ! si grande, que c'est lui rendre un service important que de ne rien négliger de tout ce qui peut avoir l'apparente probabilité d'en diminuer le caractère, le nombre et l'intensité. Car, quel Médecin a pu calculer jusqu'ici les heureux effets de la nature, dans les cas même les plus rebelles, lorsqu'elle est heureusement secondée par l'art !

CLASSE PREMIÈRE.

Maladies du système cutané.

Gratelle. — Gale. — Dartres. — Teigne. — Boutons du visage. — Rougeurs. — Tâches hépatiques. — Ephélides. — Démangeaisons. — Prurit. — Suppression de la transpiration.

CLASSE 2.^{de}

Maladies du système nerveux.

Contractions spasmodiques. — Epilepsie. — Goutte-crampe. — Paralysie. — Palpitations du cœur

autres que celles qui sont organiques. — Convulsions. — Tremblement des bras et des jambes. —
Migraine habituelle et périodique. — Faiblesse de
la vue. — Goutte séreine. — Surdité, lorsque ces
trois dernières affections sont la suite de quelque
métastase humorale ou cutanée.

CLASSE 3.me

Maladies du système musculo-articulaire.

Rhumatismes chroniques. — Douleurs sciati-
ques. — Goutte commençante et non invétérée. —
Rigidité et faiblesse des organes locomoteurs par
suite d'un engorgement synovial articulaire. —
Atrophie partielle.

CLASSE 4.me

Maladies du système digestif.

Faiblesse d'estomac. — Inappétence. — Digestions lentes et pénibles. — Glaires. — Vomissement
atonique. — Aigreurs. — Boulimie. — Crudités.

CLASSE 5.me

Maladies du système hépatique.

Obstructions commençantes du foie. — Calculs biliaires. — Jaunisse et coliques qui en dépendent. — Engorgemens hépatiques chez les Hypocondriaques au 1.er et 2.d degré. — Fièvre in-
termittente automnale ou suite d'obstructions in-
etrnes dans les conduits bilifères.

CLASSE 6.me

Maladies du système abdominal.

Flux hémorroïdal excessif et atonique. — Hémorragies passives, pulmonaires ou utérines — Diarrhée chronique. Dyssenterie bilieuse. — Obstructions des viscères de l'abdomen. — Cachexies mésentériques. — Polysarcie. — Opilation de la rate.

CLASSE 7.me

Maladies du système Lymphatique.

Ecrouelles. — Engorgemens glandulaires. — Goîtres. — Bouffissures. — Hydropisies accidentelles et non dépendantes d'un vice organique, mais d'une lymphe épaissie. — Tension du bas - ventre par relâchement des fluides. — Difformité rachitique.

CLASSE 8.me

Maladies du système génital.

Aménorrhée ou suppression menstruelle. — Stérilité. — Engorgemens de la matrice, lorsqu'ils sont récents et symptomatiques, ou qu'ils dépendent de la répercussion de quelques maladies cutanées ou d'un vice syphilitique mal guéri ou caché. — Gonorrhée rebelle. — Fleurs blanches. — Pâles cou-

leurs. — Lait répandu et dépôts qui en proviennent. — Vapeurs ou affection hystérique. —
Impuissance et faiblesse virile.

CLASSE 9.me

Maladies du système urinaire.

Sable. — Gravier. — Calcu's. — Catarrhe des
reins ou de la vessie. — Flux d'urine excessif ou
sa rétention.

CLASSE 10.me

Maladies externes ou chirurgicales.

Fluxions des yeux, du nez et des oreilles,
ou de toute autre partie du corps, habituelles ou
périodiques. — Ulcères anciens, entretenus par
quelque vice interne. — Entorses. — Foulures. —
Dépôts articulaires, indolents, ou suite de quelque
cause externe.

Malgré le grand nombre des maladies comprises dans le cadre précité, je suis loin de regarder les Eaux d'Aix, ainsi que toutes celles qui
jouissent de la plus brillante réputation, comme
une panacée universelle; je ne leur attribue pas
plus de vertus qu'elles n'en possèdent réellement,
mais j'ai dû écrire d'après ce que j'ai vu et d'a-
près les Auteurs estimables qui en ont donné l'historique. C'est dans leurs ouvrages que j'ai puisé
les élémens et les matériaux de ma nomenclature

nosographique. Ainsi, sous aucun rapport, on ne peut m'accuser d'une prévention aveugle ou fanatique. C'est au tems et à l'expérience à prononcer sur mes assertions et à réformer les jugemens de l'antiquité, puisque, depuis plus de vingt siècles, les Eaux de Sextius ont joui, à différentes époques, de la plus grande célébrité.

Hygiène cosmétique.

Mais aux qualités médicinales de ces Eaux, je dois ajouter encore une vertu qui leur est particuliére et qui doit les rendre bien recommandables aux jeunes personnes du sexe, puisqu'elle peut contribuer, d'une manière si efficace, à entretenir long-tems chez elles l'éclat de leur beauté et la fraîcheur de leur teint. Comme ces Eaux contiennent en dissolution une substance qui est de la véritable gélatine, elles sont onctueuses, et laissent sur la peau, qu'elles dégraissent et assouplissent en la blanchissant, l'impression d'un velouté, bien supérieur à toutes ces pommades cosmétiques que les femmes recherchent avec tant de soin et qu'elles n'employent pas toujours sans danger. Ce n'est point ici une propriété gratuite ou hasardée, j'en appelle à tous ceux qui ont fait usage des Bains d'Aix. Mais, me dira-t-on, ces effets appartiennent à toutes les eaux savonneuses et ne sont point exclusifs à celles de Sextius ! J'adhère à cette assertion et j'en conviens, mais celles ci ne sont-elles pas la source minérale la plus commode et la plus voisine d'Aix et de Marseille, ces deux grandes Villes, où les femmes sont si soigneuses de leur parure et si jalouses de se conserver toujours jeunes et toujours belles, sur-tout lorsqu'il ne leur en coûte que l'emploi d'un de ces petits soins de toilette, reconnu si efficace pour éloigner les ravages trop précoces du tems ou pour en masquer les funestes atteintes !

Dans le cas même où le voyage aux Bains serait physiquement impossible pour beaucoup de femmes, elles peuvent, jusqu'à un certain point, en obtenir un effet cosmétique salutaire, en les substituant, pour l'usage journalier, à toutes les Eaux de fraise, de mouron, de lin, de miel, de melon, *etc.*, sans en excepter les fameuses Eaux - Marie et de Ninon-de-l'Enclos. En effet, la chimie trouve, dans les Eaux d'Aix, tous les principes qui sont les plus propres à rafraîchir le teint et à empêcher que le contact de l'air n'oxigène la peau en la ternissant. Néanmoins j'ai observé qu'on associe avec avantage aux ablutions faites chaque jour avec les Eaux d'Aix, le lait virginal qui est préparé, comme on sait, avec le benjoin, le storax et le baume de judée ou avec cette eau qui est si employée par les femmes du Dannemarck, et qu'on compose en battant avec de la crême fraîche et suffisante quantité de lait, parties égales de farine de fèves blanches, et des quatre semences froides.

Je n'entrerai pas ici dans de plus grands détails sur cette partie de la médecine, qui n'est
qu'accessoire à mon sujet ; mais qu'il me soit
permis de dire que si d'après nos mœurs actuel-
les, nous ne pouvons douter que l'éclat si fugitif
de la beauté ne devienne la cause de diverses maladies, chez beaucoup de femmes, lorsque cet éclat
vient prématurément à se ternir, nous devons
regarder l'art qui peut apprendre à conserver
celles - ci dans toute leur fraîcheur comme une
partie bien essentielle de l'hygiène publique, et
sous ce rapport, il n'est aucune d'elles qui re-
pousse les avantages et l'étonnante commodité
du nouveau remède que je viens de préconiser,
et qui, soit dit sans exagération, ne pourra que
renouveller dans nos climats les miracles de l'ancienne fontaine de Jouvence. (1)

-----

(1) J'ai observé que les personnes qui, en se rasant,
se servent, à Aix, de l'eau de Sextius, et les Etrangers
même qui, en la transportant au lointain, la destinent au
même usage, se coupent la barbe avec beaucoup plus de
facilité que lorsqu'ils emploient l'eau ordinaire ; et la peau
de leur visage acquiert de plus la finesse et le moëleux
d'un véritable satin.

CHAPITRE VII.

Observations cliniques, anciennes et nouvelles, qui confirment l'efficacité et les vertus des Eaux d'Aix.

En réunissant ici les observations recueillies par les anciens auteurs, à celles que vient de me fournir le D. Reynaud ou qui me sont propres, j'ai voulu établir, sur des preuves aussi authentiques qu'irrécusables, que depuis plus de cent ans les Eaux de Sextius conservent les mêmes propriétés médicales, et qu'elles n'ont rien perdu de leurs antiques vertus. Loin de m'astreindre à un ordre symétrique, et qui pour l'ordinaire est si ennuyeux, en assignant chaque fait observé à sa classe naturelle et pathologique, j'ai préféré suivre, à l'exemple des auteurs qui m'ont précédé, l'agréable désordre de la variété, comme beaucoup plus propre à délasser l'esprit du lecteur et à piquer sa curiosité.

OBS. I.re *Sur le Gravier* (1).

M.*** homme de condition, de cette Ville, constitué en dignité ecclésiastique, âgé d'environ 40 ans, sentait un engourdissement à chaque côté des aines, vers la région du penil, avec une difficulté d'urine, il fut entraîné par la réputation de nos Eaux, et il s'aperçut, en les prenant, qu'il urinait avec plus de liberté et que ses urines charriaient quelque matière, ce qui le porta à les observer; il y trouva du sable et de petites pierres; peu de jours après les urines s'arrêtèrent tout à-coup, par une pierre un peu plus grosse que les autres, qui s'était engagée dans le canal; de laquelle il fut cruellement tourmenté, tant par la quantité d'urine et par les douleurs vives qui le menaçaient de quelque suite fâcheuse, que par les remédes qu'on lui fit. Cette pierre ayant été dégagée par un remède spécifique, qui dilata seulement le canal, il fit ensuite quantité d'autres pierres rondes, comme de la grenaille de diverse grosseur, enveiopées dans des glaires qui en liaient

----

(1) Les huit Observations qui suivent sont extraites de l'Ouvrage d'Aucane-Emeric, publié, comme nous l'avons déja dit, en 1705.

plusieurs ensemble, depuis il jouit d'une parfaite santé (1).

OBS. II. *Sur les fleurs blanches et la fécondité.*

L'épouse de M. * * *, homme d'une honnête profession, de cette Ville, âgée de 30 à 35 ans, beaucoup incommodée de fleurs blanches, depuis 12 à 13 ans, fut des premières à recourir à nos Eaux : après avoir été saignée et purgée, elle en but pendant neuf jours environ, un pot et demi par jour ; les sept premiers jours elle les vomissait, mêlées de matières de diverses couleurs ; ensuite elle se baigna dans les vieux Bains de la Ville, qui étaient encore en état ; par ce moyen elle recouvra la santé, et peu de tems après elle devint grosse, ne l'ayant pas été pendant tout le tems de son incommodité.

------

(1) On pourrait encore citer, dit Aucane - Eméric, plusieurs autres exemples sur cette sorte de maladie, qui sont connus de tout le monde, entr'autres celui de cet Officier de guerre qui, après avoir consulté les plus habiles médecins de l'Europe et avoir bu de toutes les Eaux minérales qui étaient venues à sa connaissance, sans avoir reçu du soulagement d'aucune, fut entièrement guéri par la nôtre, en ayant bu pendant 15 jours.

Obs.

Obs. III. *Sur un Ulcère par la gale rentrée.*

Mademoiselle de * * *, fille de condition, de cette Ville, et d'une piété singulière, âgée d'environ 35 ans, d'une complexion délicate et cacochimique, à qui une jeune fille avait communiqué la gale, pour la guérison de laquelle elle avait mis en usage beaucoup de remèdes inutilement : quand elle y pensait le moins, cette gale disparut. Peu de tems après il lui survint, à la partie inférieure du teton gauche, une tumeur considérable, qui s'ouvrit d'elle-même, et que feu M. Lieutaud, Chirurgien de cette Ville, pansa long-tems. Environ une année après qu'elle eut été fermée, une semblable tumeur se forma au teton droit, que cette demoiselle a gardée ouverte 12 ou 13 ans, sans y faire aucun remède, avec de grandes douleurs dans l'hyver et moindres dans l'été, selon que la suppuration était plus ou moins abondante ; elle en avait tout le bras droit engourdi à ne pouvoir l'étendre ni le porter sur la tête ni derrière le dos ; cet engourdissement allait jusques au doigt du milieu et la douleur jusques à l'omoplate. Dans cet état, entre la crainte et la délicatesse de sa conscience, pour ne pas me montrer son mal, elle alla boire les Eaux, sans bassiner la partie ni consulter personne ; elle est présentement bien guérie. Il est vrai que pour en avoir trop bu, elle tomba dans un flux immodéré de ses régles,

L

dont elle a été délivrée par l'usage du sirop de coin et d'une ptisane faite avec les kinorrohodons.

OBS. IV. *Sur une Colique d'estomac.*

M. * * *, Prêtre, de cette Ville, pourvu d'un bénéfice, âgé d'environ 40 ans, était tourmenté depuis quelque tems d'une douleur intérieure, pésante, continuelle et si vive, depuis le nombril jusques au cartilage xiphoïde, qu'il était obligé ou de porter une ceinture bien serrée ou d'y tenir presque toujours ses deux mains dessus pour presser cette partie et l'échauffer : Il prit les Eaux au mois de juin dernier, pendant 15 jours, 15 à 20 verres par jour, il les rendit par les urines et fut soulagé ; le mois de septembre suivant, son mal paraissant vouloir se reproduire, il reprit les Eaux, qui le purgèrent copieusement après le troisième jour : Il sentait dans son estomac une douleur comme si on le lui raclait ; il continua encore quelques jours, et depuis lors il se porte bien.

OBS. V. *Sur une Gonorrhée virulente.*

M. ***, Marchand, de cette Ville et son épouse, atteints tous deux depuis quelques mois d'une Gonorrhée virulente, dont ils souffraient beaucoup l'un et l'autre, après la seignée et remèdes, eurent recours à nos Eaux au mois d'octobre dernier, et après en avoir bu 10 à 12 jours, ils furent guéris, sans qu'ils aient reconnu, jusques aujourd'hui, aucune suite de ce mal.

O b s. VI. *Sur une tension extraordinaire du bas - ventre.*

Une femme veuve, de Lançon, âgée de 40 à 45 ans, ayant depuis quelques années un grand dégoût, une pésanteur aux jambes, étant essoufflée au moindre mouvement qu'elle faisait, marchant avec peine, sur-tout aux endroits éminens, avec un visage pâle, une douleur de tête, un pouls petit, fréquent et quelquefois inégal et la suppression de ses règles ; après plusieurs remèdes appéritifs et désobstruans, dont elle avait reçu quelques soulagemens, se trouvant dans la suite plus fatiguée de son incommodité et surtout de son ventre, qui était dur, tendu et si élevé, qu'elle était dans des allarmes continuelles, vint dans le mois de novembre dernier me consulter ; m'étant informé de tout ce qu'elle avait et ayant observé que les remèdes des obstruans lui avaient profité, que son incommodité était fermentée par l'usage des mauvais alimens et que son état ne lui permettait pas d'en avoir de meilleurs, je lui conseillais de boire les Eaux, jugeant que tout ce désordre ne pouvait provenir

L 2

que des indigestions et des crudités, causées par un vice de ferment digestif de son estomac, contracté par une mauvaise nourriture, qui changeait les alimens en un suc acide et en un chile crud et visqueux, qui imprimait le caractère de sa malignité dans les lieux où il était reçu; je veux dire qu'il laissait des glaires dans l'estomac et dans les intestins, d'où provenait le dégoût, qu'étant dégénéré par le combat et l'effervescence qu'il faisait avec les fermens des viscères, il couvait, comme dit Willis, les vents et la tension du bas-ventre (1), qu'il faisait des obstructions dans les veines lactées, qui empêchaient ce même chile de passer entièrement dans la masse du sang pour l'entretenir; qu'il donnait à ce sang une consistance trop crasse, qui interrompait la régularité de sa circulation, une viscosité dans la lymphe, qui était un obstacle au rafraîchissement de ce même sang et à la transpiration, d'où venait la fréquence de son pouls et la fièvre, et une lenteur au suc nourricier, qui portait préjudice à la nourriture de tout le corps.

Elle prit de nos Eaux pendant 20 jours, deux

---

(1) D'après les symptômes décrits, on ne peut méconnaître ici une complication hystérique; il est donc inutile de recourir aux acides et aux alcalis pour expliquer la maladie de cette femme.

ou trois verres au commencement et tout au plus 8 verres par jour, dont elle ne reçut pendant qu'un peu d'appétit et un peu plus de liberté à agir ; mais quelques jours après qu'elle se fut retirée, insensiblement son ventre s'abbatit, et elle remplit aujourd'hui tous les devoirs de son domestique avec une santé parfaite.

Obs. VII. *Sur une Hémorragie par une playe.*

Un des ouvriers qui travaillaient aux Bains qu'on a construits, frappant sur une pierre de taille avec un maillet, donna, par mégarde, sur l'extrémité d'un ciseau assez vigoureusement pour le faire sauter, et l'ayant atteint, lui ouvrit la veine du front, on mouilla vîte un mouchoir dans l'Eau minérale, à la deuxième ou troisième fois qu'on eut bassiné la playe, le sang qui coulait en abondance s'arrêta.

Obs. VIII. *Sur une demi - Paralysie imparfaite.*

M. * * *, de cette Ville, et qui y professe un des principaux arts, peu soigneux de sa santé, dans les fréquens exercices qu'il faisait, avait depuis quelque tems des vertiges si forts, que bien souvent il chancelait en marchant, ou il demeurait comme immobile, sans qu'il lui fût possible de répondre un mot, si quelqu'un lui parlait; cela fut accompagné d'une tension au bas-ventre, de laquelle il fut soulagé par un purgatif; mais peu de tems après il tomba dans un accident, qui le priva durant 3 jours de tous ses sens, dont il revint à force de remèdes; ensuite, par une décharge qui se fit sur tout le côté droit, il perdit l'usage de la parole, qu'il recouvra trois mois après, sans pouvoir presque se servir du bras ni guère plus de sa jambe. Il lui survint, à côté de l'épine du dos, à l'endroit où est situé le rein droit, une tumeur qui l'obligeait de marcher courbé et panché du côté gauche, de monter les degrés à quatre pieds, ne pouvant se relever, qu'à reprises et fort lentement, quand il avait ramassé quelque chose à terre.

Dans cet état, il alla boire les Eaux pendant 6 jours, six verres par jour, il en suait si copieusement, qu'avant qu'il fût arrivé chez lui, son juste-à-corps était mouillé; et de jour à autre il se sentait soulagé. Il discontinua la boisson à cause des réparations qu'on faisait à la fontaine, et dès qu'elle fut en état, il reprit les Eeaux 9 jours de suite, elles le vidaient par les urines, sans le faire suer, et il fut libre de tous ses membres et de sa tumeur.

Aucane - Emeric cite ensuite l'observation de M. * * * ci-devant procureur à Marseille, atteint à la main droite d'une paralysie, accompagnée d'une tumeur très-considérable; il était entièrement privé de l'usage de cette partie, ce qui l'obligea de se défaire de son office. Il n'y a que 5 jours, lorsque j'écris ceci (le 15 mai 1705), qu'il boit de nos Eaux et en donne la douche à sa main ; il l'a présentement aussi unie qu'avant le mal, et y a déja recouvert assez de mouvement pour en écrire avec liberté ; et il ajoute en finissant le recueil de ses Observations, « je pourrais faire l'histoire de plusieurs autres guérisons arrivées par l'usage de nos Eaux : mais parce qu'elles seraient semblables, en tout ou en partie, à celles que j'ai rapportées, je crois en avoir assez dit pour éclaircir la nature des minéraux dont elles sont empreintes. »

OBSERVATIONS

DE différentes maladies guéries par l'usage des Eaux minérales d'Aix,

RECUEILLIES et publiées par M.ᵉ Louis Arnaud, Docteur aggrégé de la Faculté de Médecine de la même Ville, Aix, 1705.

———

OBS. 1.ʳᵉ *Sur une Opthalmie.*

Mᵉ de Seillans, Gentilhomme de cette Ville, a été un des premiers qui a ressenti les vertus merveilleuses des Eaux. Il était incommodé d'une inflammation aux yeux, depuis plus de 2 ans, les paupières étant toujours enflammées et chassieuses, nul remède n'avait pu lui donner aucun soulagement, il ne sentait aucune autre incommodité; il fut boire les Eaux l'année dernière au mois de septembre, pendant quelques jours; il ne s'aperçut pas d'abord d'un grand soulagement, il s'en alla à la campagne, où après quelques jours, il ressentit une douleur aux aisselles, où insensiblement il se forma un bubon assez considérable qui vint à suppuration, qui fut guéri par un seul emplâtre; celui-là à peine était-il guéri, qu'il lui en survint un autre de l'autre côté, qu'il laissa suppurer, et fut guéri par le même emplâtre; l'inflammation pour lors se guérit d'elle même, il a actuellement les yeux fort beaux et aussi secs qu'auparavant.

O B S. I I. *Sur un Ulcère à la jambe.*

George, Cordonnier, de cette Ville, âgé d'environ 40 ans, fort exténué et d'une taille assez haute, ayant reçu un coup de marteau à la partie supérieure du tibia, par la négligence qu'il apporta à sa guérison, la contusion vint en suppuration, tellement qu'il fut obligé de se mettre entre les mains des Chirurgiens, qui furent contraints de lui faire des ouvertures tout le long de la jambe, où le sang corrompu avait fait des sacs et corrodé tous les muscles. Les Chirurgiens ne pûrent jamais guérir l'ulcère qui était étendu par toute la jambe; il fut à la fontaine boire les Eaux et tremper sa jambe tous les matins dans l'eau; il continua l'usage pendant deux mois, et se trouvant un peu soulagé de son mal; dès le commencement du printems dernier, il fut faire le même manège : tous ces ulcères se sont parfaitement consolidés, et je l'ai vu dans la boutique, où il travaille le 19 mai 1705, fort bien guéri et fort content d'avoir trouvé la guérison après quatre années de souffrance.

O B S. III. *Sur le Gravier.*

Mlle de Poulet, veuve, Marchande à la place des Prêcheurs, était incommodée depuis son enfance, ne rendant les urines que par intervalle, en très-petite quantité, et qui l'obligeaient à regorger une ou deux fois la semaine fort facilement, d'ailleurs très-bien portante. Elle fut, dans le mois de septembre 1704, boire les Eaux, qui lui firent vider quantité de sable : son vomissement a cessé depuis, elle rend les urines à présent avec facilité ; auparavant elle était pésante à marcher ; à présent elle se sent fort légère et agit comme si elle n'avait jamais été incommodée.

Obs. IV. *Sur une douleur Néphrétique.*

Le sieur More, Hôte des trois Rois, de cette Ville, était sujet à une douleur néphrétique depuis plus de 10 ans, qui l'avait souvent réduit à l'extrêmité ; il eut recours aux Eaux, comme à une piscine salutaire, et par l'usage qu'il en fit, il rendit avec l'urine quelques petits calculs avec beaucoup moins de peine qu'à l'ordinaire et sans danger de sa vie, comme il avait fait avant qu'il en bût, et il se sentit soulagé de sa douleur néphrétique, aussi bien que des douleurs de la goutte, dont il était aussi tourmenté après les douleurs néphrétiques. Par le boire il fut soulagé de la néphrétique, et l'usage par l'extérieur le soulagea de la goutte : à présent il se porte fort bien.

Obs. V. *Sur une autre Douleur néphrétique et goutteuse.*

Le sieur Flamme, maître d'Hôtel de Monseigneur le Comte de Grignan, était atteint depuis long-tems de la goutte, qui était toujours précédée de coliques renales que rien ne pouvait adoucir, se trouvant à Marseille, où il fut attaqué de son mal ordinaire, à la persuasion d'un valet de la maison, qui avait ressenti la bonté des Eaux, il en fomenta ses pieds, et en ayant reçu quelque soulagement, cela l'obligea de revenir en toute diligence en cette Ville, persuadé que les Eaux étant sur le lieu auraient encore plus de vertu pour adoucir les cruelles douleurs qu'il ressentait, et il ne se trompa pas dans son raisonnement; car il n'eut pas fomenté ses pieds deux jours, que les douleurs furent appaisées; et je le rencontrai à la fontaine, comme s'il n'avait eu goutte; les douleurs le tourmentaient ordinairement les 15 jours durant sans diminution.

OBS. VI. *Douleur d'un pied, soulagée.*

Le sieur Roustan, Notaire de cette Ville, âgé d'environ 55 ans, souffrait d'une douleur par intervalle, qui s'étendait, depuis le tendon d'achille jusques au petit doigt du pied gauche, que rien ne pouvait soulager, ce qui parassait être des atteintes de goutte; il fut, à cheval, à la fontaine mettre son pied dans l'eau, où il le tint pendant une heure, et sa douleur cessa; il s'en revint chez lui à pied : depuis il n'en a ressenti aucune, je l'ai appris de lui-même, le 17 mai dernier, l'ayant rencontré à la place des Prêcheurs, où il me raconta sa guérison.

OBS. VII. *Sur une Aphonie.*

Le sieur Ribe, maître Arpenteur de cette Ville,

âgé de 60 et quelques années, fort grand et bien replet, fut attaqué d'une aphonie, que nous appelons privation de la voix, ne pouvant proférer un mot, il fit entendre par des signes qu'il fit, qu'on lui envoyât prendre de l'eau dont il se rinça la bouche et en but quelques verres, qui lui excitèrent un flux de ventre, et dans deux ou trois jours, en continuant de même, sa langue se délia, l'usage de la parole lui revint, aussi bien que l'appétit ; et par le moyen des Eaux il est si bied remis, qu'il semble n'avoir jamais eu pareille incommodité.

Les muets parlent !!..

Obs. VIII. *Sur des Douleurs au bas-ventre.*

Un étranger ayant une fille âgée de vingt ans, l'amèna dans cette Ville pour tâcher d'apporter quelque soulagement à des douleurs cruelles que sa fille ressentait depuis 18 mois au bas-ventre : on la crut atteinte des écrouelles, parce qu'elle avait quelques glandes vers le gosier, qui pourtant n'étaient pas scrophuleuses, on lui fit prendre les Eaux, et après en avoir usé pendant une quinzaine de jours, elle rendit quantité de matières purulentes par les selles, et les douleurs ont entièrement cessé ; toutes les glandes ont disparu, elle s'en est retournée fort contente d'avoir trouvé la guérison d'un mal qui la tourmentait si cruellement depuis si long-tems. Cette matière lymphatique aurait produit indubitablement des écrouelles, si l'eau n'eût aidé la nature à la faire suppurer et à la chasser ensuite par les selles.

OBS. IX. *Sur la maladie d'un homme qui croyait avoir la Vérole.*

Un bourgeois de l'Ile, se croyant atteint de la vérole, avait consulté beancoup de Médecins qui, n'en voyant aucune marque, ne voulurent jamais lui faire des remèdes, quoiqu'il les souhaitât; et lui toujours persuadé qu'il en était atteint, vint dans cette Ville pour prendre les Eaux, et après en avoir bu pendant quelques jours, il lui survint un bubon à l'aine; il continua à boire les Eaux, le bubon s'ouvrit, d'où il sortit une grande quantité de matières purulentes. Tous les soirs il s'en allait à la fontaine où il bassinait son bubon avec l'eau, qui fut bientôt consolidé; mais il fut bien étonné de ressentir deux ou trois jours après des douleurs plus cuisantes que les premières de l'autre côté, qui furent suivies d'une tumeur plus grosse que la première. Il eut pour lors recours à un homme de l'art qui lui conseilla d'user toujours des Eaux, qui lui firent ouvrir encore la tumeur, d'où il flua encore plus de matière purulente que du premier, et qu'on laissa suppurer un plus long-tems; la suppuration finie, la playe s'est consolidée, et le malade s'en est retourné fort content d'être guéri.

OBS. X. *Sur des Douleurs des Hémorroïdes.*

M. Colomb, de Marseille, incommodé des douleurs des hémorroïdes, qui étaient presque toujours tuméfiées, fut dans cette Ville au mois de juin dernier avec sa femme, qui souffrait aussi d'une douleur de tête qui était accompagnée d'une fluxion de matières séreuses de tems en tems; l'un et l'autre ont usé des Eaux pendant trois semaines, la femme a été guérie de sa douleur de tête et de sa fluxion, et le mari, en bassinant les hémorroïdes avec l'Eau, en fut soulagé le troisième jour; et au bout de trois semaines, l'un et l'autre s'en sont retournés à Marseille le 19 juin, fort bien guéris de leurs incommodités.

OBS. XI. *Sur un Flux hémorroïdal.*

M. Carton, Maître Chirurgien, de cette Ville, fort habile homme, était incommodé d'un flux hémorroïdal, il fut boire les Eaux pendant quelques jours, le flux à cessé, et il n'a ressenti du depuis aucune incommodité.

Obs. XII. *Sur une Dyssenterie.*

Laurens Turcas, Maître Maçon, de cette Ville, fut attaqué au printems dernier d'une dyssenterie, il rendait des écuelles de sang pur à-la-fois; à la persuasion d'un homme de l'art il fut boire les Eaux : après en avoir usé quelques jours, il fut entièrement guéri de sa dyssenterie.

Obs. XIII. *Sur une diminution de la vue.*

Un Religieux Minime, âgé d'environ 20 ans, avait presque perdu la vue, il ne pouvait lire qu'avec des lunettes, on l'envoya prendre les Eaux dans le mois de mai dernier ; il en but pendant quelques jours et s'en lavait les yeux, qui paraissent fort beaux: il ne put plus se servir de ses lunettes après quelques jours. Il continua une quinzaine de jours, au bout desquels il a recouvré la vue comme il l'avait auparavant.

Les aveugles recouvrent la vue !!!

Obs. XIV. *Sur un Dartre.*

M. Jean Honnoré, Marchand Chapelier, de cette Ville, était incommodé d'un dartre à la joue, fort rebelle et de deux autres à côté de l'oreille, après avoir employé différens remèdes, il n'avait eu aucun soulagement ; il fut boire, durant six jours tant seulement, quelques verres des Eaux dont il se lavait la joue ; après l'usage pendant six jours, les ,dartres ont disparu, sans qu'il en ait resté aucun vestige.

OBS. **XV.** *D'un homme qui avait les mains contournées.*

Un homme de Marseille, qui travaille à la grenaille du plomb, était perclus de ses deux mains qui étaient toutes contournées, ne pouvant s'en servir que comme des tenettes, il fut dans cette Ville pour prendre les Eaux; il en but et y trempa ses mains : il s'en sert parfaitement comme auparavant.

OBS. **XVI.** *Sur une Douleur de goutte au poignet.*

M. Barry, Procureur au Siège de Marseille, âgé d'environ 40 ans, se trouvant tourmenté d'une douleur sur le poignet droit, accompagnée d'une tumeur qui n'était pas fort considérable, appela à son secours les Médecins et les Chirurgiens, qui n'épargnèrent ni fomentations, ni saignées, ni purgations; il fut purgé plus de trente fois, saigné tout autant ; on lui ordonna l'étuve à

la

la partie avec l'esprit-de-vin, et après 18 mois
de remèdes et de douleurs, au lieu d'avoir guérison de son mal, il se sentit perclus de sa main,
ne pouvant pas seulement écrire un mot; il est
à remarquer que la goutte est héréditaire dans sa
famille; au mois de mai dernier, il fut dans cette
Ville pour user des Eaux; il en but et il en fomenta sa main, à peine en eut-il usé huit jours,
que la tumeur, qui était sur le poignet, commença à diminuer et le mouvement de la main
d'être libre; il continua encore quelques jours,
et je l'ai vu fort libre de sa main, n'y restant
qu'une fort petite élévation sur le poignet; et c'est
lui-même qui me fit le récit de toute sa maladie,
il s'en retourna fort joyeux.

Obs. XVII. *Sur une Douleur de tête.*

M. Cavalier, Capitaine de Vaisseaux, étant de
retour d'un long voyage sur la mer, tourmenté
d'une douleur de tête insupportable, était résolu
d'y faire appliquer le trépan; ne trouvant aucun
soulagement, on lui conseilla de venir prendre
les Eaux au printems dernier, il en but quelques
jours et il se baigna. Il sentit après trois à quatre
jours découler du pus du nez, de la bouche
et des oreilles, et qu'à mesure que ce pus dé-
coulait la douleur diminuait; il continua encore
quelques jours, jusques à ce qu'il fût entièrement

M

délivré de sa douleur ; il s'en retourna fort joyeux d'avoir trouvé un moyen si facile pour le soulager, sans être obligé de faire ouvrir son crâne.

OBS. XVIII. *Sur une Douleur d'oreille.*

M. de la Palinière était tourmenté d'une douleur d'oreille, que rien n'avait pu soulager ; il avait tenté tous les remèdes qu'on avait pu s'imaginer pour le guérir, mais inutilement ; le bruit des Eaux le décida à les venir prendre, il en but et en fit découler dans l'oreille ; et après y en avoir mis quelques jours, il fut fort étonné de voir sortir, du fond de l'oreille, une espèce de callosité, et en même tems se voir délivré de sa douleur ; outre la douleur d'oreille il avait aussi un rhumatisme, dont il fut bientôt guéri par l'usage des Eaux. Il avait, à ce qu'on m'a assuré, parcouru et usé de diverses Eaux minérales, il n'a trouvé que celles de cette Ville qui l'aient pu guérir.

OBS. XIX. *Sur un Ulcère caverneux.*

Le fils de Mlle de Michel, de Marseille, âgé de 5 à 6 ans, avait un ulcère caverneux sur l'omoplate avec une grosse glande auprès de la parotide, un Chirurgien de Marseille y perdit l'escrime, lui conseilla de l'amener aux Eaux de cette Ville, sa mère l'amena ici pour ce sujet ; on lui fit boire les Eaux

et on le fit baigner ; après deux ou trois jours
la glande, qui était assez considérable , disparut
et l'ulcère commença à se consolider ; on le pur-
geait de quatre en quatre jours, et sa mère l'a
ramené à Marseille en fort bon état.

O b s. X X. *Sur une contraction des muscles.*

M. le Chevalier de Lubieres, ensuite d'une
blessure, avait une jambe retirée, ne pouvant
marcher qu'avec une potence ; entendant publier
tous les jours les cures surprenantes que les Eaux
opéraient, fut en boire et se baigna deux fois par
jour : je l'ai vu alors au bain , et marcher à l'aide
seulement d'une canne ; sa jambe s'est remise
dans sa situation ordinaire et il marche fort librement avec un bâton.

Les boiteux marchent !...

O b s. X X I. *Sur un flux de ventre.*

Une Dame , Religieuse du second couvent des
saintes Maries, âgée de soixante et quelques années , incommodée d'un flux de ventre depuis long-
tems , et voyant qu'elle déchessait tous les jours,
elle ne pensait qu'à mourir, se croyant au bout
de sa course ; un sien neveu lui conseilla d'user
des Eaux ; il prit même le soin de lui en envoyer
soir et matin, dont elle usait à ses repas tant

seulement; elle continua pendant quelque tems, l'appétit lui revint, le flux de ventre a cessé, enfin elle a entièrement recouvré la santé.

Obs. XXII. *Sur une Surdité et des Douleurs néphrétiques.*

M. Peissonel, fameux Jurisconsulte, de cette Ville, âgé de près de quatre-vingt ans, avait une dureté d'oreille, qui lui empêchait d'entendre quand on lui parlait, à moins que de lui parler à haute voix; il suivit l'exemple de tant d'honnêtes gens qui prenaient les Eaux; il en but à son ordinaire tant seulement, et il se trouva agréablement surpris d'avoir recouvré son ouïe aussi bonne que jamais; il crut seulement se soulager de douleurs néphrétiques qui le tourmentaient depuis longtems, et pourtant, par l'usage des Eaux, il a été délivré de deux incommodités à-la-fois.

Obs. XXIII. *Sur une Hydropisie.*

M.lle de Colin, Marchande, de cette Ville, se trouvant atteinte d'une hydropisie universelle que nous appelons anasarque, depuis deux mois, par l'avis de M. Begue, son Médecin, fut boire les Eaux; après en avoir usé dix-sept jours, son hydropisie s'est entièrement dissipée.

Obs. XXIV. *Sur une Surdité.*

M. Olivier, Marchand de liège, de Marseille, avait perdu depuis long-tems l'usage de ses oreilles, il fut dans cette Ville le mois de mai dernier; il but les Eaux et se baigna, faisant même découler de l'eau dans ses oreilles, et insensiblement il commença d'y entendre; il continua à user des Eaux qui lui ont rendu louïe qu'il avait perdue. Les sourds entendent!!!

Obs. XXV. Un Conseiller au Siège de Draguignan se voyant attaqué d'une espèce de Gale, avec de gros bourgeons par-tout les corps; il fut fort imprudemment se baigner dans l'eau de rivière, qui lui fit rentrer tous ces bourgeons en dedans; ce qui fut suivi d'un dépôt considérable qui se fit sur la bourse, heureusement pour lui, où il se forma une tumeur que rien ne put résoudre; il fut dans cette Ville prendre les Bains et les Eaux; sa tumeur s'est dissipée, et il s'en est retourné fort content d'être quitte à si bon marché d'un tel mal.

Obs. XXVI. *Sur une Hydropisie.*

M.lle de Mouriés, au mois de septembre dernier, avait pris les Eaux; elle avait ressenti quelque soulagement ; dans le mois de mai dernier elle me demanda si les Eaux lui seraient favorables ; ayant examiné l'état où elle se trouvait, qui était fort pitoyable, elle avait le bas-ventre tendu, les jambes enflées, point d'appétit, ne dormant presque rien et un pouls toujours inégal : Je lui conseillai de prendre quelques remèdes auparavant ; ce qu'elle fit pendant 12 jours, qui la vidèrent copieusement pendant tout cet intervalle, tellement que son ventre fut un peu abattu et ses jambes désenflées, ayant un peu plus d'appétit ; il lui restait encore un bruit dans sa tête, comme si elle y eût des cigales. Dans cet état, elle fut boire les Eaux pendant 12 à 15 jours, qui continuèrent à la vider ; et insensiblement l'appétit lui revint, son pouls se régla, le bruit de la tête se dissipa et le sommeil lui revint à son ordinaire, les remèdes commencèrent sa guérison que l'usage des Eaux a achevée.

O B S. XXVII. *Sur une Hydropisie.*

Mlle de Rencurel était atteinte d'une hydropisie depuis près de deux ans, son Médecin lui avait fait prendre les remèdes convenables à cette maladie, son ventre était toujours tendu ; nonobstant l'usage des remèdes et désespérant de sa guérison, dans le tems qu'on fit la découverte des Eaux, son mari lui en envoya prendre : elle en usa quelques jours,

(183)

et insensiblement sa tumeur commença à diminuer ; elle continua encore quelque tems, et son
hydropisie s'est entièrement dissipée : par l'usage
des Eaux elle a entièrement recouvré sa santé.

Obs. XXVIII. *Sur un Rhumatisme.*

M. Arnoux , Bourgeois , de Marseille , étant
tourmenté d'un rhumatisme nuit et jour , vint
prendre les Eaux pendant dix jours sans ressentir
aucun soulagement, il crachoit beaucoup et ne
venait que rarement à la selle ; le onzième jour
il lui prit un vomissement qui lui dura pendant
quatre jours , ce qui le tira entièrement d'affaire.

Obs. XXIX. *Sur une demi - Paralysie.*

La femme d'un Menuisier de Toulon était per-
cluse d'un bras qui était tombé en atrophie ; elle
fut ici pour trouver sa guérison ; elle baigna son
bras pendant quinze jours dans les Eaux , et elle
s'en est retournée fort libre de son bras, dont elle
se sert comme auparavant.

Obs. XXX. *Sur un Chémosis.*

M. Baude , Procureur au Parlement , étoit atteint d'une inflammation aux yeux , que nous
appelons chémosis, et le vulgaire les yeux bordés

d'anchoix, parce que les paupières sont renversées avec rougeur, et les yeux sont toujours chassieux : entendant dire tous les jours des merveilles des Eaux, il lui prit envie d'en faire usage pour être guéri d'une telle incommodité ; il fut boire les Eaux pendant quelques jours et s'en laver les yeux, la rougeur s'est insensiblement dissipée ; et par l'usage des Eaux, il a entièrement desséché la chassie des yeux, et s'est délivré de cette incommodité.

OBS. XXXI. *Sur une difficulté d'Urine.*

Un gentilhomme de Paris se trouvant en Provence ce printems dernier, lorsque les Eaux commençaient d'être en réputation, et se trouvant incommodé d'une strangurie depuis long-tems, ayant usé de diverses Eaux minérales, même de celles de Bourbon, profita de l'occasion qu'il avait d'être en Provence, il fut boire les Eaux de cette Ville pendant dix jours tant seulement ; et par l'usage qu'il en fit, il rendit quantité de glaires qui étaient dans la vessie, où il ressentait un poids dont il fut soulagé par le moyen des Eaux, et guéri de la difficulté d'urine.

OBS. XXXII. *Sur une espèce d'aveuglement.*

Le sieur Casel, Gantier, de cette Ville, au retour de la foire de Beaucaire de l'année dernière, se

vit tout-à-coup privé de la vue, ne ressentant ni douleur, les yeux fort clairs, il se plaignait d'un voile
qu'il disait être à travers ses yeux, et qui était si
épais, qu'il ne pouvait plus se conduire lui-même ;
il fut saigné, purgé, et usa de tous les remèdes
convenables à ces sortes de maux ; mais la vue
ne revenait pourtant pas, et après deux mois de
travail et d'inquiétude, à la sollicitation d'un de
ses amis, il fut à la fontaine avec lui qui lui
servait de guide : il commença à boire les Eaux
deux verres à - la - fois, et jusques à vingt en trois
reprises, et il lavait ses yeux avec l'eau : après
cinq à six jours, il commença de distinguer le
monde, il continua encore quelques jours, et peu
à peu sa vue s'est rétablie : il y voit comme aupa-
vant ; pendant tout cet intervalle les Eaux ne lui
excitèrent aucun dévoyement, il les rendait par les
urines.

OBS. XXXIII. *Sur un Calcul.*

M. l'Abbé d'Albert ayant été prendre les bains
pour se décrasser tant seulement, ne se ressentit
de rien le premier jour ; mais après qu'il eut pris
le bain une seconde fois, il fut tourmenté d'une
colique renale ; fort chagrin pour lors d'avoir pris
les bains, ne doutant pas que les bains ne fussent
la cause des cruelles douleurs qu'il ressentait ; c'est

ainsi que souvent un innocent est rendu coupable d'un mal qu'il n'a pas fait : car le matin ayant rendu avec les urines un calcul assez considérable et ne ressentant plus de douleurs, il fut convaincu que les Eaux étaient la cause innocente de sa colique qui, en chassant ce calcul, lui avaient excité la douleur, et ce calcul aurait infailliblement grossi, si la vertu des Eaux ne l'avait chassé et des reins et de la vessie.

O BS XXXIV. — Dans le tems que ces observations étaient sous la presse, je fus me promener un matin à la Fontaine, où je rencontrai un pauvre homme nommé Jean Bremond, de la ville d'Arles, qui marchait avec deux potences, il me dit qu'il prenait les bains depuis quelques jours ; qu'il y avait environ deux ans qu'il fut attaqué d'un spasme ou convulsion, qui lui avait retiré et les pieds et les mains ; qu'il avait resté dix-huit mois dans un lit, ne pouvant pas se remuer : et qu'on l'avait amené dans cette Ville pour prendre les bains, et qu'il continuait à les prendre depuis huit à dix jours ; qu'au commencement, on fut d'obligation de le descendre dans le bain : mais que pour lors, il y descendait sans l'aide de personne, et que même il pouvait se soutenir sans potences : je l'ai vu marcher et rendre mille graces au Ciel de se voir en état de mendier son pain ; il ne doutait pas que s'il avait eu les secours nécessaires, il aurait reçu encore plus de soulagement : il vivait d'aumônes.

Les observations qui sont ci - devant décrites donnent assez de preuves convaincantes des bonnes qualités des Eaux de cette Ville, sans qu'il soit nécessaire d'en donner un plus grand nombre. On me permettra seulement d'en insérer une sur un animal, afin qu'on ne croie pas que ce que j'ai dit des animaux à la fin du traité des Eaux, soit dit à la volée.

O BS. XXXV. *Sur une Chienne qui était galeuse.*

Au mois de septembre 1704, M. d'Antoine avait une chienne de chasse qui avait une vilaine gale, avec une grosse croute par-dessus la peau. M. d'Antoine voyant que les Eaux étaient si bonnes pour guérir la gale, les dartres, s'imagina de laver la chienne avec l'eau, ce qu'il fit pendant cinq à six fois, au bout desquels la gale se dissipa, et la chienne se trouva guérie par le moyen des Eaux.

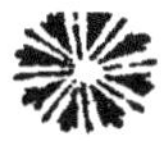

OBSERVATIONS

Recueillies par M. le D. Reynaud, Médecin-Inspecteur des Eaux d'Aix.

D'après les détails dans lesquels nous allons entrer dans notre Notice sur les propriétés et les usages des Eaux de *Sextius*, dit M. Reynaud, il semble que ces Eaux sont comme le temple d'Esculape, où chaque malade apportant son offrande, vient demander la santé que les ressources de la médecine n'ont pu lui restituer ; mais il ne suffit pas de faire l'apologie de cette piscine salutaire, il faut chercher à éclairer par les faits. Nous allons exposer une série d'observations qui nous ont paru propres à justifier la célébrité dont nos Eaux jouissent depuis long-tems ; ces observations sont extraites de notre journal, et confirmées par l'expérience. Ce travail offre naturellement plusieurs ordres de considérations : l'un, relatif aux affections où l'administration de ces Eaux en bains et en douche a eu le plus grand succès, comme dans les rhumatismes, les fausses ankiloses, les rétractions des muscles, les entorses ; l'autre, relatif à celles où leur usage en boisson et en bain n'a pas moins été efficace, comme dans la suppression de l'insensible transpiration, la répercussion du lait, et dans l'épaississement ou l'acrimonie de la lymphe ; le troisiéme, concernant leur utilité en douche ascendante dans les leuchorrées et les affections morbifiques, dépendantes de la débilité de l'organe utérin, du périnée ou du rectum, ou en lotion et en injection dans les vieilles playes et les ulcères invétérés ; le quatrième enfin, en boisson et en bains dans les maladies des reins et de la vessie.

RHUMATISME.

PREMIÈRE OBSERVATION.

M. Pons, domicilié à Avignon, âgé de 60 ans, était perclus, depuis long-tems, par un rhumatisme universel. Des douleurs très-aigues se promenaient, tantôt sur les extrêmités supérieures, tantôt sur les inférieures, et se fixaient quelquefois sur le trajet de la colonne vertébrale. Tous les remèdes indiqués, dans cette maladie, avaient été employés avec bien peu de succès ; les Eaux de Digne lui avaient été conseillées ; mais il préféra celles d'Aix, où il se rendit au commencement du mois de mai l'an 1807 ; les premiers bains accompagnés de la boisson parurent le soulager ; il les continua pendant un mois, ainsi que la douche sur les parties affligées ; il marcha avec les béquilles à la première quinzaine, et à la fin du mois, il fut en état de marcher avec autant de facilité qu'auparavant; il retourna en automne, mais ce ne fut que par précaution, car il jouissait d'une parfaite santé.

2.me OBSERVATION.

M. Falaud, Négociant, de Marseille, âgé de 60 ans, était tourmenté, depuis long-tems, par des douleurs rhumatismales fixées particulièrement sur les extrêmités inférieures, et principalement sur l'articulation du fémur, près le grand trochanter gauche; les douleurs étaient devenues si intenses et si habituelles, qu'il ne pouvait plus vaquer à ses affaires; aucun remède indiqué, dans cet état, n'avait été négligé; mais aucun n'avait opéré le moindre amendement: envoyé aux Eaux d'Aix dans le mois de septembre, il en fit usage en boisson, bains, douches et étuves, et vingt jours suffirent pour le débarrasser de ses douleurs. Il y retourna l'année d'après au mois de mai, quoiqu'il n'eût éprouvé que quelques ressentimens pendant l'hiver. On nous a assuré que depuis l'usage de ces derniers remèdes il n'avait cessé de jouir d'une très-bonne santé.

3.me OBSERVATION.

M.lle Reynier, native d'Aix, âgée de 20 ans, atteinte d'un rhumatisme universel invétéré qui

l'avait retenue longt-tems dans son lit, et qui ne
lui permit ensuite de marcher, pendant long-tems,
qu'avec le secours des béquilles, ne trouva aucun
amendement à ses maux que par l'usage des Eaux
d'Aix en boisson, bains et douches ; et elle n'a
recouvré la santé parfaite que par la répétition de
ces moyens pendant trois saisons consécutives.

4.ᵐᵉ OBSERVATION.

M. Bremond , natif de Pertuis , domicilié à
Marseille, souffrait, depuis long-tems, des douleurs
aiguës dans toutes les articulations des extrêmités
inférieures et supérieures ; beaucoup de remèdes
avaient été employés sans succès. L'usage de la
boisson, des bains, des douches et des étuves
continués pendant le mois de mai et répétés le
mois de septembre, firent cesser les douleurs et
rétablirent totalement la santé.

5.ᵐᵉ OBSERVATION.

M. Romieux, Employé aux Douanes à Marseille, fatigué depuis plus d'un an par des douleurs
très-aiguës dans différentes articulations et particulièrement fixées sur la tubérosité de l'ischion et du
grand trochanter, et tout le long du nerf sciatique crural du côté droit, douleurs contractées par
un long séjour dans l'eau après une fatigue, vint

de lui-même aux Eaux d'Aix à la fin de septembre ; la boisson, les bains et les douches, continués pendant vingt-quatre jours, firent cesser les douleurs ; il passa l'hiver, ne souffrant que lorsque l'atmosphère éprouvait des variations ; il se trouva si bien de son traitement, qu'il le répéta au mois de mai suivant, avec le plus grand succès ; depuis lors il n'a plus ressenti aucune douleur.

M. Montbrun, Capitaine dans la Compagnie départementale de Marseille, était affligé depuis long-tems d'un lombago très-aigu, qui ne pouvait lui permettre le libre usage d'aucune de ses jambes. Par l'usage de nos Eaux en bains, en boisson et en douche, il fut promptement délivré de ses douleurs.

6.me OBSERVATION.

Le Geolier des prisons de Lambesc ayant habité pendant long-tems un lieu humide, était attaqué d'un rhumatisme fixé sur les extrêmités inférieures, qui ne lui permettait de marcher qu'avec des béquilles ; envoyé aux Eaux d'Aix, il en fit usage en boisson, bain et douches ; ce traitement continué pendant vingt-cinq jours, fit cesser ses douleurs et le mit à même de marcher avec facilité et sans béquilles, comme auparavant.

GOUTTE

GOUTTE.

M. le Jeune, Négociant, de Marseille, atteint d'une goutte universelle, qui le retenait tous les hivers dans son lit, avec des souffrances très-considérables, a obtenu, par l'usage de nos Eaux, une amélioration si considérable, que depuis son départ d'Aix, il n'a eu rarement que de bien légers paroxismes, puisqu'il a pu vaquer à ses affaires, et même voyager sans incommodité.

Beaucoup d'autres observations nous prouvent encore que la goutte a été radicalement guérie ou modifiée dans son intensité, ou dans la durée de ses paroxismes, par un usage fréquent de nos Eaux.

PARALYSIE.

7.me OBSERVATION.

M. Milanti, natif de Corse, domicilié à Bastia, Négociant, âgé de 28 ans, se trouvant à la foire de Beaucaire, fut frappé subitement, le 25 juillet, d'une apoplexie qui le priva tout de suite de tout sentiment et de tout mouvement du côté droit et totalement de la parole. M. Madier, Médecin, de cette Ville, après lui avoir fait administrer, avec très-peu de succès, les secours prompts et actifs indiqués en pareil cas, jugea à propos de le faire transporter à Aix, sur une charrette, pour y faire usage des Eaux de *Sextius*. Après avoir bu pendant dix jours les Eaux, et pris les bains dans lesquels on le plongeait et on le retenait avec beaucoup de peine, le mouvement et le sentiment commencèrent à se rétablir ; chaque jour le mieux se faisait appercevoir progressivement ; après quinze jours de traitement, il fut en état de se soutenir sur l'une et l'autre jambes, avec le secours des béquilles ou des bras de son domestique. Le 31, il quitta les béquilles et les Eaux, et se rendit à Marseille où je le rencontrai le premier septembre, se promenant sur le port et faisant la conversation avec facilité, ayant cependant encore le bras en écharpe, et traînant un peu la jambe à raison de sa faiblesse ; nous avons appris ensuite qu'il avait recouvré parfaitement l'usage de tous ses membres, et qu'il jouissait d'une santé parfaite.

8.me OBSERVATION.

M. le Curé de Forcalquier, âgé de 65 ans, d'un tempérament bilioso-sanguin, fut saisi tout-à-coup d'un vertige qui lui fit perdre connaissance pendant plus de demi-heure et auquel on remédia par un vomitif et un purgatif ; deux mois après il éprouva subitement un engourdissement à la jambe gauche avec cessation de sentiment et de mouvement, qui fut accompagné de la distorsion de la lèvre inférieure gauche. Après quelques remèdes indiqués en pareil cas et qui eurent peu de succès, il fut envoyé aux Eaux d'Aix ; leur usage pendant vingt jours en boisson, bains et douches produisit une crise de sueurs abondantes pendant plusieurs jours, et quelques évacuations alvines qui furent aidées par l'addition du sulfate de magnésie dans la boisson, ce qui donna lieu à un changement si avantageux à son état, qu'il se retira chez lui, jouissant de la faculté de ses membres, presque comme auparavant, et ne se plaignant que de faiblesse dans le membre qui venait d'être malade.

9.me OBSERVATION.

M. Laboriere, Limonadier, habitant à Marseille, affecté d'une hémiplégie depuis six mois, du côté gauche, à la suite d'une apoplexie, recouvra parfaitement l'usage de ses membres après avoir usé des bains et des douches pendant un mois, et fut en état de vaquer à ses affaires, tant d'esprit que de corps, comme auparavant ; nous l'avons vu revenir l'année d'après, quoique jouissant d'une bonne santé.

10.me OBSERVATION.

M. Carle, de Marseille, hémiplégique du côté

droit, depuis quelque tems, obtint sa guérison par les mêmes moyens que le malade précédent.

IIme OBSERVATION.

M. Farcin, d'Arles, atteint d'une hémiplégie nerveuse du côté droit depuis un an, ayant fait usage pendant un mois des bains et des douches, n'obtint qu'un très-léger amendement.

RÉPERCUSSION DU LAIT.

12.me OBSERVATION.

Madame Genti, Aubergiste, de Tarascon, âgée de 25 ans, fut atteinte d'une tumeur volumineuse et très-douloureuse au genou droit, à la suite d'une couche pénible qui ne put lui permettre de nourrir son enfant. Le lait lui faisant du ravage, elle fut soignée par un homme de l'art qui lui administra tous les secours dont elle pouvait être susceptible ; mais bien loin d'être soulagée, les douleurs se prolongèrent vers le haut de la cuisse, avec un engorgement si considérable dans l'articulation du genou, que la jambe était retirée en arrière, sans pouvoir lui faire faire la moindre flexion dans le sens contraire ; dans cet état, elle fut transportée aux Eaux d'Aix vers la fin du mois de juin ; mais les douleurs devinrent si violentes, soit par les progrès de la maladie, soit par les secousses que lui avait fait éprouver la voiture, qu'elle demandait, à grand cris, qu'on terminât ses jours par un coup de pistolet; les premiers bains dans lesquels on était obligé de la tenir, n'ayant opéré aucun amendement, elle voulut qu'on lui appliquât le moxa; cette opération ayant été sans succès, elle se détermina à continuer les bains, les douches et la boisson. L'usage de ces moyens, pendant quinze jours, opéra une amélioration si grande, qu'elle quitta les béquilles dont elle se servait depuis quelque tems; après un mois de traitement, il ne fut plus question de gonflement dans l'articulation; elle marcha, comme auparavant, sans douleur et avec si peu de gêne, qu'elle dansa même, sans éprouver aucune sensation pénible; elle quitta les bains pour se rendre à la foire de Beaucaire où ses affaires l'appelaient. Elle retourna encore aux Eaux au mois de septembre, même année, reprit les bains et quelques douches, quoiqu'elle fût très bien; et depuis lors, elle n'a plus eu aucun ressentiment de sa douleur et de son gonflement au genou.

13.ᵐᵉ OBSERVATION.

Madame Ferriere, domiciliée à Marseille, âgée de 36 ans, d'une constitution robuste, avait eu des douleurs rhumatismales avec fièvre, à la suite d'une couche pénible; son état n'ayant pu lui permettre de se livrer à l'allaitement, le lait se porta sur toutes les articulations, mais il parut s'être fixé particulièrement sur celle du genou droit, et former une espèce d'ankilose, de manière qu'elle ne pouvait mouvoir l'extrêmité droite; les remèdes indiqués à son état, tels que les évacuans et les fondans, sous différentes formes, ayant eu peu de sucées, elle fut envoyée aux Eaux; elle fut mise à l'usage de la boisson, des bains et des douches, et au dixième jour elle éprouva un amendement. Le vingtième, elle put marcher avec les béquilles, et à la fin du mois elle ne se servit plus que d'un bâton avec lequel elle pouvait vaquer à ses affaires. Depuis son départ des Eaux nous n'avons plus ou de ses nouvelles.

Madame Desaifres, domiciliée à Malemort, fille de M. Pascal, Officier de santé, de cette Commune, âgée de 21 ans; d'une constitution délicate, atteinte d'une fausse ankylose au genou droit, suite d'un engorgement considérable dans cette partie, occasionné par la cessation de l'allaitement d'un enfant de six mois qu'elle perdit, fut conduite aux Eaux d'Aix par M. son père : bientôt son état s'améliora, la flexion du genou devint plus facile, et elle put quitter ses béquilles et faire une course assez longue avec le seul appui d'un bâton.

L'année suivante elle retourna aux eaux ; cette seconde saison a suffi pour faire disparaître toutes les traces de sa douloureuse maladie.

AFFECTIONS CUTANÉES.

14.me OBSERVATION.

M. Buan, Chef de bataillon du premier Régiment d'artillerie de la marine, de résidence à Toulon, était tourmenté depuis long - tems par une dartre vive et crustacée qui occupait toute la surface externe antérieure de la poitrine, pour laquelle il avait usé, sans succès, de beaucoup de remèdes ; envoyé aux Eaux par les médecins de Toulon, il obtint une guérison parfaite par l'usage abondant, et poussé même à l'excès de la boisson des Eaux et par celui des bains pendant un mois, et même de quelques douches légères sur la dartre ; nous l'avons vu, depuis l'usage de ces moyens, totalement débarrassé de sa maladie et jouissant d'une très-bonne santé.

15.me OBSERVATION.

M. Marchand, Négociant, domicilié à Lyon, âgé de 40 ans, atteint d'un vice dartreux qui se manifestait sur différentes parties du corps, particulièrement au scrotum, avec des croutes très-épaisses et très-étendues, fut guéri par l'usage de la boisson et des bains continués pendant tout le mois de juillet; nous l'avons revu l'année d'après, et il nous a assuré être totalement débarrassé de sa maladie.

16.me OBSERVATION.

Madame Dupuy, née et domiciliée à Paris, âgée de 31 ans, se trouvant pour affaire à Aix dans le mois de juillet, nous consulta pour une dartre crustacée fixée sur différentes parties du corps, et particulièrement sur le sein et sur la figure ; cette affection cutanée s'était manifestée à la suite de la suppression forcée de l'allaitement d'un enfant de dix mois ; elle était accompagnée d'un coryza habituel, entretenu par l'humeur dartreuse , nous conseillâmes l'usage des Eaux de *Sextius* qu'elle continua pendant un mois en boisson, bain, lotion et reniflement, et elle fut parfaitement guérie. En recevant des nouvelles de sa santé pour laquelle elle a continué une correspondance suivie, elle nous a assuré qu'elle ne s'était jamais si bien portée que depuis l'usage des Eaux.

17.me OBSERVATION.

Madame Randon, domiciliée à Nice, âgée de 29 ans, envoyée aux Eaux d'Aix l'année dernière , pour une dartre invétérée, qui occupait différentes parties et plus particulièrement toute la surface du carpe et du métacarpe de la main droite, et qui était survenue à la suite d'une couche pénible, qui ne lui avait pas permis de nourrir son enfant, obtint sa guérison parfaite par l'usage continué, pendant 35 jours, soit de la boisson, soit par celui de lotions fréquentes sur les parties affectées ; elle a repris les Eaux cette année par précaution, quoiqu'elle n'eût aucune apparence extérieure de l'existence de l'humeur dartreuse.

M. Kennedi, Hollandais, âgé de 48 ans, d'une constitution très-vigoureuse, voyageant par raison de santé, fut envoyé aux Eaux d'Aix, par M. le Docteur Chrestien, qu'il avait consulté à Montpellier. M. Kennedi était affecté d'un acre dartreux, qui occupait toute la jambe gauche et donnait lieu à plusieurs ulcères très-étendus. Rendu aux Eaux, il en fit usage en boisson, en bains, en douches et en lotions légères. Après un mois de traitement, nous pouvons assurer l'avoir vu partir d'Aix en parfaite santé ; toutes les playes étaient cicatrisées, l'enflure n'existait plus et sa jambe avait repris sa force naturelle.

M. Antonini, Ragusais, âgé de 36 ans, se trouvant à Aix dans le courant du mois de mai pour affaire, ayant essayé sans succès un traitement méthodique pour se débarrasser de dartres très-vives, répandues sur l'une et sur l'autre extrêmité inférieure, et qui était accompagnée d'une démengeaison insupportable, se décida, d'après l'avis des gens de l'art, à faire usage des Eaux d'Aix. Leur administration en bains, douches, Etuves et lotions, continuée pendant un mois, fit cesser la démangeaison et disparaître totalement la dartre ; ce qui nous a été confirmé par lui même, dans une seconde visite faite aux Eaux, non par besoin, mais par reconnaissance.

19.me OBSERVATION.

M. Monras, Anglo-Américain, âgé de 45 ans, d'une constitution bilieuse, était couvert de petites playes très-rouges et éprouvait habituellement, sur toute l'habitude du corps, une démangeaison vive, qui commençait vers le soleil couchant et se prolongeait jusqu'au lever de l'aurore ; cette incommodité avait acquis, depuis six mois, une intensité si violente, que le malade se grattait continuellement, au point de se déchirer la peau. Il ne pouvait prendre du repos, depuis quelque tems, que pendant quelques heures de la journée : après avoir essayé inutilement beaucoup de remèdes, il vint aux Eaux, d'après le conseil d'une personne étrangère à l'art de guérir ; il en fit usage avec le plus grand succès. La boisson, les bains et les étuves, continués pendant 35 jours, rétablirent l'insensible transpiration dont la suppression, par le passage subit du chaud au froid, semblait être la principale cause de ses maux. La peau qui était très-séche, devint souple; et il survint, sur toute l'habitude du corps, une éruption milliaire qui dura huit jours; ce qui fut une crise qui termina tous les maux du malade, puisque nous l'avons vu un an après jouissant d'une très-bonne santé.

20.me OBSERVATION.

M. Chaulet, né et domicilié à Marseille, fatigué depuis long-tems par une multitude de dartres vives, répandues sur différentes parties du corps, ainsi que plusieurs autres habitans de cette Ville, où cette affection cutanée est très-commune, n'ont obtenu leur guérison que par l'usage de la boisson, des bains et des étuves, continués pendant quelque tems et répétés pendant plusieurs saisons consécutives.

VICE DE LA LYMPHE.

21.me OBSERVATION.

Le nommé Isoard, natif de Lambesc, âgé de 18 ans, affecté d'une altération particulière de la lymphe, dont l'action était plus marquée sur l'organe de la vue que sur tout autre, puisque peudant quatre ans consécutifs les yeux avaient été le siège de fluxions et d'une inflammation presque habituelle, qui avait donné lieu à un petit ulcère sur la cornée transparente gauche, qui rendait la vue de cet œil très-penible. Inutilement on avait employé les remèdes propres à corriger le vice de l'humeur; cet état, sans empirer, se soutenait d'une manière inquiétante; il fut envoyé aux Eaux d'Aix, dont il fit usage pendant long-tems en boisson et en bain, et obtint une guérison parfaite; il est actuellement au séminaire depuis deux ans, jouissant d'une très-bonne santé.

22.me   OBSERVATION.

Un jeune Ecolier, de la maison d'éducation de Saint-Joachim, établie en cette Ville, âgé de 15 ans, se plaignait depuis long tems d'une douleur aiguë dans l'articulation du tarse avec les os de la jambe droite, accompagnée d'un engorgement considérable, qui finit par s'abscéder et donner lieu à plusieurs playes assez profondes, et que l'on croyait être la suite d'une foulure. Appelé pour examiner cet enfant, je n'eus pas de la peine à m'assurer du caractère de cette affection; je prescrivis en conséquence quelques purgatifs et quelques fondans, mais n'ayant éprouvé aucune amélioration par ces remèdes, je me déterminai à lui ordonner la boisson, les bains, les douches et les injections dans les playes ; et l'usage de ces moyens a procuré une guérison presque absolue, puisque les playes sont fermées, et qu'il ne lui reste que très-peu de difficulté à marcher, dont il se débarrassera par un second usage des mêmes remèdes.

23.me OBSERVATION.

La nommée Alexis, née et domiciliée en cette Ville, âgée d'environ 35 ans, d'un tempérament pituiteux, était tourmentée depuis long-tems par un engorgement considérable des glandes axillaires et inguinales, pour lequel elle avait fait beaucoup de remèdes ; n'ayant obtenu aucun succès, elle fut mise à l'usage de la boisson, des bains, de quelques douches légères, et elle obtint le rétablissement de sa santé.

24.me OBSERVATION.

Mlle Gilet, de la Bastide des Jourdans, souffrait, depuis plus d'un an, de douleurs continuelles de tête avec la sensation d'un froid glacial, et avait en même tems le visage rempli de petits boutons qui suppuraient et se desséchaient ensuite pour faire place à de nouveaux. L'usage de la boisson, des bains et des douches légères sur la tête la soulagèrent beaucoup à la première saison et la guérirent à la seconde ; après y avoir fait un plus long séjour, l'année suivante, elle reprit une très-bonne santé, à part une dureté d'oreille, qui est néanmoins moindre qu'avant l'usage des Eaux.

Plusieurs dames sujettes à des fluxions des yeux et des dents, à de douleurs habituelles de tête et à des rougeurs à la figure, occasionnées par une âcreté de la lymphe ou un vice humoral, ont obtenu leur guérison par le même traitement pendant plusieurs saisons consécutives.

AFFECTION DES REINS ET DE LA VESSIE.

25.me OBSERVATION.

Madame Meyron, âgée de 36 ans, domiciliée à Toulon, atteinte depuis plus d'un an d'une douleur sourde dans la région lombaire et d'une pésanteur dans la région hypogastrique, accompagnée d'une difficulté d'uriner, fut envoyée aux Eaux d'Aix. Leur usage en boisson, en bain et en douche fit cesser les douleurs en procurant une évacuation abondante de graviers plus ou moins gros, dont plusieurs de la forme et de la grosseur d'une lentille de la grosse espèce ; depuis long-tems elle jouit d'une bonne santé, et n'a eu aucun ressentiment des maux dont elle avait été tourmentée, presque sans interruption, depuis un an.

26.me OBSERVATION.

Madame de Caveiras, résidant à Nismes, âgée d'environ 65 ans, avait depuis long-tems une affection de la vessie, que l'on avait caractérisée d'affection catarrhale de cet organe; après avoir fait usage pendant long-tems et avec très-peu de succès de beaucoup de remèdes, elle fut envoyée aux Eaux d'Aix. Leur emploi en boisson, bains et quelques douches diminua beaucoup les douleurs et fit couler, avec abondance et facilité, les urines très-chargées de matières muqueuses qui, en se refroidissant, au sortir de la vessie, ressemblaient, par leur consistence et leur couleur, à du gypse qui durcissait promptement à l'exposition de l'air; la douche ascendante, introduite dans les voies naturelles, a eu le plus grand succès en adoucissant et remolissant les parties. Après un mois de séjour, les douleurs des reins ont cessé et les urines ont repris leur cours ordinaire, sans déposer aucun sédiment.

27.me OBSERVATION.

M. Bremond, natif d'Avignon, atteint de la même maladie que les dames précédentes, compliquée d'un rhumatisme vague, à la suite d'une transpiration supprimée par une pluye très-forte qu'il reçu sur le corps, sans pouvoir l'éviter, se trouvant à Marseille, fut envoyé aux Eaux, et ayant été traité par les bains, douches et boisson, est retourné à son domicile dans un état presque parfait de guérison.

LEUCORRHÉE.

28.me OBSERVATION.

M.lle Inglissia, Espagnole, âgée de 18 ans, attachée au service de Sa Majesté la Reine Louise, ainsi que la nommée Rosalie, de Saint-Zacharie, âgée de 36 ans, et plusieurs autres dames respectables, qu'on peut se dispenser de nommer, épuisées par une leucorrhée invétérée (maladie très-commune aujourd'hui) ayant été traitées pendant long-tems infructueusement, ont obtenu une guérison parfaite par l'usage de la boisson, des bains et des douches ascendantes, répétées deux fois dans la journée.

29.me OBSERVATION.

Une Dame de Toulon, âgée de 40 ans, d'un tempérament qui participait du bilieux et du mélancolique, éprouvait depuis long-tems de douleurs aiguës à la région utérine avec un prurit et une démangeaison brûlante aux parties de la génération ;

génération ; elle avait en même tems une cuis-
son et un embarras dans le gosier ; cette affection du gosier était même devenue , depuis plusieurs mois, très-grave, les amigdales étaient tuméfiées et enflammées ; il y avait dans le larynx
une irritation qui excitait des quintes de toux très-
fatiguantes et rendait la déglutition très-pénible ;
après avoir fait beaucoup de remèdes infructueusement, elle vint aux Eaux, et par le concours de
la boisson , des bains et douches ascendantes pour
l'affection utérine , et de celui des bains de vapeur et de gargarisme avec les eaux pour le gosier,
elle obtint une guérison presque parfaite, puisque
le leucorrhée avait cessé et qu'il ne s'agissait plus ,
depuis six mois, que d'une légère phlogose au
gosier et sans toux.

P L A I E S.

30.me OBSERVATION.

Un paysan de Pertuis avait reçu un coup de boule
sur le pied, à la suite duquel il survint une tumeur avec phlogose et douleur considérable au-
dessus des malléoles, qui s'abscéda promptement
avec trois ouvertures qui formèrent, après un mois
de traitement méthodique, trois ulcères fistuleux,
qui communiquaient de l'un à l'autre et donnaient
un pus séreux. Le malade ne pouvant appuyer

le pied à terre depuis quatre mois et ne voyant pas d'amélioration à son état, il résolut de se rendre à Aix, et là, sans consulter, il prenait deux fois par jour la douche à la fontaine publique et faisait des injections dans les plaies ; ayant ue l'occasion de le voir, en visitant la fontaine, il me déclara que depuis 15 jours qu'il suivait ce traitement, il était beaucoup mieux, et qu'il espérait emporter une guérison parfaite. En effet, chaque jour les ulcères offraient un aspect favorable, le pus devenait louable, et au bout de six semaines les plaies furent fermées, et il marcha comme auparavant. Ces sortes de guérison se répètent tous les jours, et l'on ne saurait dire le nombre de vieilles plaies et d'ulcères invétérés qui ont été guéris par l'usage de Eaux en lotions, bains et injections. Je citerai seulement le Meunier de madame d'Esparron qui, ayant eu la main écrasée et moulue par la meule de son moulin, eut une plaie très - considérable qui s'annonça avec un si mauvais caractère, qu'il fut décidé, par le chirurgien qui lui donnait ses soins, qu'il ne pouvait sauver son bras que par l'amputation du poignet. Cette sentence ayant déplu au malade, il se soumit à un pansement que lui indiqua M. Conseil, ancien Chirurgien aux armées ; mais une partie de son pansement consistait à laver souvent la plaie avec les Eaux de Sextius et à faire prendre un bain à la main, deux fois par jour ; cet homme guérit promptement, et se sert très bien de son bras.

Nous ne finirions plus, si nous voulions rapporter toutes les cures opérées, tant intérieurement qu'extérieurement, par l'usage des mêmes Eaux ; nous nous bornerons à donner un précis très-succinct de celles qui ont le plus fixé notre attention pendant l'été de 1810. Elles peuvent sans doute laisser beaucoup à désirer aux Médecins cliniciens, sous le rapport de l'état de la maladie et de la constitution des malades, mais nous avons déja donné tant d'autres observations détaillées !

M. Cartier, domicilié à Marseille, affecté de douleurs goutteuses, fixées particulièrement sur les différentes extrêmités. Boisson, bains et douches ; guérison.

M. Julien, de Marseille, douleurs rhumatismales avec gonflement dans l'articulation du genou droit depuis plus d'un an, accompagné de claudication ; boisson, bains et douches ; soulagement considérable et progression beaucoup plus facile.

M. Fenouil, de Marseille, sciatique invétérée : boisson, bains et douches ; guérison.

M. Strifler, Officier Hannovrien, douleurs rhumatismales fixées sur le sternum et tous les muscles pectoraux : boisson, bains et douches ; guérison.

M. Dudumaine, ancien Commissaire des guerres, douleurs au bras, dans l'articulation de l'épaule, à la suite d'une chûte ; boisson, bains et douches, répétés pendant plusieurs années ; guérison.

M. Chivar, de Lyon, douleurs goutteuses invétérées fixées sur toutes les extrêmités : boisson et bains ; grand amendement la première année, peu d'effet la seconde.

M. Longeon, de Marseille, douleurs rhumatismales invétérées : boisson, bains et douches, répétés pendant deux saisons, guérison.

M. Sthork, de Strasbourg, bras gauche affecté de douleurs rhumatismales anciennes : boisson et douche ; guérison.

M.lle Bedos, d'Istres, rhumatisme universel très-ancien : boisson, bains et douches ; guérison.

M. S.t Jaume ; sciatique ancienne : douches et bains pendant 15 jours ; guérison.

M. Romieu, de Marseille, douleurs anciennes dans toutes les articulations des différentes extrêmités avec grande difficulté de marcher : boisson, bains et douches, continués pendant un mois ; guérison.

M. Artaud, de Pertuis, douleurs goutteuses anciennes, fixées particulièrement sur les extrêmités supérieures et inférieures du côté droit : bains et boisson pendant un mois ; cessation des douleurs depuis un an.

La nommée Gros, de Nice, rhumatisme universel invétéré ; mais plus particulièrement lumbago depuis six mois : bains et douches pendant 20 jours ; guérison.

M.lle Dalet, douleurs aiguës dans l'articulation du pied avec gonflement, à la suite d'une luxation : douches répétées deux fois par jour et continuées pendant 15 ; guérison.

M. de Beauregard, d'Hyères, âgé de 12 ans, douleurs vagues dans l'articulation du bras avec l'avant-bras, avec difficulté considérable dans les différens mouvemens de cette extrêmité, suite d'une luxation : douches continuées pendant 20 jours; guérison.

Jean Sabatier, de Saint-Mitre, sciatique invétérée : bains, douches et boisson ; guérison.

Magdelaine Rouard, de Ventabren, sciatique ancienne : boisson, bains et douches; guérison.

Le nommé Constant, de Marseille, lumbago invétéré et très-douloureux : même traitement pendant 20 jours; guérison.

M. Hutte, de Rouen, douleurs rhumatismales internes dans toutes les articulations : bains, douches et boisson ; amendement léger (1).

---

(1) J'ai soigné jusqu'à sa mort ce Capitaine : il avait toutes les extrêmités supérieures et inférieures paralysées. Sa maladie paraissait avoir été déterminée par un coup de mât de son Bâtiment, qu'il avait reçu sur l'occiput. Je l'avais envoyé inutilement, en 1807 et 1808, aux Eaux de Digne et de Gréoulx. Ce malade parlait avec diffi-

Le nommé Roustand, de Marseille, douleurs vagues très-aiguës et anciennes : même traitement que le précédent, pendant 25 jours ; amendement considérable à son état.

M. Lionnois, de Montpellier, douleurs rhumatismales universelles : boisson, bains et douches : guérison.

Madame son épouse ; douleur habituelle de l'estomac : boisson et bains ; guérison.

La nommée Marie, fausse ankilose au poignet, à la suite d'un dépôt par congestion : boisson, bains et douches ; amélioration dans les mouvemens des doigts, diminution du gonflement du poignet.

M.lle Bosq, très-jeune, de Marseille, tumeur au genou, avec grande difficulté dans l'extension de la jambe : douches et bains ; amendement.

M. Callas, de Marseille, gonflement ancien à l'articulation du poignet : douche et bain ; nul effet.

---

culté, avait la bouche contournée, ce qui ne laisse aucun doute que sa paralysie n'ait été la suite d'une attaque d'apoplexie, apoplexie qui avait été occasionnée par le coup de mât. La nécessité de rester continuellement au lit lui fit survenir au coccix une plaie gangréneuse ; et c'est à la suite de cette maladie qu'il est mort, en 1809, à Marseille, dans la maison de M. Escaillon, Pharmacien, sur le Port.

M. Gal, Médecin de la marine de Rochefort ; difficulté dans les mouvemens du poignet, suite d'un dépôt à la main : douches répétées ; amendement considérable.

M. Rimbaud, d'Aix, paralysie des extrêmités supérieures et inférieures du côté droit, avec difficulté de parler : boisson, bains et douche, amélioration à son état.

M. Farcin, d'Arles, hémiplégique depuis un an : bains, douches, boisson et étuves pendant 25 jours ; nul effet.

M. Bonieu, de Marseille, hémiplégique du côté droit depuis six mois : bains, douches et boisson ; amélioration.

M. Labarriere, de Marseille, hémiplégique du côté droit : bains, boisson et douches ; amélioration.

Madame Chaudier, d'Aix, engorgement considérable de glandes du cou : bains, douches et boisson ; guérison.

Madame Chaix, de Roquevaire, tuméfaction de glandes du sein avec dureté : bains et boisson, continués long-tems, grande amélioration.

Madame Dauphin, engorgement considérable de glandes du sein et des axillaires avec douleur sourde : bains, douches et boisson pendant 12 jours ; peu d'effet.

La nommée. . . . ., de Grenoble, tumeurs scrophuleuses au genou avec ulcération : bains, lotions répétées et boisson journalière ; amendement.

Une dame, de Lambesc, engorgement considérable des glandes axillaires et inguinales : bains
et boisson, continués pendant un mois ; guérison.

M.lle Alexis, d'Aix, glandes du cou considé-
rablement tuméfiées, accompagnées de douleur et
d'une grande difficulté dans les différens mouvemens de la tête : bains, douches et boisson, continués long-tems ; guérison.

Madame Antoine, de Martigues, tumeur au
genou avec gonflement considérable, ne pouvant
marcher qu'avec le secours des béquilles et avec
beaucoup de difficulté. C'est la suite d'une répercussion du lait : bains, douches et boisson, continués pendant long-tems ; grand amendement à
ses maux, abandon des béquilles, ne marchant
plus qu'avec un seul bâton ; retournée au mois de
septembre, amélioration considérable et très-peu
de gêne dans la marche.

Marie Toli, de Pignans, gonflement au genou,
rougeur habituelle aux paupières avec perte des
cils, suite d'une suppression menstruelle ancienne :
bains, boisson et douches ; nul effet.

M. Pelissier, Médecin, de Saint-Remi, affection cutanée invétérée et très-répandue sur toute

l'habitude du corps : bains et boisson réitérés pendant plusieurs saisons ; amélioration considérable.

M. Evrard, d'Arles ; M. Turcas, de Roquevaire, affection cutanée et très-étendue : bains et boisson ; guérison.

M. Roux, de Colmar, Basses-Alpes, dartres invétérées sur différentes parties du corps, douleurs dans les articulations des extrêmités inférieures et plusieurs petits ulcères occupant le fond de la bouche et une partie de la voûte du palais : bains, boisson et bains de vapeur dans la bouche ; guérison.

M. Aubert, de Marseille, affection dartreuse universelle avec croute et démangeaison très-vive : bains et boisson pendant 20 jours, amendement.

M. de ***, dartres au scrotum et occupant toute l'étendue du périnée avec démangeaison vive : bain et boisson, continués pendant un mois ; guérison.

M. ***, *idem.* au périnée : même traitement ; guérison.

Madame Lais, de Marseille, dartres sur différentes parties du corps avec prurit violent : bains et boisson ; guérison.

Son fils ; plaie considérable, suite d'un dépôt par congestion : bains et boisson, continués pendant un mois ; guérison.

Madame Fournier, de Marseille, dartres invétérées sur différentes parties du corps : boisson et bains, continués pendant un mois., guérison.

Madame David, de Marseille, *idem* ; guérison.

La nommée Dorothée, même maladie : même traitement ; guérison.

Joseph Monier, de Saint-Mitre, dartres vives répandues sur toute l'habitude du corps, avec prurit continuel et très-incommode : bains et boisson, pendant un mois, amélioration considérable.

Isoard, de Cucuron, dartres anciennes et très-vives, occupant tous les muscles lombaires : boisson, douches et bains, continués pendant 20 jours; guérison.

Madame Vachier, dartres invétérées: bains et boisson, continués pendant un mois, guérison.

Madame Isnard, de Draguignan, affection dartreuse ancienne : bains et boisson, pendant 15 jours, point d'effet.

Madame Guerin, de Toulon, affection dartreuse, répandue sur différentes parties du corps : même traitement ; grand amendement.

Une dame d'Avignon, affectée d'une dartre vive et sanieuse, depuis plus d'un an, suite d'une gale rentrée : bains et boisson pendant 25 jours; guérison.

Une jeune femme, de Marseille, fut couverte de dartres, douleurs habituelles dans la région utérine avec perte blanche invétérée: boisson, bains et douches ascendantes, pendant un mois; amélioration considérable dans son état.

Madame Fauchi, d'Avignon, dartres crouteuses invétérées sur le sein, à droite, et leucorrhée invétérée : bains et douches ascendantes, pendant 20 jours ; diminution des dartres et cessation de la leucorrhée.

Une dame..... affligée d'ulcération à la matrice, avec suppuration abondante et perte habituelle sanguinolente : boisson et douches ascendantes, pendant un mois, grand amendement.

La nommée Simon, du Bourg-Saint-Andiol, dartres vives et très-étendues sur la figure, suite d'une répercussion du lait : bains, boisson et lotions fréquentes sur la figure, avec l'Eau thermale ; guérison.

M.lle Gaillet, de Marseille, dartre ancienne à la joue : boisson et bains ; guérison.

M.lle Achard, d'Aix, gale invétérée : bains et boisson ; guérison.

M.me Lieutaud ; leucorrhée invétérée : bains et douches ascendantes, pendant 20 jours ; guérison.

Madame * * * ; leucorrhée ancienne : même traitement ; guérison.

M. F. * * *, Commandant au second bataillon de la Tour-d'Auvergne, gonorrhée invétérée : bains, boisson et injection, pendant 20 jours ; guérison.

M. B. * * *, Voyageur, gonorrhée cordée, invétérée : bains, boisson et injection ; guérison parfaite.

M. J***, de Paris, même maladie, même traitement: guérison après un mois.

Madame Aube, de Toulon, affection renale habituelle, avec une difficulté d'uriner: bains et boisson, amendement.

M. Thomas, de Perpignan, douleur habituelle dans les reins, avec excrétion de petits graviers depuis un an : bains et boisson pendant un mois, amendement considérable dans les douleurs et cessation d'évacuation sablonneuse.

M. Fouques, de Villeneuve, rétention d'urine et douleur aiguë dans les reins et urine sablonneuse : bains, boisson ; guérison.

M. Girard, d'Aix, douleur aiguë dans la vessie avec difficulté d'uriner : boisson et bains, amendement considérable.

M. de Ruiter, de Toulon, douleur rhumatismale, faiblesse d'estomac et digestion difficile : bains et boisson pendant quinze jours, amendement dans les douleurs et rétablissement de l'estomac, ainsi qu'il l'avait déja obtenu plusieurs fois dans le même cas.

M. Reynaud, de Marseille, tiraillement d'estomac, digestion très-pénible : boisson des eaux pendant quinze jours, guérison.

M. Aurelle, de Toulon, digestion difficile avec cardialgie habituelle : boisson pendant vingt jours, rétablissement parfait.

Toussaint Chabaud, de Marseille, plaie invétérée très-étendue sur la longueur du tibia, à la suite d'un coup de pierre : bains et boisson répétés dans la journée et continués pendant vingt jours, guérison.

Anne - Rosine, de Tretz, opthalmie chronique invétérée : boisson et bains pendant un mois, guérison.

M. Rose, de Montpellier, flatuosités habituelles avec douleur d'estomac : boisson pendant vingt jours, guérison.

M. Brochard, de Bagnols, asthme par congestion et grande difficulté de respirer : bains, boisson et bains de vapeur deux fois par jour : guérison.

Mademoiselle Lacroix, vomissement habituel de matières aigres, digestion difficile : boisson abondante pendant vingt-cinq jours, guérison.

M. Ladret, jaunisse et pésanteur sourde et douloureuse dans l'hypocondre droit, sur-tout après les repas : boisson abondante pendant 30 jours, guérison.

M. de Méplas, de Montpellier, tiraillement d'estomac, douleur rhumatismale habituelle : boisson, bains et douches, guérison.

M. Comte, de Montpellier, faiblesse dans les muscles de la main droite, exercice pénible de cette extrêmité : bains et douches, guérison.

Enfin, M. Demandol, de Marseille ; perclus de toutes les extrêmités par l'effet de douleurs, suite d'une affection nerveuse, n'éprouve du soulagement à tous ses maux que par l'usage annuel des eaux en bains et en douches.

CHOIX

De quelques Observations recueillies par le Docteur L. J. M. ROBERT, aux Bains d'Aix, en 1809, 1810, 1811 et 1812.

N.º 1. M. F. A., âgé d'environ 42 ans, d'une constitution forte et robuste, d'un naturel enjoué et d'une sociabilité exquise, souffrait depuis quelques années de douleurs vagues de rhumatisme. Dans l'hiver de 1809 il fut retenu dans sa chambre pendant huit jours par une douleur vive qui se déclara subitement à la hanche droite, et prit tous les caracteres d'une véritable sciatique. Le repos, la chaleur du lit, quelques remèdes sudorifiques, et sur-tout un léger minoratif lui permirent de marcher assez librement au bout de huit jours ; mais la partie malade étant devenue plus faible, M. F. A. resta sujet, suivant les vicissitudes de l'atmosphère, à des douleurs périodiques assez aiguës. Il est inutile de dire que les gilets et les caleçons de flanelle, quoique employés depuis long tems , furent encore mis en usage avec plus de soin. Au mois de juin de la même année je prescrivis à M. F. A. les Eaux d'Aix. Pendant 15 jours il en fit usage en boisson , bains et douches avec le plus grand succès. Cependant, pour prévenir tout retour de la maladie, je conseillai encore , au mois de septembre de la même année, un second voyage à Aix. Depuis cette époque , jusqu'aujourd'hui 26 juillet 1812 , M. F. A. a joui d'une parfaite santé, n'ayant plus éprouvé le moindre ressentiment de son ancienne sciatique.

Il est à observer que ce malade , étant fort sujet à des glaires et à des embarras biliaires de l'estomac , qui lui donnaient des crampes à la poitrine et des douleurs vagues, en a été délivré par le même usage des Eaux d'Aix.

N.º 2. M. Beaucaire, âgé d'environ 50 ans, domicilié à Marseille, d'un tempérament sanguin et nerveux, était sujet, depuis plusieurs années, à une opthalmie de l'œil gauche, qui revenait tous les hivers. Cette opthalmie alternait avec une éruption pustulo-dartreuse qui se manifestait sous le nez. Après lui avoir ordonné les dépurans, les apéritifs et les remedes anti-herpétiques usités en pareil cas, je lui conseillai d'aller aux Eaux d'Aix, et je traçai le régime qu'il aurait à y suivre. Dès la première saison son état fut grandement amélioré; mais pour parvenir à une entiére guérison, je lui conseillai un second voyage au mois de septembre 1810. Après avoir bu pendant vingt jours et pris quinze bains, il retourna à Marseille parfaitement guéri. Dans le courant de l'hiver de 1811 M. Beaucaire eut encore une légère inflammation à l'œil gauche, et quelques boutons dartreux avec un gonflement du tissu cellulaire sous le nez ; c'est pourquoi je le fis retourner une troisieme fois aux Eaux. C'est depuis cette époque que M. Beaucaire n'a plus éprouvé, même en hiver, le plus petit symptôme de son ancienne opthalmie.

N.º 3. M. W....., âgé de 40 ans, négociant à Marseille, d'un tempérament bilieux et lymphatique, a toujours été sujet à des affections nerveuses ou crampes de la poitrine, occasionnées par un embarras glaireux de l'estomac. Pour s'en délivrer, il a eu constamment recours aux vomitifs et aux toniques. En 1810 je lui prescrivis les Eaux d'Aix. Après avoir bu pendant environ quinze jours, et pris douze bains, ses digestions devinrent plus faciles et ses douleurs de poitrine disparurent. Depuis lors M. W..... se loue chaque jour des bons effets qu'il a retirés de ces Eaux.

N.º 4. M. V....., Chef d'un Etablissement
d'Instruction

d'Instruction publique à Marseille, d'un tempérament mou, lymphatique et très-nerveux, a toujours été valétudinaire, et a été exposé, dès sa jeu-
nesse, à différentes anomalies nerveuses. La principale et la plus constante est une tension douloureuse à l'occiput qui l'attaque réguliérement
toutes les nuits, après les premieres heures de
son sommeil. M. V..... est encore sujet à une
acrimonie dartreuse qui se manifeste, sur-tout en
hiver, par de petits boutons milliaires d'un aspect
herpétique, et accompagnés d'un violent prurit.
Ce qui sans doute a beaucoup contribué à augmenter cette acrimonie, c'est la boisson fréquente
et abusive du café dont le malade a contracté
l'ancienne habitude, et qui sert toujours à le débarrasser momentanément de sa douleur occipi-
tale. C'est avec le plus grand succès, que dans
l'été de 1811, il a pris les Eaux et les bains
d'Aix. Nul doute qu'en répétant l'administration
de ce remede, je ne parvienne à délivrer cet in-
téressant malade et de sa migraine et de ses humeurs, et peut-être même de sa cacochymie.

N.° 5. M. C.... Négociant à Marseille, âgé
de 48 ans, d'un tempérament bilieux, fut pris,
dans l'hiver dernier, d'un rhumatisme aigu qui le
retint pendant plus d'un mois dans son lit. Il fut
guéri en apparence par les remedes que lui prescri-
vit son Médecin ordinaire, mais il resta sujet à

différentes douleurs des articulations. Ces douleurs n'étaient point continues, mais elles étaient dans un rapport direct avec les vicissitudes de l'atmosphère, et sur-tout avec les jours froids et humides. D'après les conseils que je lui donnais, il se rendit à Aix l'été dernier pour y faire usage des Eaux et des bains. Depuis neuf mois M. C... n'a plus ressenti la plus légere douleur.

N.º. 6. M. le Chevalier Cl...., âgé de 50 ans, goutteux depuis plus de quinze ans, éprouvait de tems en tems des ardeurs à la vessie, et ses urines étaient quelquefois sanguinolentes et même chargées de gravier : quoique résidant à Marseille, je lui ai prescrit les Eaux d'Aix pour boisson ordinaire. Il en a fait usage pendant plus d'un an, sans avoir éprouvé les symptômes auxquels il était sujet. Il a même rendu fréquemment sans douleur, de gros fragmens de gravier, ce qui nous confirme d'une manière bien évidente la vertu lithontriptique des Eaux d'Aix, vertu, au reste, depuis long tems reconnue par les Médecins qui ont écrit sur les propriétés médicales de ces Eaux.

N.º 7. Madame B.... âgée de 23 ans, d'un tempérament faible et délicat, avait été sujette, dès son enfance, à une légere éruption dartreuse sur le bras gauche. Différens remedes internes et l'application d'une pommade blanche et saturnisée la guérirent complétement. A l'âge de 20 ans elle se maria ; et six mois après étant devenue grosse, elle eut encore une légere éruption herpétique au même bras. Son accouchement fut des plus heureux ; mais depuis cette époque elle resta sujette à une perte en blanc très-abondante et d'une nature acrimonieuse, ainsi qu'à quelques attaques passagères d'hystérie. Pendant deux ans elle fut inutilement traitée par la méthode ordinaire. Ayant été consulté par elle, je ne vis d'autre remede efficace que les Eaux d'Aix. En effet, elle s'y rendit au printems de 1810 et y suivit la méthode que je lui avais prescrite. Depuis lors Madame B. . . . . . . a constamment joui d'une bonne santé.

N.º 8. Mademoiselle B. . . . . ., âgée de 14 ans, eut la rougeole à 9. Cette maladie fut bénigne ; mais comme il arrive si souvent dans la pratique ordinaire, les purgatifs et les vésicatoires ayant été négligés, il se fit une métastase humorale sur le conduit auditif de l'oreille droite, qui commença à donner une issue à une matière blanche fétide comme purulente, et amena bientôt après une surdité complète du même côté. Plusieurs remèdes, tant internes qu'externes, avaient été inutilement appliqués, lorsque je fis partir la malade pour Aix, dans l'été de 1810. Après avoir pris les bains, la douche et la boisson pendant 20 jours, Mlle B. ?.... vit tarir l'écoulement de son oreille, et fut presque soulagée de sa surdité. La premiere époque de sa menstruation fut même dévancée par l'usage de ces Eaux, puisqu'avant son voyage le sein ne donnait, chez la malade, aucun signe du développement prochain de la puberté.

N.º 9. Mlle P...., âgée de 18 ans, affectée de chlorose depuis quelques années, éprouvait tous les symptômes maladifs qui accompagnent pour l'ordinaire les jeunes personnes qui ne sont pas réglées par un vice quelconque de l'utérus. Elle était tourmentée par différentes attaques d'hystérie, comme difficulté de respirer, suffocation, toux fréquente, digestions pénibles, rapports acides, flatulence, borborygmes : son teint était pâle, décoloré ; ses pieds enflés, et l'on pouvait craindre les suites les plus fâcheuses. Du moment que je fus consulté, je prescrivis l'usage des Eaux minérales, d'après l'expérience que j'avais acquise de leur utilité dans les affections chlorétiques. La malade éprouva, dès son premier voyage, un mieux-être sensible ; elle reprit l'appétit et sa gaité naturelle. Dans moins d'un mois ses enflures disparurent, et elle put se livrer à la promenade. Au mois de septembre 1809 je lui conseillai encore l'usage des mêmes Eaux pendant trente jours, en lui traçant la manière de les prendre en bains, en boisson et en douches. On ne doit point douter de sa docilité à suivre mes conseils ; aussi après son second voyage elle eut le bonheur de revenir, dans un mois, à Marseille avec une santé parfaite, et de recevoir de la nature le tribut qu'elle lui avait si long-tems refusé.

N.º 10. Michel C......., âgé de 50 ans, Garde-champêtre ; d'un tempérament sanguin colérique, exposé, par son état, à toutes les vicissitudes de l'atmosphère, fut attaqué au mois d'octobre 1808, d'un rhumatisme aigu qui le retint pendant un mois dans son lit. Sa maladie se compliqua avec une fièvre bilieuse. On lui donna l'émétique et quelques purgatifs, mais il ne fut point saigné, ce qui fit dégénérer son rhumatisme et le fit passer à l'état chronique. Pendant tout l'hiver de 1809 il fut sujet à des douleurs des articulations du pied, du poignet et du coude, très-violentes et accompagnées de gonflement : aucun remede anodin et volatil ne lui fut utile, c'est pourquoi je l'engageai d'aller aux Eaux d'Aix. Ce malade, qui partit de sa maison transporté sur une charrette, et entièrement perclus de ses membres, put, dans quarante jours, y revenir à pied, et faire ainsi une marche de cinq lieues sans fatigue ni incommodités.

Je pourrais sans doute rapporter beaucoup d'autres observations heureuses que j'ai recueillies, mais j'ai beaucoup mieux aimé m'étayer de celles des anciens auteurs, comme beaucoup plus impartiales aux yeux du vulgaire, (1) ainsi qu'il est naturel de le penser : dans beaucoup de circonstances les Eaux d'Aix ne m'ont point réussi, quoique dans des maladies analogues elles eussent été fort utiles. Ainsi nul praticien ne doit faire d'avance des promesses trop flatteuses ; il doit être prudent et réservé dans ses conseils. Les cas les plus marquans où je n'ai obtenu aucun effet des Eaux de Sextius sont une obstruction ancienne du foie et non encore douloureuse, chez une femme de 50 ans ; divers engorgemens glandulaires ; une suppression menstruelle, occasionnée par le chagrin et la jalousie ; diverses dartres compliquées, avec un virus syphilitique dégénéré ; deux paralysies, suite d'apoplexie ; enfin, un tremblement convulsif et tétanique, qui s'était manifesté immédiatement après un violent accès de colère. Je ne doute point qu'il n'y ait encore beaucoup d'autres cas où l'usage de ces Eaux a été infructueux, ce qui doit nous confirmer de plus en plus dans l'axiome : NON OMNIBUS OMNIA !

---

(1) C'est par le même motif que je n'ai point demandé à mes Confrères de Marseille les observations qui leur sont particulières, quoique chacun d'eux en ait un très-grand nombre, car il est notoirement connu que les Médecins et les Chirurgiens de cette Ville envoient toutes les années beaucoup de malades aux Eaux d'Aix, et qu'ils en obtiennent les plus grands succès.

CHAPITRE VIII.

Maladies auxquelles les Eaux d'Aix ne conviennent point, et dans quels cas elles sont nuisibles.

Les Médecins doivent s'abstenir de prescrire ces Eaux dans toutes les maladies qui ont un caractère aigu ou qui ménacent d'une inflammation interne, quoique latente; dans toutes celles qui dépendent de la lésion de quelque viscère essentiel, où les excitans sont nuisibles; et chez les tempéramens secs, bilieux et mélancoliques, où l'éréthisme domine. Ainsi, par exemple, les vieillards, dont la fibre est desséchée et les hypocondriaques extrêmement irritables ou parvenus au dernier degré de leur maladie, ne doivent point en user. Ces Eaux, sur-tout en bains, sont en général également contre-indiquées dans les paralysies qui sont la suite d'une apoplexie sanguine; dans les hydropisies qui dépendent de l'obstruction aiguë ou ulcérée de quelque viscère; dans

les éruptions critiques de la peau (1); dans les
toux entretenues par la phlogose du poumon et
qui n'ont pas pour cause une affection catarrhale
chronique ou une métastase cutanée; dans les
diarrhées, suite d'une suppuration mésentérique ;.
dans les hépatites avec induration squirreuse ; dans
les engorgemens cancéreux du sein ou de la matrice ; dans les suppurations des reins et de l'utérus,
autres que les simples écoulemens catarrheux,
avec lesquels on peut les confondre ; mais il est
des circonstances où l'on peut boire avec succès
les Eaux d'Aix, quoique les bains ne puissent
qu'être dangereux: Ainsi, les personnes éminemment sanguines, qui ressentent déja des préludes

---

(1) A l'appui de cette assertion, Hippocrate nous
a conservé l'histoire de cet Athénien qui, étant atteint
d'une espèce de lèpre, fut aux Eaux sulfureuses de Mélo,
et ayant été guéri, mourut bientôt après d'une hydropisie. Un exemple pareil vient de se renouveller sur un
Prêtre de Marseille. M. l'Abbé Barri, sujet à une affection dartreuse, a été envoyé l'été dernier par son Médecin aux Eaux de Bagnères. Après avoir fait usage des
bains sulfureux, sans aucune précaution, il lui est survenu une fièvre cérébrale, suite d'une métastase herpétique, et il y a succombé le dixième jour. Cette terrible catastrophe aurait été prévenue par un usage mieux
raisonné et plus médical des Eaux, par l'ouverture sur-
tout, d'un cautère au bras et l'usage de quelques laxatifs
administrés avant le voyage de Bagnères.

apoplectiques ou qui ont été sujettes à des éruptions critiques de la peau, auraient tout à craindre de l'usage des bains, tandis que la simple boisson leur est quelquefois très - salutaire, ainsi que nous le prouvent les deux Observations d'Aucane-Emeric, relatives à la guérison des deux paralytiques dont nous avons fait mention.

On remarque que les accidens qui accompagnent pour l'ordinaire l'usage de nos Eaux, lorsqu'il est intempestif ou inconsidéré, sont : l'insomnie, le vertige, des toux, des oppressions, des défaillances, des fluxions sur les yeux et les dents, la dyssenterie (1), le ténesme, la fièvre, la constipation, l'ardeur du foie, de la rate, des reins et de la vessie, la suppression des urines, en un mot, l'exaspération des symptômes de toutes les maladies qui ont un principe aigu et

---

(1) On lit à ce sujet, dans l'Ouvrage d'Aucane-Emeric, « qu'un officier de guerre, de cette Ville, qui étant un peu trop prévenu de la bénignité de nos Eaux , quoiqu'elles l'eussent guéri, voulut continuer d'en boire jusqu'à l'excès: soit par le nombre des jours, soit par la quantité qu'il en but, il tomba dans un cours de ventre, suivi d'une dyssenterie et ensuite d'une lienterie, à laquelle le lait, les absorbans et toute sorte d'alcalis furent nuisibles ; il en est revenu par les remèdes aigrelets , dont les principaux furent le sirop de coin et la ptisane faite avec les quinorohodons. »

qui sont prêtes à dégénérer, par une irritation quelconque, en phlegmasies internes. Ce qui ne peut avoir rien de surprenant, puisque chacun sait que le remède le plus bénin n'est pas toujours exempt de danger, lorsque préparé par des mains inhabiles, il est pris à contre-tems, ou lorsque des conseils éclairés n'en ont pas réglé l'usage ou que du moins la prudence n'a pas présidé à son administration. Ainsi, on a dit avec raison :

Usus habet laudem, crimem abusus habet.

CHAPITRE IX.

MÉTHODE à suivre dans l'administration et l'usage des Eaux d'Aix.

⁓⁓⁓⁓⁓⁓⁓⁓⁓⁓⁓

IL n'est guère possible de tracer, sur ce point, une méthode qui puisse convenir à tous les malades. Après avoir établi quelques principes généraux, qui sont de tous les tems et de tous les lieux, il faut consulter les tempéramens, l'âge, le sexe, les habitudes et les saisons, parce que ce sont-là tout autant d'objets qui méritent la plus grande considération et qui demandent des conseils variés, suivant les circonstances et les cas particuliers.

Si les simples bains domestiques ne sont pas un remède dont on puisse user indifféremment, à plus forte raison devons-nous agir avec prudence, lorsqu'il s'agit de recourir aux bains d'Eaux minérales, dont l'action, comme on sait, est toujours plus ou moins énergique.

Une infinité de circonstances pouvant contrarier les effets de ces Eaux et exiger tel mode d'administration de préférence à tel autre, je crois utile d'examiner séparément la manière d'en user en boisson, en bains, en douches, en étuves, en fomentations et en injections, persuadé que les préceptes que je donnerai sur une partie aussi essentielle de l'art de guérir, et dont je fais depuis si long-tems une étude particulière, pourront être de quelque utilité pour les Médecins et les malades, lorsqu'ils seront dans le cas de recourir à l'emploi de ce remède bienfaisant.

BOISSON.

On peut d'abord établir, en thèse générale, que tous ceux qui fréquentent les Eaux thermales d'Aix doivent commencer par les boire. Indépendamment des maladies cutanées, des paralysies humorales et des obstructions internes, où elles sont si nécessaires et si utiles, elles ne conviennent pas moins dans les affections rhumatismales et dans tous les cas où l'on peut soupçonner l'action mécanique de quelque acrimonie. La propriété fondante, apéritive et diaphorétique des Eaux d'Aix ne pouvant être contestée, on conçoit avec quel avantage elles pourront être employées en boisson, lorsqu'il conviendra d'évacuer, par les urines ou la sueur, quelque humeur délétère.

Il est des auteurs qui recommandent la saignée avant l'usage des Eaux minérales. C'est une pratique bannale au Mont-d'Or, où, suivant le D. Brieude, tous les malades qui y arrivent sont saignés. Mais cet exemple n'est pas bon à suivre; et il ne peut convenir qu'aux tempéramens pléthoriques, ou lorsque la diathèse sanguine domine. Les purgatifs, au contraire, m'ont paru indiqués dans tous les cas, comme remède préparatoire, et je les prescris ordinairement après trois jours de boisson, suivant le conseil d'Hippocrate : *corpora cum quispiam purgare voluerit oportet fluida facere* (1) Cependant, si la simple boisson des Eaux provoquait des selles abondantes, il faudrait s'abstenir de tout purgatif.

Il serait imprudent de boire les Eaux lorsque l'esprit est dans un état d'inquiétude continuelle ou dévoré par le chagrin. J'ai vu, en pareil cas, des accidens funestes.

____

(1) Aphor. 9. Sect, 2. — C'est toujours avec des purgatifs doux et non irritans que l'on provoque les évacuations qui doivent précéder l'usage des Eaux. Ainsi l'on emploie la manne à la dose de deux ou trois onces; le sirop de chicorée et de rhubarbe; le sirop rosat solutif, ou celui de fleurs de pêcher, en quantité suffisante dans le premier verre que l'on boit. J'emploie néanmoins le sel d'Epsom à la dose d'une à deux onces, lorsque les malades sont robustes ou pituiteux, et difficiles à émouvoir.

La boisson est également interdite après les fatigues d'un long voyage ou après de violens exercices corporels. Le calme et le repos sont absolument nécessaires, pour qu'on puisse en retirer quelque fruit. *Morbi qui lassitudine fiunt , quiete curantur.*

Il convient aussi de boire avec modération et graduellement, parce que, comme l'a dit encore le père de la médecine : *quod paulatìm fit , tutum est , cum aliàs , tum cùm ab altero ad alterum fit transitus* (1).

L'heure la plus propice pour boire est celle qui accompagne le lever du soleil et lorsqu'on est encore à jeun.

Une promenade douce et tranquille favorise beaucoup l'action apéritive et diaphorétique des Eaux. Comme le sommeil suspend toutes les évacuations, excepté la sueur (2), on ne doit jamais dormir après avoir bu, afin de ne point arrêter le cours si salutaire des urines.

Douze à quinze jours de boisson suffisent pour les maladies ordinaires; mais dans celles qui sont anciennes et rebelles, l'usage en doit être beaucoup plus prolongé, mais on ne doit en prendre

---

(1) Aphor. 51. Sect. 2.

(2) *Somnus fortis omnes retinet evacuationes præter sudores* , est encore un axiome hippocratique.

alors que la moitié de la dose prescrite.

Dès que les Eaux paraissent fatiguer l'estomac ou exciter la diarrhée avec ténesme, il faut les suspendre ; et lorsqu'on veut y revenir, il est encore prudent d'en diminuer la quantité.

Quoiqu'il soit impossible de fixer jour par jour le nombre précis des verres d'Eau que chaque malade doit boire, parce que ceci dépend de son âge, de sa constitution et de sa susceptibilité idiosyncratique, la règle générale est que l'on commence par boire, d'un quart d'heure à demi - heure, deux verres à-la-fois , et qu'on les augmente dans les proportions suivantes :

Le premier jour, six verres.
Le deuxième, huit verres.
Le trosième, dix verres.
Le quatrième, dix verres.
Le cinquième, douze verres.
Le sixième, douze verres.
Le septième, quatorze verres.
Le huitième, quinze verres.

On diminue ensuite graduellement de deux verres, jusques à ce que l'on soit parvenu à la dose du premier jour.

Si la boisson de nos Eaux, au lieu d'être laxative, provoquait la constipation et un échauffement dans les viscères abdominaux, il faudrait recourir aux lavemens émolliens ou à quelque léger purgatif.

Le printems et l'automne sont les deux saisons où l'on doit, pour l'ordinaire, aller aux Eaux;
le froid et les grandes chaleurs ne sont point pro-
pices, dans notre inconstant climat, aux Nymphes Sextiennes. Cependant il peut se rencontrer
des cas insolites, où on doit les prendre, avec les
précautions convenables, dans toutes les saisons.

On ne saurait apporter trop de soins, les jours
de pluie ou de grand mistral, pour se garantir
des vicissitudes de l'atmosphère et prévenir les
maladies qu'elles occasionnent, sur-tout, dans un
moment où le corps est si porté à l'insensible
transpiration et à la sueur.

Dans les maladies de la peau et les obstructions internes, où l'on doit, en fondant les humeurs, dépurer le sang, il faut boire long-tems
les Eaux; les suspendre et y revenir. Bien de
malades qui n'en éprouvent aucun effet, parce
qu'ils ne boivent que pendant 15 jours, guériraient
dans l'espace de plusieurs mois et à des saisons
répétées, s'ils avaient la patience et le courage
de ne point se décourager. C'est-là une observation dont j'ai eu lieu de me convaincre, dans le
tems que j'ai eu l'honneur de diriger, à Gréoulx,
en 1807, S. A. I. Madame la Princesse Pauline,
en qualité de son Médecin-consultant, dans l'usage

qu'elle

qu'elle fit, avec tant de succès, de ces Eaux (1).
Un grand nombre de malades, atteints de maladies
cutanées, se conduisant par eux-mêmes, crurent
devoir préférer les bains à la boisson, comme
ayant une action plus prompte; en effet, leurs
éruptions disparurent bientôt, mais elles répullu-
lèrent ensuite avec fureur; tandis que ceux qui
avaient suivi mes conseils et pris beaucoup d'eau
et peu de bains, virent consolider leur guérison.
Je puis citer ici, entr'autres exemples, celui de
M. Ramel, de Marseille, qui, n'ayant jamais pu
supporter les bains de Gréoulx, a néanmoins été
guéri, par la seule boisson de ces Eaux, d'une
dartre qui occupait tout le bras et l'avant-bras,
occasionnée par un violent chagrin. J'ai rapporté
son observation dans mon Ouvrage sur les Bains
de Gréoulx, et elle s'y trouve accompagnée de
beaucoup d'autres faits cliniques qui présentent
un égal intérêt aux praticiens.

BAINS.

Quelques Médecins ont établi en principe, qu'il
ne faut prendre les bains qu'après avoir bu, parce

---

(1) Voyez l'Ouvrage que j'ai publié à Marseille, en
1810, et qui a pour titre : *Histoire médicale et chimique des Eaux de Gréoulx*, avec des Observations cliniques
recueillies en 1807 et 1808.

que, disent-ils, la boisson agissant par les selles ou par les urines, il ne faut pas contrarier ou suspendre ces deux évacuations par l'usage simultané des bains, qui ne portent qu'à la peau. Mais ce précepte est erroné, puisque personne n'ignore que les bains d'eaux minérales excitent aussi la sécrétion des urines. D'ailleurs, les Médecins qui ont fréquenté les Eaux ont été journellement témoins des heureux effets que l'on obtient des bains, en les secondant par la boisson.

On ne peut fixer, d'une manière absolue, le nombre de bains nécessaires pour terminer un traitement ; ce nombre doit être relatif à chaque individu et à la nature particulière de ses affections. L'homme le plus novice dans notre art, celui même qui lui est étranger, conçoivent sans peine que les douleurs rhumatismales récentes ou les éruptions cutanées qui ne sont, pour ainsi dire, que locales, demandent une moins grande quantité de bains, que lorsque ces deux affections seront invétérées ou auront déja infecté la masse des humeurs.

Dans les maladies ordinaires douze à quinze bains, d'une heure environ, peuvent suffire ; mais on en augmente beaucoup le nombre, lorsque l'on a à combattre une affection chronique, ou à fondre des tumeurs indolentes, et qui ont pour principe l'épaississement de la lymphe.

La matinée est ordinairement l'époque la plus

favorable pour les bains ; mais quelquefois on se contente de boire dans la matinée et l'on se baigne le soir, une heure avant de se mettre au lit. Dans le tems que l'on est au bain, on boit une plus ou moins grande quantité de verres d'eau minérale ; ils passent avec facilité.

Les personnes qui auraient l'estomac faible pourraient se conforter avec quelque potion stomachique avant de s'y plonger ; ou, comme l'a conseillé Pitton, appliquer, sur la région épigastrique, ce que les Espagnols appellent *reparo*, lequel épithème consiste en une rôtie de pain bis, trempée dans le vin et l'eau de fleurs d'orange, soupoudrée avec la canelle, le kina, les girofles et la muscade.

Il ne faut jamais se plonger brusquement dans le bain ; dans quelques cas on se borne, durant les deux premiers jours, à ne les prendre que jusqu'à la ceinture, sur-tout lorsque les malades, d'une constitution athlétique ou valétudinaire, peuvent craindre le refoulement du sang vers la tête ou la poitrine.

On est quelquefois obligé de suspendre les bains; d'en limiter ou prolonger la durée, et même d'en prendre deux dans un jour.

Les enfans et les personnes âgées peuvent faire usage des bains d'Aix, mais il faut qu'ils y soient autorisés par leur Médecin ordinaire, parce que chez ces dernières, il est certaines éruptions critiques qu'il faut respecter ou du moins ne combattre qu'après avoir pris les précautions convenables. Ainsi, je crois que cet Athénien, dont parle Hippocrate, qui fut délivré aux Eaux sulfureuses de Mélo de l'espèce de lèpre qui lui couvrait tout le corps et ne tarda pas à périr hydropique, par la répercussion sans doute de son humeur cutanée sur quelque organe intérieur, aurait évité cette funeste catastrophe, s'il avait d'abord bu les Eaux avant de prendre les bains, et s'il avait ouvert un cautère pour se mettre à l'abri d'une métastase.

La prudence exige que l'on interdise nos bains aux femmes grosses. Cependant, en 1808, j'ai vu à Gréoulx, madame de Savignac, enceinte, à son insçu, d'un mois seulement, faire un usage immodéré des Eaux et des bains pendant tout le mois de mai; prendre ensuite beaucoup de bains domestiques dans le courant de l'été, pour combattre des ébullitions qui lui étaient survenues durant la chaleur, et avoir un accouchement heureux, quoique plusieurs, qui avaient précédé celui-ci, eussent été funestes.

Ceux qui ont un tempérament sanguin doivent prendre des bains d'une moins courte durée que ceux dont la fibre est lâche et lymphatique. En général on doit en sortir du moment que le visage se colore, que les artères battent avec force et que la sueur ruisselle du front. Ce sont-là les indices d'une pléthore cérébrale, et il est prudent de prévenir les accidens qui pourraient en être la suite.

Il ne faut jamais dormir dans le bain, mais s'y tenir en repos et n'y point chanter, comme quelques malades que j'ai vu s'y égosiller, dans l'intention sans doute de charmer les Nymphes de ces lieux et de se les rendre plus favorables. Cette pratique est tout-à-fait contraire aux conseils d'Hippocrate (1) et ne peut être tolérée, même sous le rapport du plaisir de la distraction.

En sortant du bain on doit se reposer au moins une heure dans son lit et y prendre un bouillon avant de se livrer au sommeil. Les jours de grand vent ou de pluie, il faut s'abstenir du bain, ainsi que les jours d'orage, d'après l'influence bien marquée que le fluide électrique de l'atmosphère exerce sur les Eaux minérales. Les personnes nerveuses pourraient en être désagréablement affectées, sous le rapport de leur extrême susceptibilité ou sous celui de leur système pulmonaire.

Dans les douleurs rhumatismales invétérées, il faut accompagner le bain de l'opération du massage. Cet usage est très-usité en Orient; et Sa-

______

(1) Qui autem in thermis voluerit balneari, opportebit ut balneetur, quiete et suaviter, ordinate et non subitò. *De victûs ratione in morbis acutis.*

vary, dans la description fidèle qu'il nous a donnée des Bains chauds du grand Caire, nous
apprend quelle est, à cet égard, la pratique des
Egyptiens. « Lorsqu'une douce moiteur, dit-il,
s'est répandue dans tout le corps, un serviteur vient,
vous presse mollement, vous retourne ; et quand
les membres sont devenus souples et flexibles,
il fait craquer les jointures sans effort; il masse,
(de l'Arabe *mass*, qui signifie toucher avec délicatesse), et semble pêtrir la chair, sans que l'on
éprouve la plus légère douleur....... Parfaitement
massé et comme régénéré, on sent un bien-aise
universel; le sang circule avec facilité et l'on se
trouve dégagé d'un poids énorme; on éprouve une
souplesse, une légéreté jusqu'alors inconnues: il
semble que l'on vient de naître et que l'on vit pour
la première fois...... Si la vie n'est que la succession de nos idées, la rapidité avec laquelle la
mémoire les retrace alors, la vigueur avec laquelle
l'esprit en parcourt la chaîne étendue feraient
croire que, dans les deux heures du calme délicieux qui suit ces bains, on vit un grand nombre d'années !

C'est-là que les Egyptiens préviennent ou font
disparaître les rhumatismes, les catarrhes et les
maladies de la peau, qui ont pour principe le
défaut de transpiration. La pulmonie leur est
presqu'inconnue. »

DOUCHES.

On appelle ainsi l'eau qui tombe perpendiculairement en colonne, d'une hauteur plus ou moins grande et en certaine quantité, sur une partie du corps qu'on lui soumet. On a imaginé aujourd'hui des douches qui agissent dans un sens diamétralement opposé, c'est-à-dire, qui poussent l'eau de bas en haut, à la manière d'un jet d'eau. On les appelle douches ascendantes. Le calibre en est plus ou moins considérable.

On emploie les douches descendantes dans les rhumatismes chroniques, les engorgemens articulaires, les tumeurs lymphatiques, les paralysies, les rétractions musculaires à la suite des plaies d'armes à feu; dans les migraines opiniâtres, dans les faiblesses d'estomac, l'atonie du bas ventre, les obstructions indolentes des viscères abdominaux, les entorses, en un mot, dans toutes les maladies où il faut réveiller l'énergie vitale, et détruire la stase des humeurs.

C'est principalement dans les maladies du rectum et de la matrice que les douches ascendantes sont usitées; mais elles ne peuvent être utiles que lorsque les engorgemens qui les affligent sont sans douleur et non squirreux ou inflammatoires, enfin, tels qu'ils se montrent dès leur invasion.

Je conseille souvent de prendre deux douches

dans le même jour: une le matin, avant le bain;
et l'autre, le soir en se couchant.

Le massage doit toujours précéder les douches
destinées à combattre les rhumatismes et les autres tumeurs externes indolentes.

On ne retire de bons effets de la douche qu'a-
près que la boisson et les bains ont disposé les
humeurs délétères à être évacuées par les selles,
les sueurs et les urines, ou à être repompées
par le système absorbant, et expulsées ensuite par
les différens organes excréteurs.

ÉTUVE.

Le bain où l'eau est vaporisée par la chaleur
s'appelle Etuve. C'est ordinairement par ce bain
que l'on termine le traitement des personnes qui
sont aux Eaux.

L'étuve est sur-tout indiquée dans les maladies
qui peuvent guérir par d'abondantes sueurs; mais
comme elle fatigue beaucoup l'organe pulmonaire,
par son excessive chaleur, on n'y peut guère rester plus de vingt à trente minutes. C'est au sortir
de l'étuve qu'il faut se garantir, avec le plus
grand soin, du froid, de l'humidité et des simples impressions d'air; elles sont alors beaucoup
plus à craindre, parce que le corps est, pour
ainsi dire, dans un état de transpiration perma-
nente et de la plus grande susceptibilité.

En sortant de l'étuve on doit se mettre au lit et s'y reposer comme après le bain. Pour se refossiller on boit quelques tasses d'une infusion aromatique, un bouillon ou un petit verre d'un vin généreux.

FOMENTATIONS.

Elles sont employées avec efficacité sur les nodus articulaires et goutteux, sur les engorgemens lymphatiques, sur les tumeurs ou œdèmes qui accompagnent les foulures ou les entorses anciennes, sur les ulcères chroniques et les plaies avec hémorragie. Les boues minérales sont également utiles en pareil cas.

INJECTIONS.

Dans les surdités qui proviennent de quelque métastase humorale, après avoir fait précéder un traitement complet, j'ai souvent fait injecter dans les oreilles, avec succès, de l'eau minérale. On s'en sert aussi pour déterger les ulcères chroniques et fistuleux. Je recommande également cette méthode dans tous les cas qui pourront exiger un remède tonique, cicatrisant et détersif; c'est pourquoi je la crois utile dans les suppurations qui dépendent d'un vice scorbutique ou scrophuleux.

Je n'entre pas dans de plus grands détails sur

les usages que l'on peut faire des Eaux minérales d'Aix, parce que j'ai voulu laisser au Médecin-Inspecteur qui est chargé par le Gouvernement d'en surveiller l'administration, le soin de fournir aux malades tous les renseignemens qui pourront leur être nécessaires et que leur état particulier peut exiger. Feu M. le D. Reynaud, qui occupait cette place depuis le 19 vendémiaire an 12, s'en montrait chaque jour plus digne par son zèle, ses talens et ses succès; et on pourra juger de ses connaissances, sur ce point, par l'extrait suivant du Mémoire qu'il avait fait parvenir, il y a quelques années, à la Faculté de Médecine de Paris, et dont elle rendit un compte si avantageux à Son Excellence le Ministre de l'intérieur. J'ai cru ne pouvoir étayer mes préceptes d'un appui plus solide, qu'en invoquant l'autorité et l'expérience d'un Médecin qui, depuis longues années, avait journellement l'occasion de voir confirmer ses conseils par une heureuse pratique.

« Les Eaux d'Aix, dit M. le D. Reynaud, peuvent être employées en boisson, en bains, en douche ascendante et descendante, en étuve et en injection. Mais de quelque manière qu'on les administre, c'est un excitant qui agit intérieurement et extérieurement avec plus ou moins d'activité; leur action est toujours fondante et tonique, en sollicitant les organes à des sécrétions et à des excrétions plus abondantes (1).

1.° *En boisson*. Elles sont très-bonnes à l'estomac, amies de la poitrine et très-salutaires dans les affections des différens systèmes où elles poussent vers l'habitude de la peau et favorisent cette évacuation cutanée qui, toute insensible qu'elle est, surpasse néanmoins en quantité toutes les autres, prises ensemble; ou elles passent par les voies urinaires, ou elles agissent par le canal intestinal.

On peut en faire usage dans toutes les saisons de l'année, excepté dans les grands froids; on les prend ordinairement à la source, cependant elles peuvent être transportées, puisque plusieurs personnes se sont bien trouvées de leur usage, quoiqu'elles les aient bues à une distance de douze à vingt lieues : on ne peut en fixer la dose pour chaque malade; l'âge, la constitution du sujet, la nature et l'état de la maladie doivent la déterminer; elles ne fatiguent pas l'estomac, elles font couler la bile dans les intestins, facilitent l'excrétion de l'urine, débarrassent les reins et la vessie

______

(1) On les emploie fréquemment contre les maladies de la matrice et de la vessie : voyez *Alibert, nouveaux Elémens de thérapéutique et de matière médicale*, tom. 2, pag. 757; Eaux salines, ordre quatrième.

des graviers, et sont d'une grande utilité dans une infinité de maladies chroniques, dépendantes d'une altération des solides ou des fluides, telles que les affections rhumatismales, lumbago, sciatique, etc.

On les boit le matin à jeun pour qu'elles aient le tems de se distribuer dans la masse du sang avant le dîner; on en fait aussi usage pour la boisson ordinaire des repas, pour entretenir une douce transpiration.

2.° *En Bain.* Les anciens employaient fréquemment les bains, mais ils ont été bien négligés pour les modernes. Les Eaux de *Sextius* en bain et en boisson remplissent les indications qu'exigent les maladies rhumatismales dont la cause éloignée est souvent la suppression de l'insensible transpiration et la cause prochaine de la viscosité et de l'épaississement des fluides destinés à lubréfier les articulations. Les bains, accompagnés de la boisson, sont très-efficaces dans les affections articulaires, telles que les fausses anchyloses, les rétractions des muscles, les entorses; dans celles du système cutané, comme dans les dartres, les vieilles gales, même dans quelques affections syphilitiques; ils ne le sont pas moins dans celles qui dépendent d'une humeur laiteuse répercutée ou en congestion dans quelque organe, et dans toutes celles occasionnées par un vice de la lymphe.

Ils sont très-utiles dans les maladies qui affli-

gent un grand nombre de femmes en les rendant
faibles et dans un état cachectique fâcheux, comme
dans les leucorrhées, etc.

Ces bains, dont la température est douce, ra-
mollissent les tumeurs rénittentes, ouvrent les pores,
fortifient les parties nerveuses et musculeuses dont
le ton est affaibli; facilitent les excrétions et attirent les humeurs délétères du centre à la circonférence, sans occasionner aucune anxiété, aucune
chaleur interne.

Ils sont encore d'un grand avantage, lorsqu'il
y a congestion dans les viscères; ils disposent les
fluides à circuler plus librement, les délayent et
leur donnent la juste consistence qu'ils doivent avoir;
en un mot, ils remettent les solides et les fluides
dans cette égale proportion d'où dépendent la libre
circulation et l'exercice parfait de toutes les fonctions.

Le séjour dans le bain doit être au moins
d'une heure et demie; il peut être poussé au-delà,
si l'individu est robuste; et pendant qu'on expose
la surface du corps à l'action de l'eau qui s'introduit par les vaisseaux cutanés, on peut prendre
quelques verres d'eau thermale: le sang sans cesse
abreuvé d'un liquide abondant, se laisse enfin
pénétrer; la lymphe visqueuse et épaissie se délaye
et l'agent délétère qui s'était fixé sur telle ou telle
partie est enfin expulsé par les voies ordinaires.

On pourrait objecter que la boisson que l'on

prend pendant le tems du bain excite, par sa chaleur et l'action des principes de l'eau, la direction des forces centrales vers la superficie du corps; que la compression que fait même l'eau du bain oppose la supériorité des forces de la circonférence à celle du centre, et que de cette opposition il peut en résulter un désordre, et sur-tout la suppression de l'évacuation cutanée ; mais nous avons observé que cette méthode avait toujours eu le plus grand succès, et l'expérience est au-dessus de la raison même.

3.º Nous avons dit que les Eaux thermales de *Sextius* pourraient être employées en douches.

Ce remède est, comme tout le monde sait, un bain local ; celles que l'on pratique dans l'établissement de *Mayne* consistent : l'une, à faire tomber l'eau de deux mètres et demi de hauteur sur les parties malades en colonne directe, soit par un tuyau perpendiculaire, soit par un tuyau divergeant, soit en pluie formée par de petits tuyaux cilindriques ; l'autre, à porter, avec une certaine force, une colonne ascendante d'eau, en la dirigeant vers l'anus, le périnée et dans les voies utérines.

La douche descendante échauffe les parties soumises à cette opération, stimule et dilate les vaisseaux où le sang circulait moins librement, et augmente la transpiration.

Ce remède produit de grands effets sur les tumeurs glanduleuses , lorsqu'elles ne sont ni écrouelleuses ni squirreuses ; il ranime les membres paralysés et engourdis , et a rendu souvent à ceux qui étaient retirés , leur état naturel.

Avant de faire usage de la douche , il est nécessaire que le malade se prépare par quelques bains ; ce remède , ainsi que les bains , a pour l'ordinaire le plus grand succès contre les douleurs rhumatismales , quel que soit leur siège , les anchyloses récentes , les engorgemens dans les articulations , autres que ceux qui dépendent de la goutte , les entorses , les foulures ; elles sont très-utiles pour les douleurs de tête opiniâtres , les fluxions des yeux , des dents ou des oreilles ; mais elles doivent être administrées avec la plus grande précaution.

Les douches légères , sur le système hépatique et splénique , redonnent du ressort aux organes qui les régissent ; mais avant que d'y exposer le malade , il faut prendre garde qu'il n'existe pas quelque disposition au squirre ou à l'abcès. La douche abdominale a aussi le plus grand succès contre les obstructions du bas - ventre , soit en ranimant les fonctions des viscères placés dans cette cavité , soit qu'on veuille rappeler le sentiment ou le mouvement en frappant sur les plexus nerveux qui s'y trouvent en grand nombre ; il faut cependant éviter de ne pas frapper trop rudement sur la région épigastrique , sur-tout sur le creux de l'estomac.

Après la douche, on doit passer dans un lit chaud et prendre encore quelques verres d'Eau thermale pour soutenir la douce transpiration que ce remède détermine, et qui est très-nécessaire lorsque la maladie tient à une cause interne.

La douce ascendante, dont on retire de si bons effets, inconnue à plusieurs sources, établie à Aix depuis peu, avec applaudissement, a les plus grands succès dans les maladies de l'anus, du périnée et des parties naturelles de l'un et de l'autre sexe. Nous pouvons assurer, avec vérité, que les différens essais qui en ont été faits particulièrement pour les affections de l'utérus et des parties qui l'avoisinent, ont eu les avantages les plus satisfaisans.

Cette douche doit être donnée quelquefois avec une certaine force, afin que les parties molles et spongieuses, sur lesquelles elle doit exercer son action, puissent reprendre leur ressort. Les connaissances anatomiques nous apprennent d'ailleurs qu'il serait difficile que la colonne dirigée suivant l'indication, puisse nuire à ces parties. La hauteur de la chûte et le diamètre de la colonne de la douche descendante, ainsi que la force de l'ascendante doivent être gradués par un homme de l'art ; mais il est de la plus grande importance de conserver toujours à l'eau tous ses principes et tout son calorique ; car plus elle perd, l'un ou l'autre, moins elle est efficace.

4.°

4.º *Les Etuves.* On peut aussi faire usage successivement des Eaux de *Sextius* en étuves, en se renfermant dans le bain bien clos et laissant couler les trois tuyaux en abondance, sans cependant laisser séjourner l'eau ; la vapeur qui se dégage est si pénétrante, qu'elle relâche, en très-peu de tems, le tissu de la peau et excite une sueur qui inonde tout le corps, comme si une pluie y tombait dessus. Cette évacuation est aidée, non-seulement par la chaleur et l'agitation que le sang acquiert dans un endroit si chaud, mais encore par la moiteur que cause la boisson des Eaux dans le moment, et celle qui a précédé ou accompagné les bains. Ce remède a beaucoup d'analogie avec les bains des Orientaux et même avec les bains des Russes, dont les effets des uns et des autres sont si salutaires, quoique pratiqués dans deux climats diamétralement opposés.

L'Eau de Sextius, ainsi respirée, est très utile dans les maladies de la poitrine ; en relâchant les organes de cette cavité, elle humecte et divise les humeurs visqueuses qui engorgent les bronches et même le poumon, et offre ainsi un traitement bien doux contre les affections des organes de la respiration, telles que l'enrouement, l'aphonie, l'asthme par congestion, et même la phthisie commençante.

5.º *Bain sec.* Il y a encore une autre espèce

R

de bain de vapeur, appelé bain sec ; il consiste à présenter la tête dans l'appartement où coule l'eau des douches, au moment que l'on fait verser l'eau pour remplir le bassin, et à tenir la bouche ouverte ; la vapeur dont l'atmosphère se trouve chargée, pénétrant d'une manière sensible dans la bouche, et delà dans la poitrine, ramollit et relâche les organes de cette cavité, humecte et divise les humeurs visqueuses qui engouent les bronches et même les poumons, et rétablit les fonctions de ces organes.

Ce moyen, pratiqué avec succès dans beaucoup de maladies de la poitrine, offre un traitement bien doux dans la plûpart des affections chroniques des organes de la respiration, telles que les enrouemens, l'aphonie, l'asthme par congestion, même la phthisie pulmonaire commençante, et lorsque la chaleur ne prédomine pas. Il doit être accompagné de l'usage de la boisson et même de quelques bains, et être répété plusieurs fois, dans la journée, sans inconvénient ; mais il faut que le malade se retire au moment que la sueur commence à s'établir.

6. Enfin, elles ne sont pas moins recommandables en lotion et en injection, dans les ulcères scrophuleux et les vieilles plaies fistuleuses dont elles facilitent la cicatrice.

D'après ce qui vient d'être dit des moyens de guérison que fournissent les Eaux thermales d'Aix, on voit qu'on ne doit pas en user inconsidérement. Il est aisé de sentir que leur usage doit être relatif, non-seulement au caractère et à la cause de la maladie, mais encore à la force des fibres, à la différence de leur titsu , et à l'irritabilité du sujet : *habenda est ratio et œtatis et morborum. Hip. aph. 2 , sectio prima.* Ce précepte n'est point dicté par une théorie vague ni enfanté dans le loisir du cabinet ; il est le fruit de l'expérience de plusieurs années.

On ne peut reprocher aux Eaux d'Aix aucun des fâcheux accidens que d'autres eaux produisent ; elles guérissent ou soulagent ; rarement elles nuisent. Si quelquefois elles n'ont pas secondé les vues de ceux qui les ont prescrites, on ne peut l'attribuer qu'à la négligence ou à l'inexactitude des malades qui s'éloignent presque toujours des prescriptions qui leur ont été faites par les gens de l'art.

Telles sont, en général, les propriétés des Eaux thermales de *Sextius* ; elles paraîtront peut-être un peu exagérées aux yeux des personnes qui n'ont pas été à portée de les suivre ; mais elles sont établies sur l'expérience et l'observation ; et c'est à l'une et à l'autre que nous renvoyons ; le langage des faits étant le seul auquel on puisse croire en médecine. »

Mais je ne terminerai point ici mes préceptes sur le mode administratif des Eaux d'Aix, sans faire part au public de l'excellent et curieux Mémoire de M. Henri Davin, relatif à la combinaison du traitement électrique, avec l'usage des Eaux de Sextius. C'est un nouveau trait de lumière pour la thérapéutique, et la médecine et l'humanité doivent une égale reconnaissance au savant modeste qui a daigné me le communiquer. Il n'est pas inutile de dire ici que M. Davin, qui cultive, en amateur éclairé, les sciences physiques, fait depuis longues années, avec le plus grand succès, l'application de l'électricité aux maladies de la lymphe et à la paralysie. Il a produit en ce genre des cures étonnantes. Ce qui exclud de lui toute idée de charlatanisme et de l'erreur involontaire qui appartient aux enthousiastes de bonne foi, c'est qu'il ne se charge d'électriser aucun malade, qu'il ne lui soit adressé par un homme de l'art, et qu'il ne reste constamment sous sa direction. Avec des principes d'une aussi rare délicatesse et un désintéressement aussi louable, on conçoit sans peine que M. Davin doit faire beaucoup de prosélytes. D'après sa méthode, il n'y a aucune femme, quelle que soit sa sensibilité, qui ne puisse être électrisée: il en est de même des enfans valétudinaires et les plus cacochymes, à la suite de la dégénérescense de ces humeurs lymphatiques, qui sont de véritables scrophules, ou qui les simulent.

PRÉCIS

D'un Mémoire sur la combinaison du traitement électrique, avec l'usage des Eaux de Sextius,

Lu dans la séance publique de la Société Académique de la ville d'Aix, le 4 mai 1811, par M. Henri DAVIN.

MESSIEURS,

J'ai toujours regardé les Eaux de Sextius comme un présent de la divine providence pour le soulagement de quelques maladies, dont on chercherait inutilement le remède par tout autre moyen ; et persuadé qu'elles n'avaient rien perdu de leur ancienne vertu, je pensai qu'elles pourraient contribuer au succès de mes expériences sur l'électricité médicale.

Je communiquai mes vues au Docteur Gibelin, Secrétaire perpétuel de cette Société, et j'éprouvai combien il est satisfaisant de consulter un homme accoutumé à interroger la nature, et qu'on doit regarder comme un de ses plus fidèles interprètes.

Il m'invita à suivre mes observations, et me témoigna qu'il pensait que le bain électrique pouvait être un excellent moyen pour perfectionner ce que les Eaux auraient heureusement commencé.

Un pareil témoignage me fit augurer que bientôt mes conjectures pourraient se convertir en certitude.

Je m'appliquai à suivre scrupuleusement les effets du traitement des Eaux, suivi de l'application de l'électricité; des résultats les plus décisifs réalisèrent mes espérances. Je ne vous ferai point, Messieurs, une fastidieuse énumération des diverses maladies dont les Eaux de Sextius, secondées de l'électricité, ont procuré la guérison ou le soulagement: deux exemples suffiront pour faire connaître ce qu'on peut attendre de ces deux moyens curatifs, que dix années d'expériences m'ont mis dans le cas de pouvoir apprécier.

Le premier malade auquel, de l'avis des hommes de l'art, j'appliquai l'électricité immédiatement après le traitement des Eaux, est le sieur Boyer, Fabricant de chandelles, de cette Ville, affligé d'une paralysie aux deux bras, à la suite d'une fièvre maligne des plus terribles. Les remèdes ordinaires avaient été employés sans succès : les bras du malade étaient privés de la chaleur naturelle; les vaisseaux cutanés depuis l'humérus jusqu'au

coude, étaient engorgés : des élevures considérables couvraient presqu'entièrement cette partie, que
je trouvai insensible à la commotion électrique :

L'atrophie avait gagné l'avant-bras :

Il ne restait plus qu'un faible mouvement dans
les doigts. Dès la sixième séance, des pustules
sans nombre se manifestèrent aux endroits d'où je
soutirais le fluide électrique. Une pareille éruption
fut suivie d'un soulagement bien prononcé ; et
depuis cette époque, les progrès en mieux se sou-
tinrent de manière que dans trois mois le sieur
Boyer put exercer de nouveau son état.

Le second malade que je me suis proposé de
citer, est le nommé Chabot, Cultivateur, de la
ville de Lambesc, affligé d'un rhumatisme depuis
environ trois ans, auquel j'appliquai l'électricité après
le traitement des Eaux, sur la demande du Docteur Arnaud, membre de cette Société.

La région lombaire était la partie la plus affligée : le malade ne marchait qu'avec peine et ne
pouvait se courber sans éprouver de vives douleurs.
Je m'attachai à tirer des étincelles du principal
siège du mal ; j'obtins dès la seconde séance, une
éruption abondante de sérosités qui procura un
puissant dégagement.

Je crus devoir suspendre mes opérations, et laisser agir la nature.

Le malade retourna à Lambesc à pied et s'occupa pendant douze jours à faucher les prés.

Il revint au bout de quinze jours, je lui accordai encore trois séances qui procurèrent une éruption moins abondante que la seconde; je renvoyai le malade chez lui , l'invitant à revenir en cas que son traitement laissât encore quelque chose à désirer ; c'est dans le mois de juin dernier que je le congédiai ; je ne l'ai plus revu depuis cette époque.

Tel est, Messieurs, le résultat de mes opérations ; je me fais un devoir de soumettre aux lumières de cette Société quelques observations que j'ai eu occasion de faire :

1.º De tous les malades qui ont été soumis au traitement électrique immédiatement après l'usage des Eaux, il n'en est aucun qui n'ait éprouvé du soulagement.

2.º L'état d'amélioration s'est annoncé chez les uns par des transpirations abondantes, et chez les autres par des élevures et quelquefois par des pustules qui se manifestaient aux endroits d'où je soutirais le fluide électrique.

3.º Ces divers signes qui précédaient l'état d'amélioration , se sont toujours plutôt manifestés chez les personnes qui avaient fait usage des Eaux, que chez les malades à qui ce moyen curatif n'avait point été préalablement appliqué.

Tel est, Messieurs, le précis de mes observations auxquelles j'avais différé jusqu'à ce jour de donner quelque publicité, parce que j'ai toujours pensé qu'en fait d'expériences relatives à la santé, on ne saurait être trop en garde contre les méprises, dont les conséquences pourraient être funestes.

Je vois avec une bien douce satisfaction que les Eaux d'Aix, sous la direction et par les soins du Docteur Reynaud, notre collègue, acquièrent de jour en jour de nouveaux droits à la confiance publique, et vous prie d'agréer le résultat de mon travail, comme une faible marque du désir sincère que j'ai toujours eu d'être utile à mes Concitoyens.

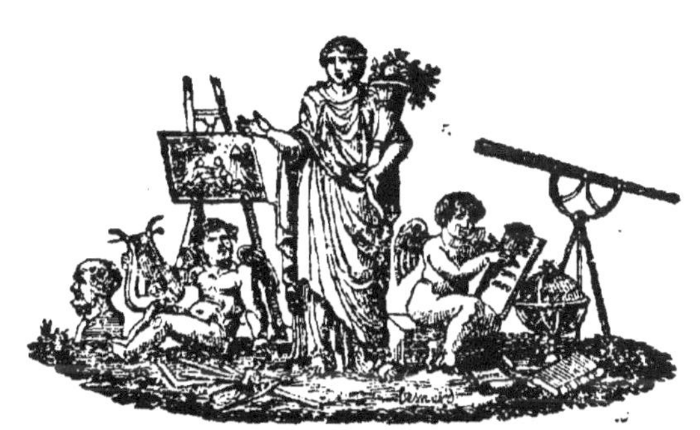

CHAPITRE X.

DES moyens chimiques propres à sulfurétiser les Eaux thermales d'Aix ; et nécessité de les rapprocher ainsi, dans certains cas pathologiques, des autres Eaux sulfureuses de l'Empire, dans l'usage que l'on en fait journellement, avec tant de succès, pour la guérison des maladies laiteuses, rhumatismales, lymphatiques et cutanées.

LES bons effets que la médecine-pratique obtient chaque jour de l'emploi des Eaux minérales factices sont connus depuis long-tems ; mais ce qui doit nous surprendre, c'est qu'on n'ait pas cherché à en populariser, pour ainsi dire, les inappréciables bienfaits. Suivant le D. Alibert, l'établissement de MM. Triayre et Jurine est un les plus beaux monumens qui attestent les progrès de nos connaissances chimiques, et qui prouvent le mieux leur utilité (1). Je n'ai pas besoin sans doute de rapporter ici les observations des cures qui s'opèrent chaque année à Tivoli; le Médecin qui préside à cet établissement conserve dans son journal les faits les plus précieux. A Lyon, à Marseille et dans toutes les Villes où les Médecins employent les Eaux artificielles, les succès qu'ils en obtiennent ne sont ni moins nombreux ni moins éclatans. Mais c'est sur-tout dans l'imitation des Eaux sulfureuses naturelles, dont la médecine fait l'essai le plus fréquent et le plus heureux, que l'art semble avoir surpassé la nature.

En effet, parmi les remèdes les plus univer-

---

(1) Cette manufacture d'eaux minérales artificielles a obtenu, depuis 1799 à Paris, l'approbation des Membres de l'Institut, d'après le rapport d'une Commission composée de MM. Portal, Pelletan, Fourcroy, Chaptal et Vauquelin. La Société de Médecine de Paris en a fait aussi un rapport très-satisfaisant. Il en est de même de la Faculté de Médecine de Geneve et des Médecins de Lyon. En Angleterre le D. W. Saunders s'en est déclaré le zélé partisan, et on ne peut lire qu'avec fruit ce qu'il a dit des Eaux de M. Paul, dans son *Traité des Eaux Minérales* et dans la lettre qu'il a écrite, en décembre 1802, au Rédacteur du Journal de Médecine et de Physique, à Londres.

sellement répandus, il n'en est point qui agisse avec plus d'efficacité sur les propriétés vitales du système dermoïde, considéré comme organe ab-sorbant, que le soufre. Aussi, on connaît la toute puissance des Eaux sulfureuses hépatiques pour la curation des maladies cutanées ; et, comme l'a dit avec beaucoup d'esprit le savant D. Alibert, dans son grand Ouvrage sur les maladies de la peau, « l'excellence de ce remède est attestée même par l'antiquité ; et l'ange de l'Ecriture, qui agite les Eaux de la piscine , aussi-tôt que le lépreux y est entré , ne rappelle-t-il pas au chimiste éclairé le mécanisme auquel on a sou-vent recours pour favoriser l'ascension du gaz hydrogène sulfuré (1) « ?

Il est donc bien étonnant que la médecine, em-pruntant les secours de la chimie, ait négligé jusqu'aujourd'hui la sulfurétisation des Eaux qui ne sont que thermales. Le mécanisme de ce pro-cédé est aussi simple qu'économique (2); et son

---

(1) Nouveaux Elémens de Thérapéutique, tom. 2, pag. 300.

(2) On rend un bain sulfureux, en y dissolvant de-puis demi-once jusqu'à une once de sulfure de potasse récemment préparé. L'eau prend à l'instant une couleur verdâtre , puis elle devient laiteuse et laisse exhaler une légère odeur d'hydrogène sulfuré. Ce serait à tort que

incontestable efficacité ne peut quelquefois être remplacée sans danger, par aucun autre remède extérieur, dans la médecine iatraleptique. Ce qui nous le prouve, c'est que l'eau qui contient des sulfures en dissolution, ne peut pas agir comme répercussive, lorsque l'on a fait précéder l'usage des bains d'un régime rationnel et méthodique, tandis que l'expérience de tous les jours nous démontre les plus funestes accidens, survenus après la disparution de quelques maladies de la peau, répercutées par l'imprudent emploi de certains topiques astringens ou corrosifs.

---

les malades pourraient se plaindre de cette odeur, puisqu'elle n'est qu'un diminutif de celle que l'on éprouve aux eaux naturellement sulfureuses, et que jusqu'ici les détracteurs des eaux d'Aix leur ont toujours reproché de ne point contenir du soufre. Du moment donc que la chimie peut leur communiquer, d'une manière très-efficace, la qualité qui leur manque, on ne serait point fondé à ne pas vouloir rencontrer aujourd'hui, dans ces eaux, ce qu'on désirait avec ardeur y trouver hier. Au reste, en devenant ici le champion des eaux factices sulfureuses, je ne suis point en contradiction avec ce que j'ai dit, pag 135, au sujet de l'*aura vitalis*, ou principe-élément que je crois exister dans les eaux minérales, et constituer leurs bonnes qualités: la Chimie connaît à fond aujourd'hui tout ce qui concerne les substances qui rendent ces eaux sulfureuses, et n'a pas besoin de nouvelles découvertes pour les imiter avec succès: aussi j'ai

Si, comme tout nous l'indique aujourd'hui, les dartres tiennent moins à l'acrimonie des humeurs, et à une lymphe caustique, qu'à un vice du système exhalant, et doivent être regardées comme une maladie essentiellement locale dans le principe ; si l'on pouvait même supposer que les dartres sont entretenues à l'instar de la gale, par la présence de quelque animalcule microscopique (1) ou d'un petit ciron encore inconnu aux Naturalistes, les Eaux qui contiennent des sulfures hydrogènés, quoique factices, agiraient alors par une vertu spécifique, et seraient même préférables aux Eaux naturellement chargées d'hydrogène sulfuré, à cause de l'extrême vaporisation de ce dernier gaz, et souvent même de son inappréciable quantité. En effet, l'hydrogène sulfuré est si délétère pour l'économie animale, que les Eaux minérales qui le contiennent ne sont potables et propres à être prises en bains, sans pouvoir occasionner d'asphyxie, que lorsque ce gaz si facile à décéler sa présence, ne se trouve combiné avec elles que d'une ma-

---

dit que c'était dans la composition de ces derniers que l'art était parvenu à saisir le véritable secret de la nature, ce que je suis loin encore de regarder comme exactement vrai, à l'égard de tous les autres principes constituans des eaux minérales en général.

(1) Tous les journaux ont rendu compte d'un Mé-

nière presqu'impondérable. Au contraire, en dissolvant des sulfures dans un bain, même ordinaire,
le soufre est mis à nu par la décomposition d'une
partie de l'eau qui blanchit, lequel phénomène est
dû à son extrême divisibilité et à son état de
molécules presqu'élémentaires, ce qui en facilite
l'absorption par les pores cutanés, et augmente sa
vertu curative. Le peu de gaz sulfuré qui se dégage dans cette opération est dû à l'hydrogène
de l'eau qui, en s'échappant, volatilise une petite
quantité de soufre; mais l'on sent bien qu'une
Eau naturelle, chargée de ce dernier gaz, doit
être moins efficace que celle qui contient des sulfures artificiels, parce que l'hydrogène n'a aucune
vertu comme hydrogène pur, et qu'il n'est anti-
herpétique que lorsqu'il est combiné avec le
soufre; or, comme je l'ai déja dit, il ne peut
être mis en usage que lorsqu'il est dissous en très-
petite quantité et dans un rapport en moins de
plus d'un millième, respectivement à la quantité
de soufre suspendu dans une Eau sulfurétisée.
Ainsi, puisque d'après tous les Pathologistes mo-

moire qui a été lu, il y a six mois, à l'Institut, dans
lequel l'auteur a assuré, d'après diverses expériences qu'il
avait faites, que les maladies cutanées et la pthisie pulmonaire des moutons étaient dues à des animalcules. Il
s'est aidé de ses connaissances hippiatriques pour étendre son système jusqu'à la Médecine humaine.

dernes et notamment les belles expériences du D. Alibert, à l'Hôpital Saint - Louis, le soufre semble n'agir, dans les affections du derme qu'en donnant, comme remède topique, de l'énergie au système exhalant, je ne balance point à dire que l'Eau qui contient artificiellement des hydro-sulfures sulfurés, aura une vertu anti-dartreuse ou anti-psorique, plus prononcée et plus matérielle que l'Eau minérale qui contient de l'hydrogène sulfuré; et cela d'après les causes chimiques que je viens d'exposer. Mais cette vertu sera bien plus efficace encore, si l'Eau minérale dans laquelle on dissout des sulfures est déja, par sa nature seule, très-propre à guérir les maladies que l'on a à combattre, ainsi que l'expérience nous le prouve à l'égard de celles d'Aix.

En signalant donc aux Médecins-Inspecteurs des Eaux qui ne sont que thermales, la nécessité de les rendre sulfureuses, dans certains cas pathologiques, je crois obtenir l'assentiment de tous les praticiens, et augmenter, par un moyen chimique à l'abri de toute critique, les bienfaits et les vertus curatives de nos Bains. Ce sera à l'homme de l'art, chargé de la direction des malades, à leur prescrire les bains sulfurés, lorsque la nature de leurs affections pourra exiger leur emploi. Pour moi, je penserai toujours que les personnes qui se rendront aux Eaux d'Aix pour

des

des dartres et autres efflorescenses sur la peau,
pour des engorgemens glandulaires ou lymphatiques, même pour des rhumatismes, ne pourront
que prendre, avec le plus grand succès, les bains
que l'on rend artificiellement sulfureux (1).

. Ce que je viens de dire de la sulfurétisation
des Eaux qui ne sont que chaudes, est aussi ap-
plicable aux Eaux minérales naturelles qui con-

---

(1) Je viens de guérir, il y a peu de jours, un Elève
du Lycée de Marseille, atteint d'une affection dartreuse
à la jambe gauche, qui avait résisté à l'usage des eaux
sulfureuses les plus renommées de la Provence, prises
pendant deux saisons, en lui prescrivant trente pédiluves,
dans lesquels je faisais dissoudre deux gros de sulfure de
potasse. Ce jeune homme avait à la jambe, outre ses
efflorescences herpétiques, un ulcère rond d'un demi-
pouce de diamètre, avec des chairs sporgieuses, rougeâtres et humides, telles qu'on les remarque dans les ulcères scorbutiques.. -- En proposant de rendre les Bains
d'Aix sulfureux, j'entends que le Médecin-Inspecteur ré-
glera seul leur administration, suivant le caractère des maladies soumises à son observation. On ne doit point abandonner indistinctement à tous les baigneurs un remède héroïque et qui est nouvellement introduit aux eaux, quoiqu'en grande vogue depuis quatorze ans à Paris. Je vou-
drais enfin qu'on destinât à cet usage les deux bains de
l'Archiduchesse.
Comme j'ai toujours eu lieu de m'en convaincre durant mon
séjour aux Eaux de Greoulx, la boisson secondant parfaitement bien l'usage des bains, et devenant même indispensable
pour dépurer les humeurs et le sang, et exciter l'utile sécrétion des urines, je propose encore de faire prendre

S

tiennent de l'hydrogène sulfuré. Je ne doute pas un moment que dans cette circonstance les sulfures n'augmentassent beaucoup l'efficacité de ces dernières Eaux dans quelques maladies rebelles, où leur administration, quoique souvent répétée, échoue si constamment. La grande divisibilité où se trouve le soufre, dans l'eau qui contient des sulfures en dissolution, ne peut manquer de donner une nouvelle énergie à ce remède, en facilitant sa perméabilité à travers les pores inhalans, et son application locale et topique sur les parties qui sont indiopathiquement altérées.

La franchise de mon caractère et le désintéressement que j'ai toujours montré dans l'exercice de mon art ne m'ont jamais permis de taire une idée neuve, lorsque je l'ai crue utile; et si le Ciel, qui m'a donné la santé d'un Hercule, daigne prolonger ma carrière à un terme assez long, je sens que l'amour du bien public m'animera, dans cet intervalle, d'une manière assez active,

---

aux malades qui auront besoin de bains sulfureux, une pilule, le matin, de six grains de sulfure de potasse dans de la conserve de rose, et de boire ensuite leurs verres d'eau minérale comme à l'ordinaire. Le soir en se mettant au lit, pourvu que leur estomac fût vide, ils avaleraient une seconde pilule, et boiraient par-dessus un verre d'eau thermale. Par cette méthode on prendrait, pour ainsi dire, entre deux eaux, l'ennemi que l'on cherche à combattre, et l'on ne manquerait pas de le noyer.

pour que je ne travaille pas en vain au soulagement de l'humanité, et que je puisse espèrer vivre un jour dans le souvenir et la reconnaissance
des malheureux d'une manière assez durable, pour
que ma mémoire soit gravée dans le panthéon de
leur cœur. L'expérience du monde m'a appris que
les honneurs, les richesses et la réputation même la
plus éclatante, ne contribuent en rien au bonheur.
Une honnête aisance, la paix du cœur, la gaité de
l'esprit et les douceurs de l'amitié, voilà les seules
idoles que j'encense, et sur lesquelles je veux établir
désormais les fondemens de la véritable fortune,
qui est si nécessaire à l'homme pour être parfaitement heureux.

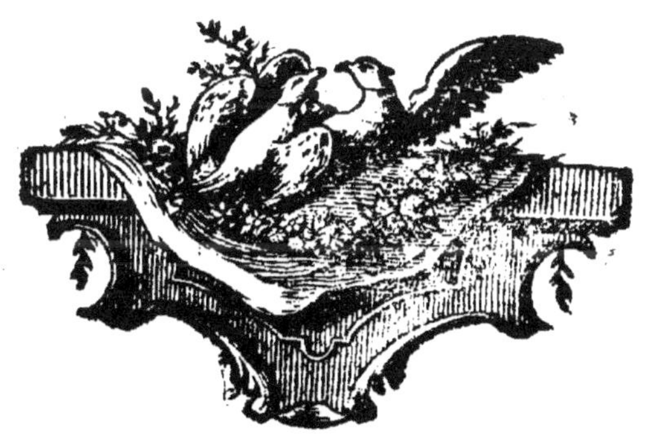

CHAPITRE XI.

RÉPONSE à quelques détracteurs des Eaux d'Aix, qui, s'appuyant sur la petite quantité de substances minérales que l'analyse y découvre, et sur les deux fameux passages de Strabon et de Solin, semblent faire entendre que ces Eaux ont perdu divers degrés de leur chaleur primitive, et conséquemment une partie de leurs anciennes vertus. Examen critique du texte de ces deux auteurs; leur réfutation d'après le récit même des Historiens, leurs contemporains, qui ont très-bien connu les localités; et Analogie médicale des Eaux de Sextius avec les Eaux si célèbres de Pise, de Plombières, de Luxeuil, de Bagnères et de Buxton.

PERSONNE n'ignore que c'est le tems et l'ignorance qui, enracinant les préjugés dans l'esprit des hommes, les y rendent indestructibles

du moment que ces préjugés paraissent être re-
vêtus du vénérable sceau de l'antiquité. Cette observation est sur-tout d'une application rigoureuse
à tous les faits historiques peu connus. En effet,
parce que Strabon et Solin ont vaguement écrit
que les Eaux d'Aix sont devenues en partie froides (1), et que leur chaleur, autrefois plus forte,
s'est dissipée insensiblement (2), on n'a cessé de
répéter dans tous les siècles, d'après Strabon et
Solin, que les Eaux d'Aix, en perdant leur chaleur primitive, ont perdu une grande partie de
leurs vertus. Mais qu'on examine attentivement
le texte de Strabon, et l'on verra combien il est
peu confirmatif. Il semble n'être que l'écho d'un
bruit vague et populaire. Certainement ce n'est pas
avec cette légéreté que cet auteur aurait dû parler d'un phénomène d'histoire naturelle qui inté-
ressait, d'une manière si particulière, la première
Colonie établie par le peuple Romain dans les
Gaules. Croit-on qu'un fait aussi extraordinaire que
celui qui est relatif à un changement survenu dans
la chaleur des Bains aussi célèbres que ceux d'Aix,
n'eût pas été connu de tous les Ecrivains de l'anti-

---

(1) Hodiè partim in frigidas mutatas esse aiunt. ⸺
Geogr., lib. 4.

(2) Quarum calor olim acrior exhalatus per tempora
evaporavit.

quité ? et s'ils l'avaient connu, auraient-ils pu oublier d'en faire mention, puisqu'ils pouvaient faire déchoir de sa splendeur une Ville qui, jusques-là, avait tenu un rang si distingué dans la Province par excellence, et qui avait été le théatre de la gloire de tant d'illustres Romains ? Si le peu de tems qui s'était écoulé depuis Sextius jusqu'à Solin avait suffi pour faire évaporer une partie de la chaleur de nos Eaux, ce refroidissement devenant par la suite progressif, selon les lois ordinaires de la Physique, les Eaux d'Aix n'auraient plus aujourd'hui, eu égard au grand nombre de siècles qui se sont écoulés depuis cette 'époque, qu'une température véritablement glaciale. Le passage de Solin n'est donc pas plus concluant que celui de Strabon.

Je dis plus, le texte seul de Plutarque réfute, de la manière la plus victorieuse, Strabon et Solin. En effet, si l'Historien de Marius rapporte que ce Général attaqua les barbares au moment où ils prenaient les bains, et qu'enchantés de la beauté du site, ils s'y livraient au plaisir de la table (1), il faut croire qu'à cette époque la température des Eaux d'Aix n'était pas plus forte que celle d'aujourd'hui; car du moment que leur

---

(1) Nam plerique loti prandebant, alii lavabant, *etc.*; — Loco citato.

chaleur aurait été au dessus de celle des Bains ordinaires, les Cimbres, tout barbares qu'ils étaient,
n'auraient pu en faire un objet de volupté et
d'hygiène publique; et il ne peut sans doute entrer dans la pensée d'aucun homme raisonnable,
que l'armée entière de ce peuple ait eu besoin
de prendre médicalement les Eaux, lors de son
passage à Aix, avant de marcher à la conquête
de l'Italie. C'est ainsi que l'on voit quelquefois les
observations les plus simples, mais qui reposent
particulièrement sur la connaissance des localités,
détruire les faits historiques les plus anciens, quoique généralement répandus et consacrés par de
bien graves auteurs.

Ce qui prête encore un nouvel appui à mes
argumens contre Strabon, c'est le tarissement de
nos Eaux thermales pendant les 24 ans que la
source froide de Barret, qui les alimente, a été
détournée par les travaux illicites des propriétaires
que nous avons vu figurer dans le grand procès
relatif à nos Bains; car, si une longue et funeste
expérience a appris aux habitans d'Aix que leurs
Eaux minérales s'échauffaient sous les murs même
de leur Ville et à quelques centaines de pas de
leur origine, les Physiciens et les Naturalistes
peuvent bien en conclure, puisque le gissement
d'Aix et de sa banlieue n'a point changé, à la
suite de quelque catastrophe géologique, et que
les annales du pays et l'inspection du terrein n'in-

diquent aucune secousse souterreine qui ait pu, anciennement ou de nos jours, mêlanger nos Eaux ou en refroidir le foyer chimique, que la température de celles-ci n'a jamais été altérée, et qu'elles ont toujours eu le même degré de minéralisation.

D'ailleurs, pour peu que l'on soit instruit en Histoire naturelle, on sait que ce n'est que, d'après la seule évidence que l'on peut croire à des faits qui, de leur nature, contrarient toutes les lois géologiques. Or, ce n'est pas sur des *on dit* et sur des hypothèses purement gratuites, telles que les assertions des deux auteurs précités, que l'on peut établir, d'une manière indubitable, la certitude d'un événement qui, quoique purement physique, n'aurait pas manqué de déranger les vues politiques des Romains. Chaque jour ne sommes-nous pas à même de reconnaître de bien graves erreurs chez nos Géographes les plus estimés ? Pouvons-nous regarder comme plus véridiques nos modernes Historiens, ainsi que ceux d'Athènes et de Rome ? Combien de fables populaires n'ont-elles pas été consignées, comme de faits authentiques, dans les Ouvrages d'Aristote, de Pline, d'Ælien, de Virgile et de Buffon ! Est-il donc surprenant que le Géographe Strabon et son commentateur Solin aient émis une opinion erronée au sujet du prétendu refroidissement de nos Eaux ?

Mais je trouve dans Tite-Live, Epit., liv. 61,

la réfutation complète des deux passages de Solin et de Strabon. Florus, en nous disant : *Caïus Sextius, Proconsul, devictâ Saluuiorum gente Coloniam Aquas Sextias condidit, ob Aquarum copiam et à calidis et frigidis fontibus, et à suo nomine ità appellavit*, établit, d'une manière bien positive, qu'il y avait dans Aix, lors de sa fondation, une grande quantité d'Eaux chaudes et d'Eaux froides. C'est sans doute à celles-ci que les deux auteurs précités ont attribué le refroidissement des premières, n'ayant pu connaître par eux-mêmes les localités ni distinguer les sources thermales des nombreuses fontaines qui jaillissaient dans la Ville, et qui y avaient été conduites par les superbes aqueducs de Jouques, de Saint-Antonin et du Tholonet.

Le savant Casaubon réfute aussi, d'une manière également péremptoire, nos deux auteurs réfrigérans, et il dit en propres termes dans ses commentaires de Strabon : *Epitome Livii videtur significare ab initio fuisse calidos et frigidos fontes.* Ces deux dernières autorités seraient sans doute plus que suffisantes pour infirmer le témoignage de Strabon et de Solin ; mais le silence de Pline, qui vivait à la fin du premier siècle, est encore un plus terrible argument. Conçoit-on, en effet, que le refroidissement des Eaux d'Aix, qui appartient, d'une manière si directe, au domaine de l'Histoire naturelle, ait pu n'être pas remarqué

par ce savant Naturaliste ? Par quel hasard l'ouvrage de Pline, qui est une véritable Encyclopé-
die romaine et l'abrégé géologique de tous les
pays soumis ou alliés au peuple roi, n'aurait-il
point fait mention d'un événement arrivé dans une
Ville qui avait des rapports si multipliés et si
politiques avec la capitale du grand empire ? Que
penserait-on aujourd'hui du récit d'une victoire
remportée dans les Gaules par César ou par quelqu'un de ses lieutenans, dont il ne serait point
parlé dans les commentaires de ce héros, mais
dont quelque Ecrivain étranger à l'art de la guerre
pourrait avoir fait mention ? Certainement il n'est
aucun lecteur de bonne foi qui ne classât ce récit
au rang des faits apocryphes; eh bien ! la parité
est ici la même; car, si un prudent scepticisme
veut qu'en histoire naturelle on ne croie pas tout
ce que Pline a avancé, la saine critique nous
commande de révoquer en doute, sur le même
point, tout ce dont cet auteur n'a pas parlé......

Je sais bien qu'il est dans l'ordre des aber-
rations physiques, dont la nature nous donne quelquefois des exemples, que certaines Eaux deviennent subitement froides ou perdent, de jour en
jour, une partie de leur chaleur; mais ces faits
sont connus par tous les Ecrivains du siècle et
transmis ensuite à la postérité. Ainsi, tous nos
journaux Français et Allemands ont fait mention

d'une source en Franconie, qui a repris, dans le courant de l'été dernier, la chaleur qu'elle avait perdue depuis un an. Ce fait curieux n'a point été rapporté comme un bruit vague et populaire, à la manière de Strabon et de Solin, mais on lui a donné toute l'authenticité d'un événement historique; cependant la petite ville Allemande qui en a été le témoin, ne peut, sous aucun rapport, entrer en parallèle avec l'ancienne Ville de Sextius, et n'est guère connue au-delà de sa banlieue.

Une observation encore digne de remarque et qui est ici, pour nos Eaux, du plus grand intérêt, c'est que Solin est en contradiction manifeste avec Strabon, quoiqu'il n'en soit que le commentateur. En effet, Strabon dit qu'une partie des Eaux de Sextius est devenue froide; et Solin, que ces Eaux ont seulement perdu de leur chaleur. Certainement ce sont-là deux opinions diamétralement opposées. Suivant le texte de Strabon, les Eaux d'Aix n'ont point changé de nature, une partie seulement des nombreuses sources qui les alimentaient est devenue froide; mais si l'on en croit Solin, c'est la masse entière des Eaux qui a été refroidie et qui a perdu sa première réputation. Cette divergence d'opinion sur le même fait est déja bien capable de nous faire douter de son authenticité, indépendamment des autres preuves ci-dessus relatées, qui en combattent si victorieusement la problématique existence.

Si l'on pouvait présenter aujourd'hui la qualité non sulfureuse des Eaux d'Aix comme un argument qu'elles ont perdu un de leurs principes minéralisateurs, et conséquemment quelques degrès de leur chaleur, puisque ce principe est l'aliment du feu, et que les Médecins des deux derniers siècles, qui les avaient analysées, y avaient trouvé du soufre, je réfuterais cette assertion en disant, que dans les siècles peu éclairés qui ont précédé la renaissance des sciences naturelles et les progrès de la Chimie moderne, toutes les Eaux chaudes étaient regardées comme sulfureuses, parce que les anciens Chimistes plaçaient dans le soufre le principe élémentaire du feu ou du moins la substance la plus propre à fournir du calorique, regardant tout ce qui est combustible comme sulfureux (1). Des principes aussi erronés sont aujourd'hui démentis par les premières notions chimiques ; et il est bien certain que les Eaux d'Aix n'ont jamais été sulfurétisées. Ainsi, c'est sur une qualité négative que l'on a voulu établir démonstrativement la diminution positive de la chaleur de nos bains, ce qui répugne autant

----

(1) Ils se fondaient sans doute sur la fausse opinion d'Aristote, qui veut, dans son dernier problême de la section 24, que les Eaux thermales contiennent de l'alun, de la cendre et du soufre.

à la simple raison qu'aux lois, pour ainsi dire, mathématiques de la Physique.

Ce serait encore à tort que, dans la croyance que c'est la grande quantité des minéraux tenus en dissolution dans les Eaux thermales qui les rendent salutaires et efficaces, que l'on refuserait aujourd'hui aux Eaux d'Aix des vertus qu'elles ont justement acquises par vingt siècles de célébrité. L'analyse chimique n'y démontre, il est vrai, que peu de principes minéralisateurs ; mais les plus grands Chimistes eux-mêmes ne conviennent-ils pas qu'en analysant les Eaux minérales, ils n'en analysent que le cadavre ; et que malgré l'état actuel de la science, il leur est impossible d'en connaître mathématiquement la nature intime ? L'observation chimique peut donc seule constater l'efficacité des Eaux minérales ; et la Chimie ne fait que guider le Médecin dans ses premiers essais. Indépendamment de l'oxigène, de l'acide carbonique, de la magnésie et de la gélatine que les Eaux d'Aix contiennent, leur constante température à 29 degrés et demi du thermomètre de Réaumur les rend précieuses à l'art de guérir 1),

______

(1) Macquart dit, en parlant des Eaux de Bains, dans les Vosges, semblables en tout à celles d'Aix, ces Eaux ont des vertus particulières qu'on peut attribuer aux principes que leur communique la chaleur, et que nos réactifs ne peuvent pas saisir. — *Manuel sur les propriétés de l'Eau*, pag. 265.

et me met en droit, sous le rapport médical,
de les comparer aux Eaux de Plombières, de
Pise , de Luxeuil, de Bagnères et de Buxton.
Personne ne contestera sans doute la juste célébrité de ces cinq sources ; cependant d'après l'analyse que Monnet et Nicolas ont publiée des Eaux
de Plombières , il résulte qu'elles ne sont que des
Eaux thermales simples, qui ne fournissent rien
de plus que celles qui sont appelées pures et qui
servent journellement de boisson. Ce n'est pas
sans doute aux trois cinquièmes de grains de sulfate de potasse par livre, que l'on trouve dans
les Eaux de Pise, qu'elles doivent leur grande réputation (1). Si l'inscription romaine, trouvée en
1755, nous autorise à croire que les bains de
Luxeuil ont été fréquentés par les Romains ét
même restaurés par Labienus, Lieutenant de
César (2); si des monumens du moyen âge nous
attestent que ces Eaux étaient en faveur long-
tems avant les Eaux de Plombières, il fallait bien
que leur usage en eût été reconnu salutaire ; l'ana-

---

(1) Analisi dell'Aque termali dé bagni di Piza , fatte
dal Dottore Bartolommeo Mesny : in Firenze , 1758.

(2) *Lixovii therm. repar, Labienus juss. C. J. Cœs. Imp.*
Cette inscription a été trouvée dans des ruines des anciens
bains, sur une pierre de 13 pouces 9 lignes de longueur,
sur 11 pouces de largeur.

lyse néanmoins n'y découvre rien, et Monnet considère les Eaux de Luxeuil comme des Eaux thermales simples qui ne présentent rien de plus que les Eaux ordinaires. Enfin, le D. Bouillon - la - Grange dit, dans *son Essai sur les Eaux minérales*, après avoir parlé des cures merveilleuses opérées par les Eaux de Bagnères, « il paraît à-peu-près constant que les propriétés médicinales de toutes ces Eaux dépendent en grande partie de leur chaleur naturelle ; car, d'après différentes analyses, il a été prouvé qu'elles ne contenaient qu'une petite quantité de sulfate terreux. »

A ces quatre autorités, si décisives pour la réhabiliation des Eaux d'Aix et qui nous sont fournies par quatre des plus célèbres sources de la France ou de l'Italie, j'ajouterai encore ce que dit le D. Pearson au sujet des Eaux de Buxton (1), « dont la température, quoique n'étant qu'à 22 degrés, les rend très-efficaces, comme toniques, dans plusieurs maladies chroniques, car les

---

(1) Observations et Expériences pour servir à l'histoire chimique des fontaines tièdes de Buxton, 2 vol. in-8.º -- Les Eaux de Buxton jouissaient déja d'une grande réputation du tems des Romains. Elles sont limpides, sans goût, sans couleur ; plus légères que les eaux des fontaines ordinaires ; et cela, parce qu'elles ne tiennent en dissolution que $\frac{1}{3840}$ de leur poids de matière étrangère.

bains de fontaine sont trop froids pour produire cet effet sur les corps affaiblis et irritables ; aussi les Eaux de Buxton sont les bains les plus agréables de la nature. »

S'il est donc reconnu, d'après l'analyse chimique, que les Eaux de Plombières, de Pise, de Luxeuil et de Bagnères ne contiennent d'autre substance minéralisante que leur chaleur ; si celles de Buxton, quoique n'ayant qu'une température de 22 degrés, forment cependant, comme l'a dit leur Historien, *les Bains les plus agréables de la nature*, les détracteurs des Eaux d'Aix ne pourront donc plus refuser à ces Eaux, d'après la petite quantité de substances gazeuses ou salines qu'elles contiennent, des qualités médicinales ; et ils seront forcés après avoir lu le tableau des cures qui s'y opèrent chaque année, de les mettre au rang des Eaux thermales les plus accréditées, sans rechercher si c'est à leur calorique seul ou à des principes qui nous sont encore inconnus, qu'à l'instar des Eaux de Plombières, de Pise, de Luxeuil et de Bagnères, nos Bains doivent leurs vertus.

Après avoir établi l'analogie chimique des Eaux d'Aix avec ces quatre dernières sources, je dois encore en démontrer l'identité thérapeutique en traçant ici le cadre respectif des maladies auxquelles les unes et les autres conviennent, et dont l'efficacité est constatée par une expérience journalière.

Les Eaux de Plombières sont employées aux

succès

succès dans les paralysies, dans les douleurs externes, les maladies cutanées, et provoquent avec abondance la transpiration et le cours des urines. Elles sont aussi utiles pour dissiper les engorgemens des viscères abdominaux, notamment ceux du foie et du mésentère ; elles fortifient l'estomac, rappelent le flux menstruel et guérissent, en lotion, les vieux ulcères.

Les savans Médecins qui ont écrit sur les Eaux de Pise (1) s'accordent tous à regarder ces Eaux comme propres à fondre les obstructions et à fortifier les parties tombées dans l'atonie. Elles sont aussi fort salutaires, par leur chaleur, dans les douleurs articulaires, dans les rhumatismes, dans les squirres indolens, dans les obstructions mélancoliques, dans les douleurs vagues et spasmodiques, dans les faiblesses d'estomac, les inappétences, les jaunisses avec embarras biliaire, les maladies de la peau, les humidités de la matrice, les ulcères externes invétérés, les polysarcies ou embonpoints extraordinaires. En consultant le Traité de Zambeccari, on voit qu'une infinité d'autres maladies sont également combattues avec succès par l'usage de

---

(1) De ce nombre sont les célèbres Jérôme Mercuriale, Ugolino, Savonarola, Baccio, Blanchelli, Clivolo, Gabriel Fallope, Zambeccari, Tilli, Giannetti, et en dernier lieu Mesny et Vacca-Berlinghuieri.

T

ces Eaux. « Sans parler, dit-il, avec passion des qualités des Bains de Saint-Julien, j'affirme, par les continuelles expériences que j'en ai vues depuis quantité d'années, de les avoir reconnus très-bons aux convulsions, à la paralysie, aux tremblemens, à la faiblesse des articulations, à la palpitation du cœur, à l'asthme sec et convulsif, aux affections utérines, aux obstructions, à la stérilité et finalement à toutes les affections cutanées, comme gale, herpètes, érysipeles, plaies, œdèmes, *etc.*

« J'ai fait boire plusieurs fois et à plusieurs personnes l'Eau du *Pozzetto de Bagno grande*, de même que celle de la fontaine de *Bagno della Regina*, tant pour la gravelle que pour la rétention d'urine, et après l'avoir continuée méthodiquement pendant quelques années, ces mêmes personnes en ont été guéries. Certaines dames de Pise, qui souffraient de fleurs blanches, en ont pareillement bu, et ont été parfaitement rétablies, de même que plusieurs autres femmes, qui avaient leurs menstrues arrêtées, y ont trouvé leur guérison, tant par l'usage de la boisson que par celui des bains. »

Enfin, les Eaux de Luxeuil et de Bagnères étant sudorifiques, apéritives et diurétiques, elles sont également très-bien indiquées dans les douleurs rhumatismales, les affections cutanées, les embarras des viscères, la stase des humeurs, les épaississemens de la lymphe, *etc.*

Si l'on compare actuellement ce cadre nosologique avec celui que j'ai tracé en détail dans le
5.me Chapitre, relativement aux maladies dans lesquelles on peut prescrire avec utilité les Eaux
d'Aix, il sera facile d'appercevoir une parfaite analogie, sous le rapport des mêmes effets curatifs,
entre cette source et les quatre que j'ai ci-dessus
mentionnées. D'où je conclus avec raison que le plus
bel éloge que j'aie pu faire des Bains de Sextius,
c'est de les avoir réintégrés dans leur ancienne réputation, en démontrant, par l'observation médicale
et l'analyse chimique, qu'ils doivent être placés
sur la même ligne que les Bains célébres que je
viens de citer, et sur-tout ceux que la munificence
impériale va restaurer et embellir, après les avoir
jugés dignes de pouvoir être utiles à la conservation ou au rétablissement de la santé précieuse
des Têtes couronnées (1).

----

(1) Un décret impérial, du mois de juin 1811, or-
donne l'achat, pour le compte du Gouvernement, des
Bains de Plombières. Qu'on juge du lustre que ces Eaux
vont acquérir ! Déja cet Etablissement avait la gloire
de posséder, chaque année, dans son sein quelque illustre Princesse ou quelque Souveraine du Sang Impérial : et
certainement d'après les embellissemens et les améliorations
qu'on y destine, on pourra bientôt ne plus envier à Rome
moderne ses anciens bains publics.

T 2

CHAPITRE XII.

RECHERCHES sur les Causes physiques et chimiques de la chaleur des Eaux minérales.

DEPUIS long-tems l'explication de la chaleur des Eaux minérales exerce la sagacité des Physiciens et des Naturalistes. Chacun a cherché à établir un système conforme à ses opinions et à l'esprit versatile de son siècle; delà tant d'idées erronées et d'hypothèses chimériques.

Les anciens regardant les Bains d'Eau chaude comme sacrés (1), fondés sur ce que c'était Minerve qui la première avait appris aux hommes à en faire usage, en les prenant pour délasser Hercule de ses pénibles travaux, il n'est pas étonnant que leurs Philosophes se soient toujours

____

(1) In nullâ enim parte naturæ majora sunt miracula, quam in thermis.... Plin. — Augent numerum deorum no-minibus variis urbesque condunt....

occupés à en rechercher la nature et à connaître la cause merveilleuse de leur chaleur.

Hippocrate pensait que par-tout où il y a des Eaux chaudes, il s'y trouve des mines ou de fer, ou d'or, ou d'argent, ou de cuivre, ou d'alun, ou de soufre, ou de bitume. Démocrite, contemporain d'Hippocrate, avait établi dans les entrailles de la terre, des montagnes de cendres et de chaux vive, sur lesquelles l'eau s'échauffait. Nous avons déja parlé de l'opinion d'Aristote. Termophile, disciple de Pythagore, veut que le soleil soit la cause de la chaleur de l'Eau. Miléus a enfermé des vents chauds, et toujours remuans, dans la concavité de la terre, qui communiquent leur chaleur aux Eaux voisines (1). Quelques anciens Philosophes avaient aussi attribué cet effet à la foudre (2). Plusieurs opinions contraires

----

(1) Cardan semble avoir abondé dans le sens de ce Philosophe, en appelant vapeurs chaudes, tièdes et sulfureuses ce que Miléus regardait comme vents.

(2) Il est curieux de trouver dans l'antiquité le système de l'auteur de la Théorie nouvelle des volcans, et d'y voir l'idée mère de Francklin sur l'identité du fluide électrique avec la matière fulminante.

» *Sunt autem cunctis permistæ pontibus ignes,*
Qui gravidas habitant fabricantes fulmina nubes;
Et penetrant terras æthnæque minantur olympo,
Et calidas reddunt ipsis in fontibus undas. »

divisent aujourd'hui les modernes. Les uns ont cru à l'existence d'un feu souterrein et central, sans lui fournir d'autre aliment que l'incandescence de leur imagination ; les autres, et c'est le plus grand nombre, ont admis la décomposition des pyrites, se fondant sur le volcan artificiel de Lemery. Quelques Naturalistes ont soupçonné l'embrâsement des couches de charbon de terre; mais plusieurs regardent les schistes seuls comme capables, par leur contact avec l'air ou avec l'eau ou simplement avec un terrein pénétré d'humidité, de produire une fermentation intestine qui, sans faire développer un incendie apparent, ne laisse pas que de faire naître un très-grand degré de chaleur, et d'échauffer les Eaux qui les traversent ou qui coulent près de leur gissement (1).

---

(1) Puisque l'on explique aujourd'hui le dégagement du calorique qui se manifeste, lorsque l'on éteint de la chaux, en disant que l'eau qui est absorbée par la chaux devient concrète et solide, ne pourrait-on pas croire que dans les entrailles de la terre certains corps ou gaz fluides laissent échapper leur calorique et le communiquent ensuite aux eaux qu'elles minéralisent ? Cette idée, qu'on ne peut classer, jusqu'à ce jour, qu'au rang des hypothèses, peut bien cependant acquérir quelques degrés de probabilité, si l'on réfléchit à ce qui se passe dans les régions éthérées lors de la formation des aérolites et à la métamorphose que subissent certains gaz qui,

(295)

Un savant Géologue , de Paris, suppose, dans un Mémoire présenté à l'Institut, le 20 février 1800 , que les fluides volcaniques sont les élémens constitutifs des Eaux thermales. Enfin, je dirai un mot des prétendus combats que se livrent dans le sein de la terre, les acides et les alcalis, au rapport des anciens Chimistes qui ont conçu l'idée de ce système, en voyant ce qui se passe lorsque l'on éteint de la chaux vive, ou que l'on mêle , comme ils disaient, un mélange d'huile de vitriol avec l'huile de tartre, d'eau forte qui a dissous du fer avec l'huile de tartre, et de beurre d'antimoine avec l'esprit de sel de nitre , mélanges qui ont la propriété de produire instantanément

---

en se changeant en pierre, donnent lieu au dégagement d'une grande quantité de calorique , ainsi qu'on peut s'en convaincre en touchant ces pierres atmosphériques au moment où elles sont lancées sur la terre.

Dans leur Mémoire sur les Eaux d'Aix , MM. Jansaud et Guillaume n'ont émis aucune opinion particulière sur la chaleur des Eaux soumises à leur examen , mais ils se sont contentés de dire « que, suivant M. le Docteur Gibelin , nos Eaux coulent au voisinage de quelque matière en ignition , et y sont mises en évaporation ; que les vapeurs de cette eau parcourant des canaux plus ou moins longs, et s'éloignant de plus en plus du lieu qui les a vaporisées, commencent à se condenser. Elles ne communiquent point avec des sulfures alcalins, ou calcaires ou métalliques, puisqu'elles ne contiennent ni soufre ni métal. »

Une chaleur plus ou moins violente. Le même effet arrive lorsque l'on mêle simplement l'acide sulfurique avec l'eau.

Parmi les Naturalistes et les Physiciens qui ont admis les feux souterreins, on distingue le célèbre Kirker. Il veut que la terre renferme de grandes fournaises toujours brûlantes, dans lesquelles le feu est conservé comme dans des étuis ou dans des coffres ; c'est pour cette raison qu'il appelle ces lieux *pirophilacia*. Il admet, dans le voisinage de ces fournaises, de grands bassins d'eau qu'il appelle *hydrophilacia*. Ces Eaux deviennent plus ou moins chaudes, selon qu'elles sont plus ou moins rapprochées de ces feux, dont la nature lui paraît semblable au feu élémentaire, et n'ont d'autre différence avec ce dernier, que celle d'être attachés à une matière grossière. Mais cette opinion, qui avait été celle de Manilius, avait déja été victorieusement réfutée par Gassendi, avant que la physique souterreine du savant Jésuite eût été mise au jour.

Presque tous les Chimistes modernes les plus estimés font dépendre la chaleur des Eaux minérales des pyrites qui se décomposent. Mais comment se fait-il que ces pyrites, qui ne sont que des sulfures de fer ou de cuivre, ne communiquent aucune parcelle des minéraux qu'elles contiennent à certaines eaux qu'elles échauffent, et qui ne sont que thermales? Par quel phénomène chimique arrive-t-il que, depuis plusieurs milliers d'années que ces vastes fourneaux de la nature sont allumés, ils présentent toujours la même température ? Par quel moyen isolant les vicissitudes de notre atmosphère et l'écorce de notre globe, sous le rapport du sec, de l'humide, du froid et du chaud, sont-elles étrangères au laboratoire établi dans son intérieur ? Quelque considérable que l'on suppose la masse des pyrites enflammées, il semble que deux ou trois mille ans de combustion auraient dû suffire pour l'épuiser et pour l'éteindre ; cependant tout annonce que depuis le commencement des siècles le foyer des Eaux minérales les plus célèbres n'a rien perdu de son intensité. Ainsi, une observation des plus exactes nous prouve, par exemple, qu'en 1812 la chaleur des Bains de Sextius était à-peu-près la même qu'en 1704, époque où Aucane-Emeric la constata en se servant du thermomètre, instrument nouvellement inventé, et dont sans doute nul Chimiste avant lui n'avait encore fait usage dans l'examen des Eaux minérales, puisque ce n'est qu'en 1712 que Zambeccari et deux autres Professeurs de l'Université de Pise, en parlant de la chaleur des Eaux du Mont-Julien, disent avoir employé les premiers cet agent thermométrique dans le cours de leurs opérations (1). Des observations authentiques nous prouvent également que depuis 57 ans les Eaux de Gréoulx ont toujours conservé le même degré de chaleur. Il en est de même de celles de Digne.

Quelque raisonnable donc que soit le système des Pyritistes, il faut en convenir, il ne résout point entièrement la question qui nous occupe ; et il sera peut-être éternellement impossible de connaître la véritable influence chimique des pyrites dans la formation exacte des Eaux thermales.

Bréislack, connu par ses vastes connaissances géologiques, combat victorieusement, dans sa

---

(1) C'est dans l'Analyse des bains de Pise, de Barthelemy Mesny, qui a pour titre : *Analisi dell'acque termali dé bagni di Piza*, faite en 1757, et dans le petit Traité des bains de Joseph Zambeccari, imprimé à Padoue en 1712, que l'on voit que ce Professeur de l'Université de Pise fit de nouvelles expériences, conjointement avec les DD. Michel-Ange Tilli et Pascasius Giannetty, et qu'ils s'appliquerent à connaître le degré de chaleur de ces eaux par le moyen du thermomètre, instrument jusqu'alors inconnu aux anciens. Car, dit Zambeccari, » mi portai col sig. Tilli al bagno stesso collo squisitissimo termometro, che egli aveva di gradi 50, e riconosciuto il caldo dell' acqua colle replicate immersioni di esso, sempre sali a gradi 36. ed agli stessi gradi sale nel medesimo termometro il sommo caldo della nostra state; siccome quello dé nostri corpi. »

Topographie physique de la Campanie, l'embrâsement des couches de charbon de terre; et il semble prouver, jusqu'à la démonstration, que la chaleur des Eaux minérales ainsi que les feux volcaniques n'ont jamais pu en être le produit (1).

A l'égard des schistes, qui forment une partie si essentielle de la structure de notre globe, il est reconnu, par tous les Naturalistes qui ont

---

(1) Les Géologues qui sont vulcaniens, ont quelquefois pensé que les eaux thermales tirent directement leur origine des volcans, fondés sur le grand nombre de sources chaudes que l'on trouve dans les pays volcanisés. Le vulgaire même ajoute foi à cette opinion : et j'ai entendu dire dernièrement que les Eaux d'Aix s'échauffaient au village de Beaumont. On pense bien que c'est au fameux tremblement de terre qui a détruit cette Commune, par des secousses journellement répétées depuis le 20 mars jusqu'au 2 juin dernier, et qui dépassent le nombre de 120, qu'est due l'idée de l'existence souterreine d'un volcan dans ce pays. Mais la découverte que j'ai faite sur l'identité chimique des Eaux de Sextius avec l'eau de Barret, mes observations thermométriques sur ces deux sources pour constater leur diverse température, ce qui m'a servi à reconnaître et à publier que les Eaux d'Aix s'échauffaient sous les murs même de la Ville ou à peu de distance de ses remparts, réfutent complètement le système des savans et du vulgaire, qui voudraient faire venir nos Eaux chaudes du Vésuve, ou du volcan supposé de Beaumont. Au reste, on pourra lire ce que je dis à ce sujet dans la Notice historique que je vais publier, dans quelques jours, sur cet insolite et funeste tremblement.

pénétré dans l'intérieur des mines de charbon, qu'ils rencontrent souvent différentes couches de schistes qui, sans brûler, font néanmoins éprouver aux mineurs une chaleur quelquefois insupportable. M. Chirol, Chimiste estimable et Pharmacien du Lycée de Marseille, m'a dit avoir observé ce phénomène dans les houillères de Fuveau. En supposant donc que ces schistes brûlent ainsi sourdement sans se décomposer pendant des milliers d'années, il est bien possible que des Eaux froides deviennent thermales sans aucun contact immédiat. Ce système ne me paraît pas dépourvu de fondement ; et il peut très-bien nous expliquer comment il existe des Eaux chaudes qui ne sont du tout point minérales. On conçoit qu'il en serait de même des eaux également échauffées d'une manière médiate par des pyrites ou d'autres aggrégats bitumineux.

Mais comme dans le système de Patrin les schistes jouent un rôle aussi actif qu'important dans la production des principaux phénomènes géologiques, je ne puis m'empêcher de transcrire ici ce qu'en dit cet auteur dans le nouveau Dictionnaire d'Histoire naturelle, tom. 20, pag. 224.

« Les schistes primitifs sont, à l'égard du globe terrestre, ce qu'est l'écorce des végétaux ; c'est-là que s'opère la circulation des fluides de toute espèce qui produisent tous les phénomènes géologiques ; ce sont-là les grands ateliers où la nature combine et prépare les alimens des volcans et des météores ignés ; c'est-là qu'elle enfante journellement ces métaux dont l'existence est si précieuse pour l'homme ; c'est-là qu'elle forme ces cristaux pierreux qui intéressent le Minéralogiste et le Chimiste, et où l'on voit avec admiration que, quelque variés qu'ils soient, ils résultent presque tous de la combinaison des mêmes substances diversement modifiées. » Ailleurs, il ajoute encore : « Les couches schisteuses primitives sont le laboratoire où se préparent les matériaux volcaniques par une circulation continuelle de divers fluides ; mais ces couches elles-mêmes ne fournissent rien de leur propre substance. Les paroxismes volcaniques sont proportionnés, pour la force et la durée, à l'étendue des couches schisteuses où sont accumulés les fluides volcaniques. — Ces fluides sont :

1.º L'acide muriatique, qui enlève l'oxigène aux oxides métalliques des schistes, et devient acide muriatique suroxigéné.

2.º L'oxigène de l'atmosphère, qui remplace continuellement dans les métaux celui qui leur est enlevé par l'acide muriatique.

3.º Le gaz carbonique que l'eau absorbe de l'atmosphère et transmet aux schistes (qui abondent toujours en charbon).

4.º L'hydrogène provenant de la décomposition de l'eau : une partie de cet hydrogène est en flammée par les détonnations électriques ; l'autre, jointe à l'acide carbonique, forme de l'huile qui devient pétrole par sa combinaison avec l'acide sulfurique ; c'est ce pétrole qui donne l'amertume aux Eaux de la mer.

5.° Le fluide électrique qui est attiré de l'atmosphère, sur-tout par les métaux contenus dans les schistes. Le soufre paraît être la portion la plus homogène de ce fluide, devenue concrète. Le phosphore en est une modification et il concourt à fixer l'oxigène. Le soufre, formé dans les schistes par le fluide électrique, s'y combine avec l'oxigène et forme l'acide sulfurique qui décompose le sel marin.

6.° Le fluide métallifère : il forme le fer dans les laves ; il est le régénérateur des filons métalliques et le principe colorant des corps organisés. L'ensemble de sa substance donne le fer ; sa décomposition produit les autres métaux. Il est un des principes de l'acide marin, comme l'ont soupçonné de célèbres Chimistes ; et il concourt avec le phosphore à fixer l'oxigène sous forme terreuse.

7.° Enfin, le gaz azote : c'est à ce gaz que paraît due la formation des masses de carbonate calcaire, vomies par le Vésuve, et de la terre calcaire contenue dans les laves.

C'est à ces divers fluides que sont dues les Eaux thermales, les sources salées, les sources de pétrole ; et non point à de prétendus amas de matières préexistentes qui n'existeront jamais que dans les livres (1.) »

Quelque extraordinaire qu'ait dû paraître d'abord cette nouvelle théorie, on ne peut disconvenir qu'elle ne soit très-satifaisante sous plus d'un rapport, et sur-tout qu'elle n'ait des bases véritablement fondées sur des phénomènes écrits dans le grand livre de la nature. En effet, si l'observation de Lalande prouve que les feux de Pietra-mala augmentent dans les tems orageux, parce que la décomposition de l'eau est alors plus considérable et le fluide électrique plus abondant, beaucoup de Médecins, chargés de l'inspection des

---

(1) Il me semble qu'on pourrait encore ajouter à ces divers agens volcaniques le potassium pénétré d'humidité, puisqu'il est reconnu aujourd'hui que le muriate suroxigéné de potasse est un des corps les plus fulminans de la nature, et que l'analyse chimique prouve que la potasse est contenue en grande quantité dans les laves. Il n'est peut-être pas ridicule de croire que dans le voisinage des volcans, où l'on trouve beaucoup d'eaux chaudes, il puisse y avoir du potassium formé de toute pièce par la nature, et que ce métal ayant la propriété de brûler dans l'eau, ne devienne un agent calorifique. Les Physiciens et les Chimistes font jouer un grand rôle à cette nouvelle substance, et ils pensent même généralement aujourd'hui qu'elle est l'ame des tremblemens de terre. . . . . .

Eaux minérales, ont aussi remarqué que l'électricité de l'atmosphère a une influence physique
très-sensible sur quelques-unes de ces Eaux, puisque certains bassins qui les contiennent bouillon-
nent lorsque le tonnerre gronde, tandis qu'ils
restent tranquilles et sans mouvement sous un
ciel ordinaire. Il n'est aucun malade, parmi ceux
qui ont fréquenté les Eaux, qui n'ait eu l'occasion
de faire la même remarque. Me trouvant moi-même,
en 1808, un jour de violent orage, dans le bain
de la Princesse Pauline, à Gréoulx, je m'aper-
çus que l'Eau minérale participait au trouble de
l'atmosphère, et que son calorique, qui présen-
tait une intensité inaccoutumée, influait d'une
manière toute particulière sur mon système nerveux (1).

---

(1) Le D. Brieude, dans son Ouvrage intitulé : *Observations sur les Eaux thermales du Mont-d'Or*, dit, en
parlant du bain de César, » Voici ce que l'on observe
de remarquable certains jours, dans son intérieur, lorsque
le ciel est couvert de nuages électriques, ou dans des
tems de brouillards, que l'habitude et l'expérience ont
appris aux habitans de connaître : il est très-dangereux
pour lors d'y entrer et d'y rester quelques minutes ; si l'on
n'en sort promptement, l'on tombe en défaillance, soit
qu'on se trouve dans le bain ou dans la grotte seulement.
On a plusieurs exemples de personnes qui ont été frap-
pées d'asphixies ; en moins d'un quart d'heure quelques-
unes ont été mortelles. J'ai vu périr, il y a vingt ans,

Mais

Mais faut-il conclure de ces différens faits isolés, que le système de Patrin est le véritable fil à l'aide duquel on peut pénétrer dans le labyrinthe de la nature et découvrir ses secrets ? Non sans doute, mais il pourra mettre un jour les Naturalistes sur le chemin de la vérité; et nous rendons ici un bien sincère hommage au savant qui l'a conçu.

Enfin, je pense qu'il serait fastidieux de disserter longuement sur les combats que se livrent les acides et les alcalis, ainsi que les esprits vaporeux de différens sels, « qui s'entrechoquent, et en se débattant échauffent les Eaux, plus ou moins, selon les forces de l'agent et la résistance du patient; mais s'étant unis d'une parfaite amitié, ils font une alliance indissoluble, ils coulent

---

ans, un soldat Espagnol qui s'était obstiné à vouloir s'y baigner, quoiqu'on l'eût averti du danger qu'il courait.— Les habitans, et sur-tout les doucheurs reconnaissent ce danger par un picotement qu'ils éprouvent en entrant dans la grotte les jambes nues. L'habitude les a rendus si certains de ce phénomène méphitique, qu'ils vous disent, à l'inspection de la vapeur qui sort par la porte, et par le tems qu'il fait, que l'on ne peut s'y baigner; qu'il serait même imprudent d'y entrer. -- Autrefois j'avais été témoin de ce phénomène; il m'a été certifié de nouveau par M. Ribeyre, Chirurgien très-judicieux, qui habite depuis trente ans sur les lieux ».

V

ensemble jusqu'à la superficie de la terre pour nous communiquer leur vertu (1). »

A travers tout le fatras de ce langage suranné, que l'Ecole moderne trouvera sans doute ridicule, il me semble pourtant entrevoir le véritable système de la nature. Pour cela il ne faut que supposer que, par un mécanisme et des opérations encore inconnues à la Chimie, l'Eau en pénétrant de grandes couches gypseuses et à l'aide de quelque analyse ou synthèse, peut décomposer le sulfate calcaire et donner lieu au dégagement d'une quantité plus ou moins considérable d'acide sulfurique libre, et produire ainsi instantanément une chaleur capable d'échauffer les sources les plus abondantes; et de les conserver, dans cet état, pendant des milliers de siècles. Ce n'est que de cette manière que l'on peut expliquer le fait suivant, consigné dans l'Ouvrage de Pitton, et qui est si digne de fixer l'attention des Naturalistes (2).

Henri du Rochas, Gentilhomme de ce pays (Provence) dans le Traité qu'il a fait des eaux soufrées, et qui a été traduit en latin pour être inséré dans un ouvrage, ramassé de divers

______

(1) Les Eaux chaudes de la ville d'Aix, par Pitton en 1678.

(2) Ouvrage précité.

auteurs, qui porte pour titre : *Theatrum chimicum*, ce du Rochas avoue de bonne foi qu'il était dans ce sentiment, qu'il y avait des feux souterreins qui échauffaient les caux, mais qu'il en revint un jour, par hasard, lorsqu'étant sur la montagne de Pleinissel, d'où sort la rivière du Pô, il trouva une source d'eau chaude.

Sa curiosité l'obligea de faire ouvrir la terre pour en chercher l'origine. Il fit creuser un fossé, et dès qu'il fut arrivé à l'endroit le plus chaud, il prit garde que l'eau venait de plus loin, ce qui l'obligea de faire continuer le travail jusqu'à ce qu'il fusse arrivé à sa véritable source, où il remarqua que l'eau était très-froide, si bien que revenant sur ses pas pour remarquer l'endroit qui commençait à l'échauffer, et l'ayant trouvé, il ramassa une assez grande quantité de cette terre par-dessus laquelle l'eau coulait, la distilla, et il en reçut une liqueur semblable à l'huile de soufre (1); il fit la même chose de l'eau chaude,

---

(1) Il ne paraît guère possible que le produit qu'a obtenu du Rochas ait été l'huile de soufre ou l'acide sulfurique des modernes. On sait aujourd'hui que ce dernier corps ne se volatilise que lorsqu'il est très-concentré et exposé à une grande température. Il est probable qu'il a pris pour huile de soufre quelque substance bitumineuse : mais le fait qu'il a observé, quoiqu'il l'explique d'une

qui ne laissa, au fond de l'alembic, qu'un sel insipide ; tellement que cet événement inopiné commença de le faire raisonner de cette sorte : L'esprit des matières soufrées qui se rencontrent dans la terre sur laquelle l'eau coule, se mêlant avec le sel insipide de la même eau, s'échauffent et communiquent à l'eau la chaleur qu'ils ont acquise en s'entrechoquant : L'esprit de soufre est un très-puissant agent : versé sur la craye, il la change en alun ; s'il passe dans une mine de fer, il la convertit en vitriol commun ; s'il passe dans une d'airain, en vitriol blanc. »

Il me semble que ce passage de du Rochas, traduit en langage moderne, peut servir à nous dévoiler les mystères de l'hydrothermologie ; et il dissiperait tous nos doutes à ce sujet, s'il était possible de croire que dans certaines circonstances la nature dégage de l'acide sulfurique libre, par un mécanisme inconnu à l'art, et dont la Chimie pourra peut-être un jour avouer l'existence.

---

manière erronée, est toujours précieux pour les Physiciens, puisqu'il nous prouve que dans cette circonstance, la chaleur de la source qu'il avait découverte tenait, d'une manière bien évidente, à un phénomène chimique, qui avait lieu instantanément, sans être dû à une combustion souterreine de houille ou à la décomposition de pyrites sulfureuses.

En rapprochant donc tous les différens systèmes que je viens d'exposer, il me paraît raisonnable et naturel de n'accorder de l'exclusion à aucun, pas même à celui des feux souterreins, parce que nous ne connaissons pas assez les matières qui peuvent alimenter leurs foyers. Il faut croire que les pyrites, les couches schisteuses et de houille, les fluides volcaniques, l'électricité de l'atmosphère, la dissolution des minéraux, peut-être même encore les pierres de sulfate calcaire, concourent ensemble ou séparément à nous donner des Eaux minérales, gazeuses, sulfureuses, salines, ferrugineuses, *etc.*, froides ou chaudes, selon les diverses circonstances dont il est impossible, dans l'état actuel de la science, de pouvoir assigner la véritable cause et les étonnantes anomalies géologiques.

CHAPITRE XIII.

Le calorique peut-il être considéré, dans les Eaux thermales, comme le premier de leurs principes minéralisateurs et le principal agent de leurs propriétés médicales, ainsi que semblent le penser quelques auteurs ?

Si, comme je l'ai toujours pensé, il existe dans les Eaux minérales, même froides, une *aura vitalis* qui constitue leur principale vertu, il est hors de doute que les Eaux thermales possèdent ce principe de vie à un degré encore bien plus éminent. La Physiologie végétale et animale nous apprend, en effet, que le calorique est l'ame du monde ; et que tout ce qui respire ou vit sur notre globe meurt ou s'éteint dès qu'il cesse de recevoir sa bénigne influence. L'Ecriture, en nous disant que Dieu souffla sur Adam pour l'animer, nous donne à entendre que la première étincelle de vie communiquée au premier-né du genre humain, fut le résultat d'une action mécanique qui se borna, pour ainsi dire, de la part du Créateur, à introduire du calorique dans le corps de l'être nouvellement formé (1).

Chimiquement parlant, la vie des animaux n'est peut-être autre chose que le calorique; on ne peut disconvenir du moins que celui-ci ne soit le produit immédiat de la vie. Voyez ce qui se passe dans l'acte respiratoire. L'oxigène, absorbé par le poumon, développe et entretient dans cet organe le foyer de la chaleur animale. Eteignez par un moyen quelconque cette chaleur, et l'homme a cessé de vivre. Dans toutes les circonstances possibles, un froid glacial et permanent a toujours été regardé comme le signe le plus certain de la mort.

Personne n'ignore, en effet, que chez les animaux dormeurs ou simplement engourdis, la diminution du calorique de l'atmosphère suspend toutes les fonctions apparentes de la vie; et que tous ressuscitent, pour ainsi dire, aux premières chaleurs du printems. C'est sans doute ce qui avait

------

(1) On sent bien que ce que nous disons ici ne s'applique à l'homme que sous le rapport matériel, et nullement sous celui de son intelligence, dont la première source a toujours été regardée comme une émanation de la Divinité.

fait dire à Rousseau, en voyant tous les miracles que produit alors une précoce végétation : *mortel, réjouis-toi, la nature vit encore !*

Dans les circonstances les plus ordinaires de la vie , combien de fois chacun de nous n'a pas éprouvé les bienfaits d'une vivifiante chaleur ! l'enfant qui naît s'alimente et se fortifie par la chaleur du sein maternel ! combien de douleurs aiguës sont subitement calmées par l'application immédiate du calorique ! voyez comme la nature est belle et hâtive dans ces heureux climats où un Soleil ardent féconde la terre, et produit les étonnantes merveilles qui accompagnent la végétation dans les pays chauds ! Les sols volcanisés qui, par l'essence de leur nature, contiennent plus de calorique que tout autre terrein sont aussi les plus fertiles. Comparez le terrible lion d'Afrique à la faible et timide Renne de Laponie !

Ce que je viens de dire sur les effets de la chaleur n'est point étranger au sujet que je traite, et se rattache parfaitement au calorique des Eaux minérales. La nature est une dans le mode constitutif de ses productions ; elle ne varie que dans les attributs qui n'en forment point la base élémentaire et primitive. C'est sans doute après avoir réfléchi en physicien sur l'origine et les propriétés du calorique en général, que beaucoup d'auteurs modernes semblent n'attribuer la principale vertu des Eaux thermales qu'à leur chaleur, puisque l'expérience nous prouve qu'elles sont plus ou moins efficaces, selon que celle-ci a plus ou moins d'intensité (1).

Mais quel est le degré de chaleur le plus convenable au corps humain, et absolument nécessaire pour la guérison de certaines maladies? C'est ce qu'il est impossible d'établir, parce que l'efficacité des Eaux minérales n'est jamais absolue, mais relative à la nature des affections et à l'idiosyncrasie particulière de chaque individu. Si les Eaux de Buxton, qui n'ont que 22 degrés de chaleur, jouissent d'une grande réputation; si nos Eaux d'Aix peuvent être mises sur la même ligne que celles de Plombières qui s'élèvent depuis trente jusqu'à cinquante-six degrés, il paraît bien certain que nous n'avons point d'échelle médicale pour assigner graduellement aux Eaux des principes curatifs, d'après leur évaluation thermomètrique. Cependant comme le bain domestique porte pour l'ordinaire une chaleur de 24 à 26 degrés, il semble que ce doit être depuis ce degré jusqu'au

____

(1) Plusieurs Médecins pensent que c'est de la chaleur que dépendent les propriétés les plus générales des Eaux, et que c'est elle qui donne tant d'action aux minéraux dans les Eaux thermales composées. Cette vérité mérite d'autant plus son application, que nous ne craignons pas d'avouer que si les Eaux thermales composées se prenaient froides, il faudrait rabattre de moitié et plus de leur efficacité. *Essai sur les Eaux minérales*, par Bouillon-la-Grange.

35.me environ que l'on doive généralement user des bains minéraux, quoique, suivant les cas, on puisse admettre nombre d'exceptions.

Mais en reconnaissant le calorique comme un agent curatif principal, je suis loin de regarder comme inertes les substances salines et les fluides gazeux contenus dans les Eaux minérales; quoique bien de fois impondérables, ces corps minéralisans ne laissent pas que d'avoir une action marquée sur notre économie. On connaît toute l'efficacité de l'acide carbonique dans les faiblesses d'estomac, et de l'hydrogène sulfuré dans les maladies cutanées. Ainsi on partirait d'un faux principe si, dans la pratique, on n'établissait aucune différence dans la nature des Eaux minérales, sous le rapport de leurs effets. Mais l'erreur serait encore bien plus grande, si l'on croyait pouvoir substituer, avec le même avantage, les bains domestiques aux bains d'une eau simplement thermale. Le fait suivant prouve que le calorique préparé dans le grand laboratoire de la nature diffère beaucoup de celui que nous pouvons nous-même communiquer à l'eau par le moyen de nos fourneaux. Au rapport du D. Bouillon-la-Gaange, l'Eau de Bourbon-l'Archambault, qui a 49 degrés de chaleur, se boit sans causer aucune brûlure, quoique l'eau ordinaire bue au même degré, soit susceptible de causer les plus grands accidens (1).

____

(1) Essai sur les Eaux minérales.

(315)

D'ailleurs les eaux que l'on regarde comme pures,
ne le sont pas ; l'analyse n'a pu encore saisir,
de l'aveu de nos plus grands chimistes, tous les
principes matériels qui les composent. Cet aveu
doit singulièrement rabaisser les prétentions de
ceux qui ont cru pouvoir fabriquer à Paris toutes
les Eaux minérales de la France. Sans doute l'art
se montre quelquefois le rival heureux de la nature; mais comme l'a très-bien dit le savant Per-
mentier : « l'ouvrage de celle-ci a toujours un degré de perfection auquel nous ne pouvons jamais
atteindre, quand nous y emploierions les mêmes
matériaux, et que nous connaîtrions parfaitement
le procédé d'après lequel elle opère. (1). »

Il doit donc nous paraître impossible que la
chimie puisse, dès aujourd'hui, donner aux eaux
factices tous les principes élémentaires qui entrent
dans leur composition naturelle, et qui jusqu'ici
ont échappé à l'analyse. L'emploi de ces eaux
bâtardes en médecine peut bien être suivi de
quelque succès, mais elles agissent comme nos
ptisanes communes, et jamais elles ne pourront
remplacer des eaux bues à leur source, et dont
la merveilleuse confection sera, peut-être encore
long-tems pour l'art, un mystère impénétrable.

---

(1) Art. Eaux minérales, dans le nouveau dictionnaire
d'histoire naturelle.

CHAPITRE XIV.

Utilité des Eaux minérales comme remède hygiènique et curatif; leur classification d'après leur analyse chimique; et maladies qui en contre-indiquent l'usage.

Depuis long-tems l'on s'accorde à regarder les Eaux minérales comme le remède le plus généralement approprié aux maladies chroniques. Rien ne peut les remplacer, lorsque ces maladies sont produites par des embarras et des obstructions dans les viscères du bas-ventre, ou qu'elles sont la suite d'un défaut d'énergie et de ton dans tout le système. Sur la fin même des .maladies aiguës ces Eaux hâtent la convalescence, et enlevent bien des victimes au marasme et à la mort, en ramenant l'ensemble des fonctions à leur rhythme naturel. Mais c'est sur-tout dans les maladies hypocondriaques et vaporeuses que les Eaux minérales produisent les meilleurs effets.

Un des grands avantages de ces Eaux, c'est

comme le dit Macquart : « que de tous les moyens qu'emploie l'art de guérir, il n'en est point de plus doux, de moins rebutans, qui agisse d'une manière moins gênante et plus insensible, qui sollicite plus utilement la nature à choisir l'organe le plus favorable pour l'excrétion des humeurs qu'elle doit expulser, soit par les selles, soit par les urines, soit par la peau, soit par un autre organe (1). »

Je ne doute point que les femmes qui approchent de leur époque critique, et celles qui sont sujettes à toutes les incommodités qui les tourmentent si souvent après l'avoir franchie, ne pussent faire usage avec succès des Eaux minérales et comme remède hygiènique, et comme remède curatif. Elles pourraient prévenir par-là ces dartres, ces éruptions, ces pertes blanches, ces ulcères et même ces cancers qui les affligent si fréquemment. Il en est de même des hommes qui touchent aux années climatériques. A quelles maladies ne sont-ils pas alors exposés? Comme il leur serait facile de les éviter! n'oublions pas que la fable de Médée qui rajeunit le père de Jason, en le plongeant dans un bain chaud, n'est qu'une allégorie qui nous prouve la grande utilité et les bienfaits que peuvent retirer, de ce remède hygiè-

____

(1) Manuel sur les propriétés de l'Eau, &c.

nique, ceux qui y recourent dans un âge avancé.
Après 50 ans, tous les hommes devraient se rendre
chaque année aux Eaux, lorsque rien ne s'y oppose (1).

---

(1) On ne peut disconvenir que depuis quelque tems
les Eaux minérales ne jouissent de la plus grande faveur.
Il n'est aucun royaume, aucune province qui ne voie
chaque année la plus grande affluence à ses Eaux. En vain
on m'opposerait que c'est-là un objet de mode ; qu'on va
aujourd'hui prendre les bains de telle source, comme on
allait jadis faire un pélérinage à Rome, visiter la terre
sainte, ou admirer les glaciers de la Suisse. L'expérience
dément cette assertion ; et on ne peut pas plus méconnaître les vertus des Eaux minérales , que combattre sans
motifs l'existence d'un grand nombre de maladies. Riches ou
pauvres, jeunes et vieux, tous accourent aux Eaux. Voyez
ce qui se passe dans toutes les Cours d'Allemagne ! leurs
Princes se rendent tous les étés aux sources les plus renommées ; et si l'Autriche peut encore jouir des ineffables bon-
tés de la mère de son illustre Impératrice, n'est-ce pas à
nos Bains d'Aix, et en dernier lieu à ceux de Tœplitz
qu'elle doit la conservation et le rétablissement de la santé de
cette bienfaisante Souveraine ? En France, la Famille Impériale et les Grands de l'Etat ne fréquentent-ils pas aussi
chaque année nos Eaux minérales avec succès ? Si nous
descendons dans la classe inférieure de la Société, nous
voyons par-tout la même affluence, et les plus petites
sources acquérir de la célébrité. Un enthousiasme si universel ne peut donc être l'effet d'un vain caprice ou
d'une mode passagère. Ce n'est que sur une masse de
bienfaits les plus authentiques, que cette nouveauté a pu

Il serait sans doute inutile d'énumérer ici toutes les maladies qui peuvent être guéries ou simplement adoucies par les Eaux minérales. La Médecine et la Chirurgie les prescrivent avec un égal succès dans les affections chroniques, lorsque les circonstances permettent d'en faire l'essai. Dans les maladies héréditaires, anciennes et rebelles, on conçoit que les Eaux et les Bains, pris pendant une ou deux saisons, et quinze à vingt jours, ne seront pas suffisans pour produire une amélioration notable, et sur-tout une entière guérison. Bien de fois l'on est obligé de continuer indéfiniment l'usage des Eaux, si l'on veut en obtenir de bons et salutaires effets; mais les malades doivent être alors sous la direction d'un homme de l'art, qui puisse leur prescrire leur régime alimentaire et thérapeutrique dont ils ont besoin.

Les affections de la peau, contractées par un long séjour dans les Isles d'Amérique, ou qui sont les restes d'un virus dégénéré, résistent, pour l'ordinaire, à tous les remèdes pharmaceutiques. C'est

---

être établie. Enfin, nous ne devons jamais oublier que c'est l'auteur lui-même de l'Evangile qui a ouvert cette piscine salutaire aux hommes, puisqu'il leur a fait dire par son disciple bien aimé : *Vade lava in natatoria siloë*, et que le résultat de ses conseils, vraiment divins, est constaté par ces paroles mémorables : *Abiit ergo, lavit et venit videns.*

dans ce cas que les malades doivent, pour ainsi dire, établir leur domicile auprès des Eaux minérales. En suivant cette méthode, je suis parvenu à guérir une éruption ancienne et vraiment désespérée chez une dame créole, qui portait au visage des croutes dartreuses et un grand nombre de taches vineuses et blanchâtres, connues sous le nom d'éphélides, ainsi caractérisées par le D. Alibert, que la malade avait consulté à Paris avant de venir en Provence.

Chez les enfans affectés d'un vice lymphatique ou écrouelleux, l'on doit également prescrire l'usage réitéré des Eaux minérales. Comme tout le système de ces malades est alors dans l'atonie, on sent qu'il est nécessaire de combattre leur faiblesse constitutionnelle par des remèdes qui agissent avec énergie, quoique lentement, et sans crises perturbatrices.

Les pertes en blanc qui dépendent si souvent, chez les femmes, d'un virus syphilitique congénital, ou acquis par contagion insensible, en cohabitant avec un mari dont le sang n'est pas pur, trouvent leur spécifique dans le même remède administré d'une manière convenable, et aidé de quelques bols appropriés.

Mais en recommandant les Eaux minérales dans les maladies chroniques, nous sommes bien loin de vouloir qu'on en fasse un usage abusif. Ainsi les Eaux minérales ne conviennent point aux personnes qui sont menacées de quelques maladies aiguës,

et

et qui en ressentent déja les préludes , tels que frissons , céphalalgie , lassitudes spontanées et embarras gastrique ; aux tempéramens délicats qui ont la poitrine faible, l'asthme aigu ou des crachemens de sang. Elles seraient meurtrières dans les maladies organiques du cœur et des gros vaisseaux artériels ou veineux.

Il faut en interdire également l'usage aux malades qui ont des tumeurs renitentes, dures et squirreuses, ou qui sont menacées d'abcès intérieurs ou d'épanchemens dans quelque cavité.

Il est , je crois , inutile d'observer que les Eaux minérales ne conviennent point à toutes les maladies ni à tous les degrés de ces mêmes maladies ; qu'en les prescrivant , il faut avoir égard à l'âge , au sexe, aux tempéramens, aux saisons , aux habitudes sanitaires ou maladives des individus , à leurs maladies antérieures , à leur régime physique et moral , et à toutes les autres circonstances qui peuvent être en rapport avec l'état présent morbifique des sujets soumis à l'examen ou à la direction des Médecins. Ce sont ces considérations qui mettront toujours le vulgaire et les gens de l'art peu instruits dans l'impossibilité de pouvoir se conduire avec sagesse ou donner des conseils salutaires à ceux qui se rendent aux Eaux minérales.

En général, toutes les fois que l'on a à traiter quelque dépôt inflammatoire , et sur-tout chez

X

des individus dont la fibre est séche et roide, comme celle de certains vieillards, on doit défendre les Eaux minérales, comme irritantes et toniques.

Les tempéramens sanguins, athlétiques, sujets aux hémorragies nasales, aux vertiges, tintemens d'oreilles, surdités passagères, éblouissemens, qui sont si souvent de vrais signes précurseurs et pathognomoniques d'une attaque d'apoplexie, doivent prudemment s'en abstenir. C'est dans les seules hémorragies passives où l'on peut user avec utilité de ces Eaux. Bien entendu sans doute que nous ne voulons parler ici et dans tous les cas précédens, que de celles qui, à raison de leur chaleur ou de leurs principes, sont stimulantes et toniques.

Il est des circonstances cependant où les bains étant nuisibles et même dangereux, la boisson peut devenir très-utile. C'est dans ce cas qu'il faut se confier spécialement aux lumières d'un homme de l'art, qui connaisse par expérience la manière dont il convient d'administrer les Eaux, et qui sache prudemment en suspendre ou en prolonger l'usage.

C'est particulièrement les Eaux chaudes, sulfureuses, salines ou ferrugineuses, et non les acidules froides qui sont nuisibles, comme toniques et irritantes, dans toutes les maladies qui ont un caractère aigu et chez les individus qui ont la fibre délicate et très-sensible. Ainsi, ce sont ces circonstances qui doivent en faire proscrire l'usage ou, à leur défaut, en déterminer l'emploi.

Les Médecins véritablement amis de l'humanité ne doivent jamais attendre que leurs malades soient dans un état désespéré pour les envoyer aux Eaux, comme à leur dernier refuge ; car celles-ci, devenant pour lors inutiles, il semble, ainsi que l'observe Stahl, qu'ils ne les ont prescrites qu'afin d'y trouver la justification de leur ignorance. « Ce n'est pas ainsi qu'il faut se conduire, dit fort judicieusement le D. Alibert, car il est une multitude d'affections morbifiques qui pourraient être efficacement combattues par les Eaux minérales aussi-tôt après le développement des premiers symptômes, et c'est perdre tout le fruit qu'on peut retirer de leur usage, que de ne les employer que lorsque les malades ont été épuisés par les autres remèdes ou lorsque la maladie est profondément invétérée. » (*Nouveaux Elémens de thérapeutique*, tom. 2, *pag.* 676.)

Mais pour que l'on puisse juger, même populairement, dans quelles maladies on peut avoir recours aux Eaux et connaître leurs principales vertus, d'après leurs différens principes chimiques, nous allons en tracer un tableau synoptique qui sera entièrement calqué sur la division nouvelle et générique, adoptée par les Chimistes modernes, et nous assignerons à chaque Classe la série d'affections auxquelles ce grand remède universel de la nature peut convenir.

PREMIÈRE CLASSE.

Eaux thermales simples.

Les Eaux thermales simples sont en général les sources les plus fréquentées, quoiqu'elles ne contiennent point ou presque point de principes minéralisateurs. Les effets qu'elles produisent et que nous ne pouvons jamais obtenir avec l'eau chaude de nos cuisines, prouvent que leur calorique y est combiné d'une manière différente de celui qui leur est communiqué par l'art. Chacun sait que les Eaux chaudes naturelles se refroidissent plus lentement que les artificielles ; et que les premières sont très-légères et digestives, tandis que celles-ci sont lourdes, pesantes et nauséabondes, ce qui établit des caractères assez tranchés, pour qu'indépendamment des autres substances qu'elles contiennent, qui sont si souvent inappréciables dans nos analyses, on ne doive pas les confondre, et proposer ridiculement, comme l'a fait Macquart, de les remplacer par de l'eau de la Seine, chauffée depuis 30 jusqu'à 50 degrés, (*risum teneatis amici*).

Les Eaux thermales simples, les plus connues, sont celles que l'on trouve à Bagnères, à

Dax, à Bagnols, à Aix, à Bourbon-Lancy, à Plombières, à Bains, à Luxeuil, à Méris, à Balaruc, à Bourbon-l'Archambault, à Bourbonne, à Barèges, à Bagnères-de-Luchon, à Saint Amand, à Cauteretz, à Lamothe, au Mont-d'Or, à Aix-la-Chapelle, à Motilz, à Arles, à Lapresle et à Pise.

Quelques-unes de ces Eaux simples sont onctueuses au toucher. Monnet, Duchanoy et Peyrilhe ont cru qu'elles pouvaient devoir cette qualité à l'argile ; mais Vauquelin l'attribue à la gélatine animale qu'elles contiennent. Nos principales Eaux savonneuses sont celles de Plombières, de Bains, de Luxeuil, d'Aix en Provence, de Dax, de Pomaret, de Merlanges, de Méris et de Sainte-Reine.

On emploie ordinairement avec succès les Eaux thermales simples, et sur-tout les savonneuses, dans les affections vaporeuses et rhumatismales, les maladies des reins, de la vessie, les coliques de l'estomac, du bas-ventre, les vomissemens glaireux et opiniâtres, les pertes sanguines et blanches, qui ont pour cause un relâchement atonique, les engorgemens de la matrice, la stérilité, les gales, les dartres et toutes les autres affections de la peau qui peuvent dépendre de l'acrimonie des humeurs, ou pour parler d'une manière plus conforme aux nouvelles connaissances pathologiques, de l'altération des propriétés vitales du système dermoïde, considéré comme organe exhalant.

CLASSE 2.me

Eaux gazeuses ou acidules.

Ces Eaux ont une saveur aigrelete et rougissent la teinture de tournesol. Le gaz acide-carbonique est pour l'ordinaire le principe volatil qu'elles contiennent; et lorsqu'elles sont examinées à leur source, on voit un grand nombre de bulles remplies de ce gaz, qui pétillent et viennent crever à la surface de l'Eau. C'est ce même acide qui tient en dissolution, dans ces Eaux, de la chaux et de la magnésie, substances qui se précipitent dès que le contact de l'air, l'agitation et la chaleur favorisent le dégagement du gaz, qui est le principe dissolvant de ces deux substances salines.

Les principales sources acidules sont les Eaux de Vichi, de Seltz, du Mont-d'Or, de Châtelguyon, de Saint-Nyon, de Bard, de Châteldon et de Langeac.

On prescrit l'usage des Eaux gazeuses dans les faiblesses d'estomac, les diarrhées chroniques, les inappétences, les appétits dépravés. Elles dissolvent les glaires et les humeurs bilieuses, qui obstruent si souvent l'estomac et les intestins, d'où proviennent les digestions lentes et pénibles. On parvient quelquefois à dissiper la mélancolie et à rendre le ventre libre par l'usage de ces Eaux (1). On a observé que dans les maladies de la peau, les pâles couleurs, les affections nerveuses, les fleurs blanches et les suppressions menstruelles, elles sont très-efficaces, de même que dans les douleurs de tête violentes, les rhumatismes, les affections scorbutiques putrides, les dévoiemens colliquatifs; dans quelques phthysies avec purulence, dans les affections vermineuses (2), enfin extérieurement dans les ulcères sordides.

---

(1) Le D. Chrestien rapporte dans son livre, où il parle des remèdes iatraleptiques, avoir guéri plusieurs manies en employant la coloquinte, comme purgatif, en friction sur le bas-ventre. Le D. Salmade vient de publier, dans les journaux de Médecine, une observation où la même méthode lui a fait obtenir le même succès; ce qui s'explique très-facilement, d'après la réputation dont a joui l'ellébore chez les anciens pour guérir de la folie, et les fréquens voyages qu'ils ordonnaient à l'île d'Anticyre, dans les maladies hypocondriaques, où les viscères du bas-ventre sont si souvent obstrués et atoniques. C'est donc à raison de leurs effets laxatifs et stimulans que les Eaux acidules réussissent en pareil cas.

(2) On lit dans l'Ouvrage de Bréra, intitulé : *Traité des maladies vermineuses, précédé de l'Histoire naturelle*

CLASSE 3.me

Eaux salines.

On appelle ainsi les Eaux qui sont purgatives, d'après la plus ou moins grande quantité de substances salines qu'elles tiennent en dissolution. Ces substances peuvent être le sulfate de magnésie, le muriate de soude, le carbonate de soude, de chaux ou leurs sulfates.

Les Eaux de cette nature, qu'il nous importe le plus à connaître, sont celles de Sedlitz, de Sedschutz, de Balaruc, de Bourbonne, de Lamothe, de Contrexeville et de Gurgitelli.

Depuis long-tems ces Eaux sont reconnues pour être apéritives, résolutives, diurétiques et fon-

---

des vers et de leur origine dans le corps humain, que Meier a vu plusieurs tœnia expulsés par l'usage des substances qui contenaient du gaz acide carbonique. Un Egyptien que je viens de délivrer de cinq vers tœnia, qu'il portait depuis 27 ans, par un remède qui je publierai bientôt, et qui paraît devoir être préféré à tous les spécifiques connus, m'a assuré qu'il ne rendait des fragmens de vers que dans la saison de l'été, lorsqu'il mangeait beaucoup de fruits. Ce Mamelouke avait été traité inutilement par tous les Médecins italiens établis en Syrie, sa patrie.

dantes , très-propres à dissoudre les embarras des viscères , les engorgemens biliaires , d'où naissent si souvent les jaunisses , les calculs hépatiques , les hydropisies ascites et générales , les fièvres-quartes , quelques maladies de la peau , la manie hypocondriaque. Elles provoquent les hémorroïdes et les menstrues supprimées ou trop tardives , et sont efficaces dans les paralysies qui dépendent d'obstructions abdominales et pituiteuses. Elles seraient contre-indiquées dans les crachemens de sang qui affectent les poitrines délicates , dans les rétentions d'urine , autres que celles qui peuvent provenir d'une certaine quantité de glaires amassées dans la vessie , dans les obstructions ou dépôts inflammatoires des viscères de l'abdomen , et généralement dans toutes les maladies où il y a un genre nerveux très-irritable , comme chez quelques mélancoliques ou vaporeux , dont le système pêche par trop de sensibilité.

On ne peut prescrire une quantité fixe et absolue de ces Eaux. La dose est toujours relative à l'idiosyncrasie de chaque individu. Dans le tems que j'étais à Gréoulx , j'avais observé que chez quelques malades, six à huit verres de ces Eaux devenaient purgatifs , tandis que chez beaucoup d'autres , 15 à 20 ne rompaient point leur constipation.

Classe 4.me

Eaux sulfureuses.

Chacun sait que ces Eaux répandent une odeur d'œufs couvés ou de gaz hydrogène sulfuré ; elles noircissent les pièces d'argent qu'on expose à la vapeur qui s'en exhale ou qui restent en contact avec elles.

Nous avons en France un grand nombre de ces Eaux sulfureuses. Les plus célèbres sont celles de Barèges, d'Aix - la - Chapelle, de Digne, de Bagnères, de Cauteretz, d'Enghien, de Gréoulx, de Bonnes, *etc.*

Les Eaux sulfureuses sont en général échauffantes et resserrent le ventre, mais elles passent facilement par les urines et les sueurs. Elles agitent le sang, le portent à la tête, et peuvent même déterminer, dans certains cas, l'hémoptysie et l'apoplexie. Les tempéramens sanguins doivent les prendre avec précaution, sur-tout lorsqu'ils font usage des bains. La saignée leur est souvent nécessaire, comme remède préparatoire.

On les administre, avec le plus grand succès, dans les affections rhumatismales goutteuses, cutanées, dans les langueurs de l'estomac, lorsque cet organe est surchargé de crudités acides ; les pâles couleurs, les règles supprimées ou dimi-

nuées, les cours de ventre et hémorroïdaux opiniâtres ; les anchyloses, roideurs et atrophies à la
suite des plaies d'armes à feu, dans les maladies
de la peau, sur-tout celles qui sont dartreuses
et qui peuvent avoir fait des métastases sur les
voies urinaires ou le poumon. On croit aussi les
Eaux sulfureuses très-propres à fondre les calculs
et les graviers, ou du moins elles favorisent beaucoup leur expulsion. Dans les maladies laiteuses
et les obstructions biliaires ces Eaux sont de la
plus grande efficacité.

On connaît tous les éloges que Bordeu a donnés aux Eaux de Barèges dans le traitement des
écrouelles, des affections lymphatiques des enfans, et l'heureux usage que l'on fait de ces Eaux,
ainsi que de celles de Bonnes, seules ou coupées
avec le lait, dans les maladies de poitrine et les
tubercules commençans du poumon ; mais s'il y
avait trop d'irritation ou de la fièvre, ces Eaux
seraient nuisibles.

Classe 5.me

Eaux ferrugineuses.

Comme le fer est le métal le plus généralement répandu, les Eaux qui le contiennent sont
en très-grand nombre. Il se trouve dissous dans
ces Eaux par l'acide carbonique ou par l'acide

sulfurique; ce qui le fait reconnaître sous l'état de carbonate ou de sulfate de fer.

Toutes les Eaux ferrugineuses ont un goût styptique et martial; et elles déposent sur la terre ou les pierres, où elles coulent, une matière jaunâtre, connue sous le nom d'ocre.

Les Eaux de Spa, de Pyrmont, de Bussang, de Vals, de Forges, de Pougues, d'Aumale, de Condé, de Passy, *etc.*, sont les Eaux ferrugineuses les plus fréquentées.

On les recommande dans les maladies où les solides sont tombés dans l'atonie. Ainsi elles favorisent les digestions en redonnant à l'estomac le ressort qu'il a perdu après de longues inappétences. Elles sont utiles dans les gonorrhées anciennes et si fréquemment interminables, à la suite de quelque écart dans le régime ou d'un vice local qui tient à l'atonie; dans les fleurs blanches rebelles, les dyssenteries chroniques, les obstructions passives et glaireuses, les suppressions, les pâles couleurs, les ictères, les fièvres-quartes anciennes avec engoûment, les cachexies et les hydropisies. Elles guérissent la stérilité qui a pour cause l'engorgement ou la débilité de la matrice; elles appaisent les affections hystériques et hypocondriaques, la manie séreuse, les opthalmies anciennes; elles conviennent, en un mot, dans toutes les maladies qui tiennent à une débilité constitutionnelle ou accidentellement acquise; mais toutes les fois que l'on a à craindre la plus légère inflammation ou que la sensibilité est trop exaltée, il faut les interdire, parce que ces Eaux, comme toniques et astringentes, seraient nuisibles et même funestes.

CLASSE 6.me

Eaux mixtes.

Il est rare que les Eaux dont nous venons de parler soient simples et n'aient pas de principes minéralisateurs communs; mais elles sont classées d'après celui qui y domine. Ainsi les Eaux d'Aix-la-Chapelle, de Digne et de Gréoulx, qui sont regardées comme éminemment sulfureuses, contiennent une grande quantité de muriate de soude, et pourraient être aussi bien classées parmi les Eaux salines. Il en est de même de plusieurs autres qui sont, en même tems, salines, gazeuses et ferrugineuses. Il est inutile par conséquent d'examiner ici les vertus des Eaux mixtes, puisqu'elles sont déja connues par la classe particulière de ces Eaux, ci-dessus relatées; seulement dans les maladies compliquées, on peut employer avec avantage les Eaux qui, contenant des principes differens et variés, comme les Eaux mixtes, sont naturellement appropriées aux divers symptómes maladifs qui se présentent dans cette occasion.

Je ne tracerai ici aucun précepte pour l'administration de toutes ces Eaux minérales; cet objet regarde spécialement les Médecins ordinaires des malades ou les Inspecteurs attachés aux Etablissemens thermaux. Suivant les circonstances ils prescriront l'usage des Eaux en boisson, en bain, en étuves, en injections, en fomentations et en douches. J'observerai seulement que ce n'est qu'en boisson qu'on peut retirer quelque avantage des Eaux minérales froides, sur-tout celles qui sont sulfureuses et acidules, parce que la chaleur fait évaporer les gaz hydrogène et carbonique qui les minéralisent. Mais de ce que les Eaux froides sont impropres aux bains, on aurait tort de conclure qu'elles ne peuvent pas être de la plus grande utilité dans quelques maladies internes et dans celles de la peau. L'expérience nous prouve tous les jours que les Eaux salines et sulfureuses, non thermales, prises en boisson, conviennent aux dartres et guérissent les obstructions. Quant aux Eaux ferrugineuses froides, on les emploie, depuis long-tems avec le plus grand succès, dans les faiblesses des organes digestifs, dans les engorgemens atoniques des viscères abdominaux, et sur-tout dans les suppressions utérines de la même nature. En général nous n'avons pas de remède plus héroïque, dans l'hypocondrie et l'hystérie, que les Eaux ferrugineuses.

CHAPITRE XV.

Utilité des Eaux d'Aix dans le traitement des maladies syphilitiques anciennes, qui dégénèrent si souvent en ulcères d'un aspect cancéreux et résistent à tous les remèdes mercuriels les plus énergiques, mais qui sont aujourd'hui si heureusement traitées à Marseille par la diète sèche et l'emploi des pilules arabiques, remède qui n'est encore publié dans aucun livre de médecine, et qu'on peut regarder, dans quelques cas, comme un véritable spécifique des maladies vénériennes réputées incurables.

Il est reconnu par tous les hommes de l'art que c'est dans les Villes maritimes que l'on rencontre les accidens les plus fâcheux qui compliquent la dégénérescence du virus syphilitique. Peut

être faut-il regarder les voyages sur mer, le régime, l'abstinence forcée, le déréglement des
marins et la diversité même des individus infectés qui appartiennent à tant de nations et de
climats différens, comme des causes spécialement
propres à exalter la virulence du mal contagieux!
on pourrait encore leur aj uter les traitemens vi-
cieux que subissent les malades qui ont le mal-
heur de tomber entre les mains des charlatans
qui pullulent en si grand nombre dans la fange
des grandes Villes, et qui, comme des Vampires,
sucent jusqu'à la dernière goutte le sang des malheureux livrés à leur ignorance et à leur rapacité.

Quoique les maladies vénériennes anciennes ou
dégénérées puissent rendre quelques malades hideux en couvrant tout leur corps de pustules livi-
des et crouteuses ; quoiqu'elles puissent les jeter
dans des tourmens horribles, à la suite de ces
douleurs ostéocopes qui se font principalement
sentir durant la nuit, néanmoins il n'y a rien
de plus affreux, en ce genre, que ces énormes
ulcères, d'un aspect cancéreux, qui leur rongent
si souvent la figure, les fosses nasales et le palais. C'est dans ces cas désespérés que beaucoup
de Médecins ont à gémir de l'impuissance de
leur art, en voyant les préparations mercurielles
les plus vantées rester entre leurs mains sans
efficacité, et ne servant au contraire qu'à exas-
pérer

pérer le sort de ces malheureuses victimes que la pourriture consume vivantes et que la mort même, malgré sa voracité, craint de dévorer !

C'est donc rendre le service le plus signalé à l'humanité, que de publier, dans d'aussi tristes conjonctures, un remède et un mode de traitement que l'expérience nous enseigne être promptement et radicalement curatifs. Mais, si l'on veut encore ajouter à l'efficacité de la méthode marseillaise, il faut lui associer, en général, l'usage des Eaux minérales qui jouissent d'une vertu tonique et dépurative, et qui sont très-simples dans leur composition. Sous ces divers rapports, les Eaux d'Aix méritent une attention particulière, soit que ces Eaux donnent plus de fluidité aux humeurs et à la lymphe épaissie par le virus vénérien; soit qu'elles aient une vertu propre à purifier le sang des personnes infectées; soit enfin qu'elles agissent d'une manière et par des principes qui nous sont encore chimiquement inconnus, mais dont les bons effets nous sont confirmés par une expérience journalière. Cette assertion est fondée, non seulement sur l'autorité de Pitton, d'Aucane-Emeric et de tous les autres auteurs qui ont écrit sur les Eaux d'Aix, mais elle paraît remonter aux monumens de la plus haute antiquité, puisque la dédicace de nos Bains à Priape n'a peut-être eu d'autre origine que la vertu anti-syphilitique de nos Eaux (1).

On ne trouve dans aucun livre de médecine une préparation anti-vénérienne semblable à celle

---

(1) Quoique l'on attribue généralement à Cristophe Colomb l'importation de la maladie vénérienne en Europe, au retour de son premier voyage aux Iles Caraïbes, en 1493, cependant un si grand nombre d'auteurs Grecs et Latins désignent, d'une manière si claire et si précise, une maladie qui a des symptômes si ressemblans à ceux qui caractérisaient *las bubas* des Espagnols, qu'il est bien difficile de ne pas croire que les anciens l'aient connue. En effet, Hérodote, Hippocrate, Celse, Juvenal, Diascoride, Martial, Scribonius-Largus, Apulée, Pline, Galien, Oribase, Marcellus Empiricus, Aërius, *etc.*, décrivent les écoulemens, les ulcères et les bubons qui attaquaient les parties génitales dans des termes si nosographiques, qu'il faut nécessairement croire à la préexistence de la maladie vénérienne. Moïse paraît aussi avoir clairement désigné, dans le Lévitique, le même mal contagieux, en ordonnant la séquestration des juifs qui en étaient infectés. On ne peut également rapporter qu'à la même maladie ces paroles impératives du Prophète : *Fuyez la personne affligée de la judham, comme vous fuieriez un lion.* Il est de plus vraisemblable que les maladies de Job, de David et d'Hérode étaient d'une nature syphilitique. Quant à celle de Tibère, on n'en peut douter, d'après l'histoire de ses débauches à Caprée. Il en est de même de celle de Héron, Hermite du cinquième siècle qui, possédé de l'esprit satanique, fut se livrer,

qui est connue à Marseille, sous le nom de pilules Arabiques. Le remède de Fabre, qui semble en approcher le plus, en diffère beaucoup, et quant aux substances diverses qui entrent dans sa composition, et quant à la dose, et quant au régime alimentaire et médical que le malade doit suivre.

Il y a cent et quelques années que les pilules Arabiques sont connues à Marseille. La tradition veut que ce soit un Apothicaire Espagnol qui les ait communiquées à l'Hôpital; du moins est-il certain que c'est dans le formulaire manuscrit de cette Maison que l'on en trouve la véritable recette.

Pour mettre tous les Praticiens de l'Empire et même les étrangers à portée de connaître un remède si utile, je vais en donner la préparation fidèle; mais afin d'éviter que le vulgaire et le charlatanisme n'en abusent, je me servirai d'une langue qui leur est inconnue, et je leur arracherai par-là une arme qui ne peut que devenir meurtrière entre des mains si souvent homicides.

___

dans Alexandrie, au plus sale libertinage, et ne retourna à Dieu qu'après avoir perdu, à la suite d'un ulcère sordide, l'instrument de ses écarts impudiques. Enfin, au rapport de Swediaur, qui cite les Mémoires de Calcuta, la maladie vénérienne est connue et traitée, de tems immémorial, par le mercure, dans l'Indostan.

Pilulæ Arabicæ.

R. Sennæ. . . . . . . }
Radicis ptarmicæ. } $\bar{a}\bar{a}$, drachmam unam.
Agarici. . . . . . }

Hydrargyri. . . . . }
Muriatis hyper-oxigenati Hydrar-} $\bar{a}\bar{a}$ semi-
gyri (olim sublim. corros.)· } drachmam.
Mellis. . . . . Q. S. }

Pulveratis pulverandis , tritoque priùs hydrargyro cùm sublim. corros. donec globuli metallici planè evanuerint, fiat massa pilularis.

Dosis : grana quatuor vel sex, bis in die.

Opiata.

R. Sarsaparillæ. . . . . uncias quinque,
Smilax chinæ radicis. . . . uncias tres.
Avellanarum torrefact . . . unciam unam.
Caryophyllorum. . . . . . drachmam unam,
Mellis. . . . . Q. S.

Fiat, S. a. Opiata.

Dosis : drachmæ sex, bis in die,

Tisana.

R. Sarsaparillæ. . . . . uncias duas.
Smilax chinæ radicis. . . unciam unam.
Aquæ, libras duodecim.

Bulliantur, igne moderato, donec libræ octo supersint.

Dosis : libræ duæ in die.

La méthode que l'on suit dans l'administration de ce remède consiste à faire prendre le matin aux malades une pilule de quatre ou de six grains, et de leur faire boire par-dessus un verre de tisane. Une heure après, ils avalent six dragmes de l'opiate et boivent un second verre de tisane. Le soir ils prennent, de la même manière que dans la matinée, une nouvelle pilule, une seconde dose d'opiate et deux verres de tisane. Le régime alimentaire ne doit consister qu'en galettes, figues sèches, raisins secs, amandes torréfiées, sans soupe, ni ragoûts, ni végétaux, ni légumes, ni fruits d'été. On s'accorde généralement à regarder ce régime comme indispensable dans les maladies invétérées et de mauvais génie ; cependant quelques praticiens sont d'avis que la diète sèche n'est pas absolument nécessaire ; qu'il suffit de l'observer à déjeûner et à souper, et qu'on peut même manger de tems en tems, deux fois la semaine, par exemple, de la viande rôtie à la broche ou sur le gril.

Dans le cas où l'on n'aurait à traiter qu'une maladie récente et à prévenir une infection constitutionnelle à la suite d'une blennorrhagie virulente, les pilules seules suffiraient et l'on n'aurait besoin ni de régime sec, ni d'opiate, ni de tisane sudorifique.

Les objections que l'on pourrait faire sur la violence et l'action délétère de ce remède, relativement à sa composition pharmaceutique, tombent toutes d'après l'expérience clinique et les lumières que nous fournit la Chimie. En effet, on sait d'une manière précise, qu'après l'exacte préparation de ce remède il ne reste plus un atome de muriate suroxigèné de mercure dans le mêlange, puisque l'eau de chaux, dans laquelle on le lave, ne jaunit point, ce qui est la véritable pierre de touche pour constater la non-existence du sublimé. C'est un composé qui acquiert des propriétés nouvelles et qui jouit, par excellence, de la vertu anti-vénérienne. Les Chimistes le regardent communément comme un muriate et un oxide presque noir de mercure. Son usage, long-tems continué, peut porter aux gencives et exciter la salivation.

Mais, quelle que soit la composition intrinséque de ces pilules, il est toujours certain qu'on guérit, par leur secours, dans le court espace de trente à cinquante jours, les maladies vénériennes les plus rebelles et qui ont résisté aux frictions, aux sudorifiques et à toutes le préparations mercurielles les plus accréditées. Leur emploi est des plus simples et des plus faciles, lorsqu'on n'est pas astreint à un régime aussi strict et aussi sévère que celui de la diète sèche qui, comme je l'ai dit, n'est pas toujours d'une indispensable nécessité. Les malades peuvent ainsi être traités, avec le plus grand secret, même au sein de leur famille.

Lorsqu'un malade a été reconnu atteint de quelque maladie syphilitique rebelle, et que je juge que l'usage des Eaux minérales doit précéder celui des pilules Arabiques, je l'envoie d'abord à Aix, si la saison des Eaux est favorable. Je lui trace ce qu'il doit faire pour la boisson et les bains; et lorsqu'il a terminé ce traitement préparatoire, je lui administre les pilules Arabiques. D'autres fois j'agis dans le sens inverse, et je n'envoie les malades aux Eaux que pour compléter leur entière guérison. Voici sur quoi je me fonde pour prendre, dans des cas semblables, une détermination contraire.

J'ai observé que les Eaux d'Aix réussissent très-bien, comme remède préalable, toutes les fois qu'il y a des douleurs ostéocopes violentes; que la peau est couverte de taches violettes, de pustules serpigineuses et d'efflorescences psoriques ; que le marasme ou la maigreur sont extrêmes ; et qu'enfin, l'adynamie est à son dernier période. Hors ces différentes circonstances, je n'ai recours aux Eaux qu'après l'usage des pilules, et bien de fois encore ces dernières me suffisent.

C'est à tort que l'on croirait que j'attache trop d'importance à ce nouveau remède anti-syphilitique ; je n'en suis point l'inventeur, ainsi mon amour-propre n'est point intéressé à le faire connaître ; mes collègues de Marseille l'administrent comme moi, et c'est dans les seules vues du bien public que je travaille aujourd'hui à sa publication. Je l'ai dit, et je le répète, c'est dans les ulcères vénériens, qui ont l'aspect d'un cancer et qui attaquent le nez, le gosier et la figure, et dans tous les autres symptômes les plus fâcheux qui accompagnent un virus ancien et dégénéré, que les pilules Arabiques l'emportent sur tous les autres remèdes connus. J'invite tous les praticiens à en faire usage de la manière et dans les circonstances que je viens d'indiquer ; et malgré les grandes vertus que je leur assigne, ils seront chaque jour plus étonnés des succès extraordinaires qu'ils en obtiendront. Dans moins d'un mois, je viens de guérir, presque complétement, une malheureuse femme, de la rue de l'Echelle, qui m'a été recommandée par les Administrateurs de la Société de bienfaisance. J'avoue que je n'avais jamais rien vu de plus hideux que l'aspect de cette infortunée créature ; elle semblait ne plus appartenir aux Etres vivans, et chaque partie de son visage était devenue le siège d'un cancer ulcéré. Cependant j'ai triomphé de cette horrible pourriture, sans employer d'autre remède que celui que je viens de signaler ; et je crois que c'est bien le cas de dire ici, comme dans beaucoup de circonstances, *experto, crede Roberto !*

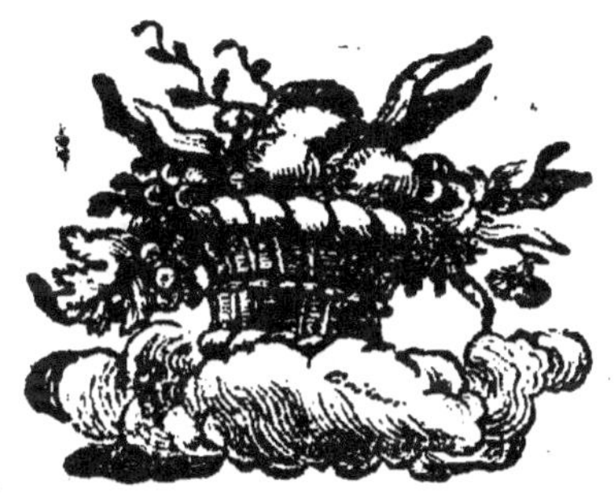

APPENDICE

CONTENANT divers documens inédits sur les Eaux d'Aix; et des recherches historiques sur l'étymologie d'Eaux de Mayne *, nom que le vulgaire leur donne le plus communément.*

De tous les auteurs qui ont écrit sur les Eaux d'Aix, il n'y en a aucun qui se soit occupé de faire des recherches étimologiques sur cette dernière dénomination. Je vais tâcher de suppléer à leur silence; et je soumettrai au public quelques idées qui ont trait à cet objet, idées qui peut-être seront regardées comme de pures hypothèses, mais qui ignore que dans le monde savant, lorsqu'il s'agit de s'occuper de choses antiques, l'erreur même nous conduit quelquefois sur le chemin de la vérité? .....

Si l'on remonte aux premiers siècles qui ont donné de la célébrité à nos Bains; si l'on se rappelle ce que j'ai dit à la page 99, que selon la tradition ce fut Marius qui, ayant découvert la grande source qui touche aujourd'hui l'Observance, y fit construire les magnifiques bains dont on voyait encore, en 1704, quelques ruines, consistant en frises, chapiteaux, tronçons de colonnes et pavés à la mosaïque, il n'est peut-être pas invraisemblable que le nom de *Mayne* dérive, par corruption, de celui de Marius, de la même manière que le canal de *Traconade* que fit creuser ce consul, est si improprement désigné aujourd'hui par le peuple de Jouques, sous le nom de *Trou du Maure.*

Il est possible encore que, comme cette source était plus abondante que celle du Palais, le mot *Mayne*, vienne de *Magnæ Aquæ*, grandes Eaux. L'étymologie de beaucoup de Villages de la Provence semble confirmer cette conjecture.

Voici une autre opinion qui, peut-être, paraîtra extraordinaire ; mais n'importe, je puis tout dire, puisque je suis à la recherche de la vérité. Est-il à supposer, par exemple, que Mammea, mère de l'Empéreur Alexandre Sévère, soit venue aux Eaux d'Aix vers l'an 222 de l'ère vulgaire, et que la mère et le fils étant en grande vénération dans tout l'Empire Romain, la Capitale des Provençaux ait voulu conserver la mémoire de cette Princesse, en imposant son nom à des Bains célèbres, et cela avec d'autant plus de plaisir et de reconnaissance, qu'on la regardait comme ayant été convertie au Christianisme par Origène, ou que du moins elle s'était montrée très affectionnée aux Chrétiens ? Je ne trouve rien dans aucun auteur, il est vrai, qui ait rapport à cette idée ; mais dans le champ des conjectures n'est-il pas quelquefois permis de suivre celles qui paraissent les plus étranges ? Et n'est-ce pas avec quelque lueur de sagesse que l'on dit proverbialement que la vérité est au fond du puits ?

Bouche nous apprend aussi, dans sa Chorographie, que le nom de *magus estoit imposé aux Villes qui estoient logées au bord des rivières.* D'après cet usage, nos Eaux pourraient bien avoir reçu leur dénomination vulgaire de la corruption du mot *magus*, dénomination qui serait en rapport avec leur nature même, leur abondance et leur emplacement actuel dans une petite vallée. Cette explication a quelque chose de naturel et doit être remarquée des Etimologistes.

Mais une idée beaucoup plus étendue et qui se rattache d'une manière bien plus brillante au domaine de l'Histoire, c'est celle qui ferait dériver le nom des Eaux de *Mayne* de Charlemagne, sous le règne et en présence presque duquel la ville d'Aix ainsi que ses magnifiques Bains, ravagés et détruits de fond en comble par les Sarrasins, furent réédifiés et reconstruits par ses libéralités. La Provence est encore pleine du souvenir et des bienfaits de cet illustre Empéreur ; ainsi, c'est ce grand homme qui chassa, en 793, les Sarrasins de la ville d'Arles et des villes voisines ; qui fit bâtir les églises d'Avignon, d'Embrun, de Seyne, de Digne et de Sénez ; qui donna aux Evêques de Sisteron la principauté de Lurs ; qui fonda à Nice, à son retour d'Italie, après avoir détruit le royaume des Lombards, le célèbre Monastère de Saint-Pons, sur les ruines de l'ancienne ville romaine de Cimiez, détruite par les Maures, et lui nomma pour premier abbé Syagrius, son neveu et fils de Carloman. Il est donc dans l'ordre des choses possibles que son passage à Aix et l'usage salutaire qu'il aura pu faire de nos Bains, au retour, par la Provence, de ses fréquens voyages en Italie, aient été consacrés par la dénomination d'Eaux de *Mayne*, dérivant du mot *magnus*, Eaux du *grand*, ce qui, dans le langage vulgaire, serait assez caractéristique, sous le rapport du physique et du moral, vis-à-vis d'un Prince qui, réunissant aux formes d'un Hercule, le génie d'Alexandre et la tête de César, n'aurait peut-être jamais eu d'égal sur le trône de France, sans la naissance de l'homme extraordinaire qui, après vingt-ans de triomphes remportés en Europe, en Asie et en Afrique, va enfin imposer des lois à la fière Albion, en soumettant à son vaste Empire la mer baltique, et peut-être signer la paix du monde dans la capitale des Czars Moscovites, capitale vaincue, mais non humiliée d'avoir été conquise par le plus grand des Césars, commandant à plus de cinq cens mille braves.........

Mais, me dira-t-on, aucun Historien ancien ou du moyen âge n'a jamais désigné les Eaux d'Aix sous un autre nom que sous celui du fondateur de cette Ville ! J'en conviens, mais aussi j'ai dit, dans le sommaire de cet Appendice, que le nom de *Mayne* est une dénomination populaire qui n'a jamais été employée avant Pitton, qui écrivait en 1678 ; et les auteurs qui ont donné ensuite l'histoire de nos Eaux, ne s'en sont point servis. Ainsi, il pourrait être vrai que le peuple d'Aix eût conservé une tradition ignorée des Savans de l'antiquité et que les Ecrivains même du pays l'eussent négligée. Au reste, je n'attache pas plus d'intérêt aux explications précédentes, que l'on n'en doit mettre littérairement lorsqu'on s'occupe de rechercher des étymologies. Je les abandonne toutes à la critique et je n'ai pas assez d'amour propre pour ne pas entrer en partage, pour mon compte, avec le fameux Adage : *errare humanum est*, ou avec le verset du Psalmiste: *omnis hommo mendax.*

Mais il n'en est pas de même au sujet de l'étymologie que vient de me fournir M. Roux-Alpheran, d'après les découvertes qu'il a faites dans les archives de la ville. J'adopte celle qu'il m'a proposée, et pour que le public soit à même de prononcer, je vais rapporter le texte précis de la lettre qu'il m'a écrite à la date du 3 août: « Les anciens auteurs n'ont point fait mention du nom de *Mayne.* Pitton paraît s'en être servi le premier. (*Eaux chaudes de la ville d'Aix, pag.* 28).

Comme une grande partie de ce quartier relevait de la directe de la Ville pour lui avoir appartenu autrefois, j'ai été curieux de feuilleter le registre des anciennes censes, appelé *Levadour*, qui se trouve dans nos archives, et j'ai découvert que par acte du 26 octobre 1567, Notaire Tisaty, les Consuls d'Aix, au nom de la communauté, donnèrent à nouveau bail, à *Guigon Mayne*, une place de maison au quartier *Das Caudanos*, devant le jardin de l'Observance, moyennant l'acapte de deux poulets (1) et une cense annuelle de 4 florins payable à Saint-Michel. Si vous voulez rapprocher cette date 1567 de ce que dit Lauthier (*Hist. nat. des Eaux chaudes d'Aix, pag.* 10) que de son tems (il écrivait en 1705) la tradition portait que depuis environ cent cinquante ans seulement les eaux de l'Observance servaient à faire des bains, vous penserez, peut-être comme moi, que ce *Guigon Mayne* a donné le nom à ce

______

(1) En l'année 1690 les Eaux chaudes de Gréoulx furent cédées, par la dame du lieu, au nommé Carlet, Chirurgien, moyennant la cense annuelle d'une paire de poulets. Il est vraiment curieux de voir ainsi les Eaux d'Aix et de Gréoulx vendues pour de la volaille ! Qui sait si c'est avec la même monnoie que les Eaux de Digne auront été également aliénées ? C'est ce que je pourrai bientôt annoncer dans l'Ouvrage que je prépare sur ces Eaux, ainsi que sur celles de Manosque, Dauphin, Saint-Martin et Montfuron, afin de compléter l'Histoire hydrothermologique de la Provence.

quartier, pour avoir trouvé de l'eau chaude dans son fonds et y avoir construit ces premiers bains dont parle Lauthier, et qu'on a nommés *Bains de Mayne*, pour les distinguer de ceux des *Bagniers*? Ce fonds aurait-il été réuni ensuite à la partie de Gaufridi, acquise par la Ville? Je n'en vois plus aucune trace dans le *Levadour*. Mais si, comme moi, vous ne trouvez pas que le nom de *Mayne* soit plus ancien (quant aux Eaux) que de l'année 1567, vous adopterez peut-être l'origine que je lui donne de ce *Guigon Mayne*, origine que je soumets bien volontiers à votre criti-que, et dont vous ferez l'usage que vous trou-verez bon. »

D'après un document aussi précis et aussi au-thentique, il me paraît impossible de pouvoir dési-rer une étymologie plus naturelle et qui soit, pour ainsi dire, plus historique. Il n'y a pas de doute que ce ne soit ce Guigon Mayne qui ait donné, sur la fin du seizième siècle, son nom aux bains qu'il avait construits dans le local qui lui avait été vendu par la Commune, et que dès cette épo-que, il n'ait été substitué, dans l'esprit du vul-gaire, à la place de Sextius. Ainsi, c'est pour la même raison que l'on appelle aujourd'hui à Paris les deux superbes maisons flottantes qui servent de bains sur la Seine, du nom de leurs fondateurs et propriétaires, les Bains-Vigier et les Bains-Poitevin.

Malgré

· Malgré tout ce que j'ai pu dire jusqu'ici d'avantageux et de favorable aux Eaux d'Aix, et de
leur influence politique sur les événemens qui se
sont passés dans les premiers siècles de leur grande
réputation chez les Romains, j'avais cependant
oublié un fait historique qui prouve la haute estime dont elles ont joui dans le neuvième siècle,
puisqu'elles ont donné, pendant près de trois cens
ans, le nom d'Aquitaine à toute la Provence. J'ai
pour garant de cette assertion M. de Haitze, qui
s'en explique bien formellement dans son Histoire
manuscrite des thermes d'Aix : « nous voyons, dit-il,
que nos Eaux devinrent si fameuses et en si grande
estime dans le neuvième siècle, et la Ville en fut
tant illustrée, qu'elle mérita de communiquer le
nom, qu'elle avait reçu de ses Eaux, à toute
la Province, qu'on nomma *Aquitaine*; dénomination qu'elle a gardée ensuite pendant près de
trois siècles. J'en ai donné la preuve dans une de
mes dissertations sur divers points de l'Histoire
de Provence, que j'ai publiées depuis trois années.
Cette preuve est composée de huit autorités, dont
il y en a quatre de prises des auteurs contemporains de diverses Nations, qui sont : Glaber, Léon
d'Ostie, Robert-le-Moine et Guillaume de Mal-
mesburi ; les autres sont : de Marc-Antoine Do-
minicy, de Dupleix, de Mezeray et du savant
Pierre de Marca. Celui-ci, que sa profonde érudition a fait remarquer comme un des plus grands

génies du dix-septième siècle, recherchant au septième chapitre du premier livre de son Histoire
du Béarn, l'étymologie du nom de la ville d'Acqs
en Gascogne, qui vient de ses bains chauds qu'elle
possédait dès le tems des Romains, d'où la Province, où elle se trouve, fût surnommée *Aquitaine*; dit que de même que la ville d'Aix en
Provence a esté appelée *Aquæ Sextiæ* par son
fondateur Sextius, à cause des Eaux et des Bains
chauds dont elle abondait, suivant Strabon, d'où
il est arrivé que les auteurs du moyen tems ont
surnommé la Provence du nom d'*Aquitaine.* »

Il me semble que d'après de pareilles autorités
on ne peut s'empêcher de croire que le fait avancé
par M. de Haitze ne soit vrai ; et c'est à tort
que quelques critiques voudraient le contester,
puisqu'il est appuyé par le témoignage même des
auteurs contemporains.

Mais je dois encore réparer ici une omission
importante relativement à la liste chronologique
des Médecins qui ont écrit sur les Eaux d'Aix
depuis leur rénovation. C'est le 15 novembre 1704
que Garidel, savant Professeur à l'Université, et si
connu par son grand Ouvrage des Plantes de la
Provence, fit paraître un Traité sur nos Eaux
en forme de lettre. J'ai lu cette lettre dans les
manuscrits de M. de Haitze, et en voici le précis :
Garidel donne une courte notice sur les auteurs
anciens qui ont parlé des Eaux d'Aix; il marque

les différentes révolutions que celles-ci ont éprou-
vées et les époques de leur plus grande réputation. Il recherche leur origine, et dit formellement qu'elles n'ont aucune communication avec
l'eau de Barret, ce qui n'est pas surprenant à
l'époque à laquelle il a écrit. Il s'occupe ensuite
de leur usage médical, et s'exprime à ce sujet
d'une manière si sensée, que je ne puis m'empêcher de rapporter ici ses propres expressions :
« Pour juger sainement, dit-il, de la vertu des
Eaux minérales, l'on doit observer avec attention les effets qu'elles produisent dans ceux qui
les boivent ou qui s'en servent pour les bains.
L'on a beau faire des analyses et tâcher de découvrir les minéraux dont nos Eaux sont imprégnées, nos recherches seront inutiles, si l'on ne
joint à ces travaux une bonne et solide expérience,
quoique depuis long-tems la médecine ait secoué
le joug de l'autorité. Il semble pourtant que l'on
doit lui donner place, tandis qu'elle est conforme
à la vérité. Galien ne nous donne point d'autre
règle, pour connaître la vertu des Eaux minérales,
que celle de l'observation des effets qu'elles produisent sur nos corps. »

Après avoir observé que nos Eaux n'ont aucun mauvais goût, qu'à leur chaleur près, elles
ne diffèrent de l'eau ordinaire que par la seule
âpreté et sécheresse qu'elles laissent sur la langue
de ceux qui les ont bues, il reconnaît leur grande

Z 2

vertu diurétique, et les dit très-bonnes pour combattre la stérilité et pour donner de l'aiguillon aux maris tardifs (1) ; pour l'expulsion du sable et graviers urinaires, et pour dissoudre les tumeurs scrophuleuses et sclérotiques que nos Provençaux appellent *humours fréjos*. Il a vu une hématurie considérable ou pissement de sang être la suite d'un excès en boisson de ces Eaux ; et les heureux effets qu'elles ont produit au contraire dans les opthalmies anciennes et rebelles, dans les fluxions sur le nez et les écoulemens de l'oreille.

C'est avec une franchise digne des plus grands éloges qu'il reconnaît, comme nous, que ces

(1) Cette vertu particulière est si généralement reconnue, que M. de Haitze dit, en propres termes : que la grande affluence des personnes de tout état et de tout âge que l'on y vit en 1708, donna lieu à plusieurs intrigues galantes, qui furent célébrées par des pièces de poësie et de théatre, dont une de cette dernière espèce fut représentée dans le mois de décembre de la même année. — Carrere s'exprime encore d'une manière bien précise à ce sujet : « L'on attribue, dit-il, à ces Eaux un grand nombre de propriétés ; mais celle de détruire la stérilité des femmes et de faciliter la procréation de l'espèce humaine paraît sur-tout avoir été la plus célébrée, et avoir attiré pendant quelque tems une foule de buveurs, ce qui a donné lieu à une Epigramme d'un Poëte comique, très-connue mais trop libre pour la rapporter. — *Eaux minérales de la France*, art. *Aix*.

Eaux sont inefficaces dans les paralysies, nuisibles aux tempéramens secs et bilieux, dont le genre nerveux est très - irritable, ainsi qu'aux adustes mélancoliques, suivant l'énergique expression de Mérindol. Enfin, dit-il, « Je ne dois pas oublier l'usage domestique de nos Eaux qui peut servir à nous faire connaître leur véritable nature. L'on fait cuire dans ces Eaux les légumes qui sont de plus difficile cuite. Il est certain qu'ils en sont plus cuits et mieux préparés par le moyen de nos Eaux. Elles purgent encore et emportent toutes les saletés grasses et onctueuses qui sont attachées aux draps, laines et étoffes. J'ai remarqué plusieurs fois qu'elles nettoient plus fortement ces étoffes, salies par la graisse, que le savon ou la lessive. C'est aussi pour dégraisser les étoffes et pour les préparer à prendre bien la teinture que nos Teinturiers s'en servent. »

Albert Rouard, agrégé à la Faculté d'Aix, a fait aussi un Traité sur les mêmes Eaux, assez semblable à celui de Garidel, et sans en faire l'analyse, je me contenterai de dire avec M. de Haitze, « son Ouvrage, conduit par les routes ordinaires, fut publié au commencement du printems de l'année 1705, et comme son style est assez poli et même fleuri, on trouva que c'estoit une véritable production de la saison dans laquelle il paroissoit. » D'après un éloge si verdoyant, on doit sē persuader que M. de Haitze écrivait aussi dans la saison du printems.

De l'usage des Eaux de Sextius comme boisson ordinaire.

J'ai toujours été surpris que la généralité des habitans d'Aix ne se serve pas journellement à table des Eaux minérales, et qu'il n'y ait que quelques familles qui suivent, à cet égard, une coutume transmise de père en fils. Cependant, d'après l'analyse chimique de cette source, il n'existe point de fontaine qui soit plus pure; et on ne trouve en elle aucune des substances qui rendent quelquefois les Eaux de celle-ci malfaisantes. Je suis intimement persuadé que cette boisson pourrait être le préservatif de beaucoup de maladies, puisqu'il est reconnu depuis le fameux Traité d'Hippocrate, *de Aquis*, que rien n'influe tant sur la bonne constitution des hommes et même sur le développement de leurs facultés morales, que les Eaux qui sont, tout-à-la-fois, les plus légères et les plus pures. Cette observation du père de la Médecine est confirmée par l'expérience de tous les jours, puisque les pays qui ont de mauvaises eaux sont exposés annuellement à des fièvres d'un mauvais caractère et à beaucoup de maladies chroniques qui résistent à tous les secours de l'art.

Je conseille donc aux habitans d'Aix, comme une pratique hygiènique très-salutaire, d'user fréquemment de leurs Eaux minérales; ils les négligent beaucoup trop en santé (1) et en maladie. Il est sans doute extraordinaire que, tandis que les étrangers affluent à leurs Bains, ils en soient eux-mêmes si éloignés! Peuvent-ils ignorer que si leur Ville a joué un rôle si brillant dans l'Histoire; que si elle est devenue la Capitale de la Provence, depuis l'époque de sa fondation, par Sextius, le siège de plusieurs Cours supérieures de Justice, de Comptabilité et d'Administration publique, ainsi que la demeure de dix-huit Souverains, c'est à la célébrité de ses Eaux qu'elle doit elle-même la gloire d'être devenue si célèbre!

---

(1) Cette opinion se trouve merveilleusement confirmée par l'observation du savant Peyresc, rapportée par Gassendi, au 6.me livre de sa vie, lequel avait remarqué que certains voisins de la source minérale, près l'Observance, en se servant de cette Eau pour tous les usages de la préparation des alimens, avaient beaucoup vieilli. — *De Haitze.* J'ajouterai encore ici que feu l'Archevêque d'Aix, M. de Cicé, quoique depuis long-tems valétudinaire et asthmatique, est néanmoins parvenu à un âge très-avancé. Il n'employait que de l'Eau minérale pour sa boisson et dans sa cuisine.

Oui, j'aime à le croire, l'époque qui commence sera celle d'une révolution favorable dans tous les esprits; les anciens préjugés s'effaceront et, témoins des bienfaits qu'ils seront chaque jour à même de recueillir, les enfans de la ville Sextienne retourneront avec empressement au culte si chéri de leurs premiers pères!..

Enfin, comme la célébrité des Eaux minérales en général tient le plus souvent aux grands Personnages qui les fréquentent et aux Médecins qui les ordonnent, après s'être convaincus qu'elles conviennent, sous tous les rapports, à leurs illustres malades, je vais transcrire ici, comme monument historique pour les Eaux d'Aix, quelques fragmens de la Consultation que j'eus l'honneur de présenter, le 3 février 1809, à S. M. le Roi Charles IV, arrivé depuis le 18 octobre précédent avec sa Famille à Marseille, et qui avait daigné me faire appeler auprès de son auguste Personne, pour lui indiquer les remèdes convenables à son état, et caractériser la maladie dont il était tourmenté depuis un grand nombre d'années avant son départ de Madrid. Parmi les cinq Médecins qui furent alors consultés séparément par le Roi, savoir: MM. Ballon, Valentin, Lacour, Lautard et Robert, il n'y eut que les deux derniers qui conseillèrent les Eaux minérales; leur opinion prévalut, et la saison du printems fut attendue avec impatience. C'est depuis cette époque que je restai attaché à la Cour, en qualité de Médecin ordinaire du Roi et de sa Famille.

« La maladie dont est affectée Sa Majesté le Roi Charles IV est un rhumatisme chronique des articulations. L'excès de santé dont a toujours joui le Roi ; son tempérament sanguin ; les fatigues et les exercices violens auxquels il s'est livré en prenant le plaisir de la chasse ; les impressions d'air qu'il a pu recevoir par les vicissitudes de l'atmosphère ; une nourriture succulente ; un repos absolu après la vie la plus active, et peut-être encore une certaine disposition rhumatismale héréditaire, telles sont les causes qui ont préparé, depuis long-tems, l'origine et les progrès de sa maladie. On ne peut douter de plus qu'elle n'ait été aggravée par le séjour qu'a fait Sa Majesté, en dernier lieu, dans un Palais froid et humide.

L'inspection et le toucher nous ont fait reconnaître la nature de la maladie du Roi, et nous n'hésitons point à dire qu'elle est guérissable. Pour parvenir à cet heureux but, il faut évacuer, tout-à-la-fois, la matière rhumatismale accumulée dans les articulations par les sueurs, les urines et les selles, sans changer le régime du malade et sans bouleverser son économie par des remèdes violens (1). Ce moyen n'existant point dans nos Pharmacies, nous devons le chercher dans le grand laboratoire de la nature, où la Providence a déposé, avec tant de largesse, la source de ses bienfaits. Les Eaux minérales sont le seul remède que nous jugeons utile à Sa Majesté.

A notre avis aucun remède, soit pilules, bouillons, tisanes et cataplasmes, ne peut guérir radicalement la maladie du Roi, ni même en arrêter le cours. Depuis que Sa Majesté souffre, Elle a pu malheureusement se convaincre de cette triste vérité. Rien ne l'a soulagée; et la progression de

---

(1) Le pronostic que nous avions porté sur la maladie du Roi Charles IV était d'autant plus juste, qu'après quelques dispositions préliminaires pour aller prendre les Eaux d'Aix dans l'été de 1809, S. M. n'ayant pu effectuer ce voyage, Elle s'est insensiblement rétablie par des sueurs abondantes qui lui sont survenues et qui l'ont débarrassée de ses douleurs rhumatismales, au point de fondre tous les tophus articulaires, et de lui permettre de faire des promenades à pied, d'une heure, dans toutes les rues de Marseille, et de monter même à la Chapelle de Nôtre-Dame-de-la-Garde. Depuis le mois de septembre 1809 jusqu'au 25 mai 1812, époque de son départ pour Rome, Elle a pu exécuter, tous les jours à neuf heures du matin en hiver et à huit heures en été, les mêmes promenades dans les rues, ce qui paroissait incroyable aux personnes qui avaient vu le Roi, lors de son arrivée, entièrement perclus. Comme il nous est infiniment hono-

ses maux a été chaque jour plus allarmante et plus rapide. Nous pensons même qu'il est urgent

rable de n'être point étranger à cet heureux rétablissement, nous allons rapporter ici la pièce officielle qui le constate.

LETTRE de Son Exc. le Grand Chambellan de S. M. le Roi Charles IV,

A M. Louis - Joseph - Marie Robert, Docteur en Médecine de la Faculté de Paris, etc. etc.

MONSIEUR,

Sa Majesté le Roi Charles I V voulant vous témoigner, d'une manière authentique, la satisfaction qu'Elle éprouve des soins et des consultations que, depuis dix-huit mois, vous n'avez cessé de donner, tant pour sa Personne Royale que pour celles de S. M. la Reine et de son auguste Famille, et qui, réunis aux lumières de ses autres Médecins particuliers, ont produit les résultats les plus heureux, a daigné vous nommer son Médecin ordinaire, pour lui être attaché en cette qualité ; et afin que cette preuve de la confiance du Roi vous soit un sûr garant du grand cas que *S. M.* fait de votre instruction, de votre zèle et de votre moralité, je m'empresse de vous en faire part, d'ordre du Roi, pour votre satisfaction et votre règle.

Agréez, Monsieur, l'assurance de ma considération distinguée,

Signé, le Général VILLENA.

Marseille, le 22 juillet 1810.

qu'Elle se rende, à la saison prochaine, aux Eaux; sans quoi il serait à craindre que l'engorgement et les tophus des genoux et des épaules venant à augmenter, Elle ne perdît, de plus en plus, la faculté de mouvoir ses bras et ses jambes. Nous parlons en notre ame et conscience; et nous émettons notre opinion avec cette franchise qui a toujours caractérisé nos sentimens et nos pensées, et que nous demande, sans doute, l'illustre Malade qui nous fait l'insigne honneur de vouloir bien nous consulter.

Il y a dans la Provence trois sources d'Eaux minérales qui jouissent de la plus grande célébrité. Ce sont les Eaux d'Aix, de Digne et de Gréoulx. Nous les avons toutes fréquentées et nous allons dire, en peu de mots, ce que nous pensons sur leurs vertus et sur les substances qui les minéralisent.

Les Eaux d'Aix, si célèbres du tems des Romain, ont encore joui de la plus grande réputation sous les Comtes de Barcelonne, qui étaient en même tems Souverains de la Provence, et ont fait, pendant 133 ans, leur résidence à Aix. Les habitans des Alpes et des Pyrennées affluaient alors à ces Eaux. Leur constante température à 29 degrés, la matière gélatineuse qu'elles contiennent et leurs qualités fondantes et apéritives les rendent très-efficaces dans les maladies rhumatismales, ainsi que nous le prouve l'expérience et lé souvenir de quelques grands Personnages qui les ont prises avec le plus grand succès, telles que S. A. R. l'Archiduchesse de Milan, Béatrix d'Est, qui demeura six mois à Aix, en 1784, et Monseigneur le Duc de Villars, fils du célèbre Maréchal de ce nom et Gouverneur de la Provence.

Les Eaux de Digne offrent plusieurs sources dont la chaleur s'élève, depuis 27, 28, 33 et 34, jusqu'à 35 degrés. Elles sont sulfureuses et salines. Le sulfate et le muriate de soude y dominent, ce qui les rend un peu irritantes pour les tempéramens nerveux et sensibles, mais elles conviennent très-bien aux rhumatismes et provoquent d'abondantes sueurs. L'analyse et l'observation médicale les trouvent assez semblables aux Eaux de Barèges.

Les Eaux de Gréoulx sont également sulfureuses et salines, et leur température est de 32 degrés. Les personnes qui ont des maladies de la peau et des douleurs rhumatismales les prennent avec le plus grand succès. C'est à ces Eaux que S. A. I. Madame la Princesse Pauline, sœur de l'Empéreur Napoléon, est venue en 1807; et ce sont ces Eaux qui l'ont rétablie.

Les trois sources dont nous venons de parler sont en général propres à tous les rhumatismes, mais l'état varié des malades et leur idiosyncrasie sont des circonstances qui doivent en faire faire un choix particulier et spécial. Comme Sa Majesté le Roi Charles est très - susceptible, il conviendrait, peut-être, qu'Elle commençât l'usage des Eaux les plus bénignes, avant de passer aux sources qui l'éloigneraient un peu trop du climat de Marseille, où l'air et les alimens paraissent lui être si favorables, sauf à monter ensuite à Gréoulx et même à Digne, si la guérison du Roi était un peu trop tardive.

La maladie de Sa Majesté, caractérisée par l'inflammation lente et chronique du tissu fibreux et de l'expansion ligamenteuse des articulations des genoux et par la formation de deux tophus, doit nécessairement occasionner l'engorgement du tissu cellulaire subjacent, ainsi que des parties voisines ; et par la compression que celui-ci exerce sur les vaisseaux lymphatiques, les jambes doivent être œdémateuses le soir, sur-tout d'après le repos absolu que garde le Roi durant toute la journée restant assis sur un fauteuil. Cet effet pathologique est purement mécanique et ne dépend de l'altération d'aucune fonction vitale. Chez Sa Majesté, la tête, la poitrine et le bas-ventre sont dans toute leur intégrité. L'appétit, les digestions et le sommeil, qu'on peut regarder comme les trois ressorts principaux de l'horloge de la vie, offrent la régularité la plus parfaite et la plus satisfaisante. Le Roi a vraiement la constitution, la vigueur et la santé d'un Hercule, à part l'humeur rhumatismale qui le tourmente, et qui sera facilement détruite par la transpiration et les sueurs abondantes qui seront provoquées par l'usage des Eaux.

Il serait superflu de répéter ici que les narcotiques et les tisanes, qui portent à la peau, seraient inutiles pour changer la constitution essentiellement rhumatismale de Sa Majesté, et que leur usage même pourrait en devenir dangereux.

Enfin, nous terminerons par une réflexion qui est très-consolante pour le Roi, parce que d'après l'examen pathologique que nous allons faire de son état, il sera évidemment prouvé que sa maladie est très-curable par le remède que nous proposons.

En effet, quoique les articulations des genoux, des épaules et même des doigts soient gonflées et présentent des tophus, nous ne pensons pas moins que la maladie est plutôt rhumatismale que goutteuse; 1.º parce que Sa Majesté a eu, à diverses époques de sa vie, des attaques passagères de rhumatisme ; 2.º parce que chez Elle les fonctions digestives ont toujours été intactes; tandis que les préludes de la goutte, qui est une affection essentiellement nerveuse, s'annoncent par des anxiétés précordiales, des gênes dans la respiration, des dérangemens dans l'estomac, des flatuosités et des barborigmes dans le ventre. Sa Majesté n'ayant éprouvé aucun de ces symptômes, nous pensons qu'Elle a moins de goutte que de rhumatisme. Les concrétions tophacées dans les articulations appartiennent aussi au rhumatisme chronique et ne sont point un indice exclusif de la goutte dominante, quand les signes caractéristiques de celle-ci ne sont point évidens. C'est la doctrine professée aujourd'hui à l'Ecole de Paris, et c'est celle que nous déposons aux pieds de Sa Majesté, comme l'heureux augure de sa future et bien prochaine guérison, par l'emploi des Eaux que nous venons de lui signaler, et dont Elle recueillera dans peu de tems les bienfaits! »

Mais je ne terminerai point cet Appendice, sans transcrire deux Pièces qui sont encore des titres bien honorables pour les Eaux d'Aix, afin que les Habitans de cette Ville voient que je n'oublie rien de tout ce qui peut contribuer à la prospérité d'un Etablissement que tant de souvenirs rendent célèbre, et qui reprendra bientôt son ancien lustre!...

Paris,

Paris , le 12 juin 1807.

Le Ministre de l'Intérieur, Comte de l'Empire,

A M. le Conseiller d'Etat, Préfet du Département des Bouches-du-Rhône.

M. le Conseiller-d'Etat, Préfet, il m'a été adressé, dans le mois d'avril dernier, par M. le Maire d'Aix, un Mémoire de M. Reynaud, Médecin-Inspecteur des Eaux thermales de cette Ville, contenant un grand nombre d'Observations intéressantes sur les effets salutaires que produisent ces Eaux, soit qu'on les emploie en bains, en douches ou en boisson.

La Faculté de Médecine de Paris, à qui j'ai communiqué le travail de M. Reynaud, m'a fait connaître qu'elle en avait été très-satisfaite et qu'il lui avait paru mériter l'attention particulière des Médecins, comme offrant la preuve de l'efficacité des Eaux d'Aix dans le traitement de diverses maladies qui résistent à l'action d'autres remèdes.

Je vous invite, Monsieur, à informer M. Reynaud de cette opinion avantageuse de la Faculté, et à lui recommander de continuer à recueillir les Observations intéressantes qu'il aura occasion de faire aux Eaux d'Aix, et de vous faire part du résultat, pour m'être transmis.

Agréez l'assurance de mon sincère attachement.

Signé, CRÉTET.

Certifié conforme, le Secrétaire-général de la Préfecture,   Signé, GIRARD.

Pour copie conforme être adressée à M. Reynaud, Médecin-Inspecteur des Eaux thermales d'Aix.

Le Sous-Préfet de l'Arrondissement d'Aix,

Signé, LAMBORELLE, faisant fonction.

(Ministère de l'Intérieur.)

*Extrait des Registres des délibéra-
tions de l'assemblée des Professeurs
de l'Ecole de Médecine de Paris.*

Séance du 16 février 1807.

LE Ministre de l'Intérieur a donné communication à l'Ecole d'un état des malades qui ont
fait usage des Eaux thermales de la ville d'Aix,
pendant le courant de l'année 1806. D'après cet
état, qui a été rédigé par M. Reynaud, Médecin-Inspecteur des Eaux minérales dont il s'agit,
il paraît constant que beaucoup de malades, affectés d'ulcères scrophuleux, de vieilles plaies et
autres maladies, ont été les uns très-soulagés et
d'autres parfaitement guéris par l'usage plus ou
moins long-tems continué qu'ils ont fait des Eaux
d'Aix; d'où il résulterait que ces Eaux doivent
être placées dans la classe de celles qui méritent de fixer l'attention des Médecins. Mais,
comme lorsqu'il s'agit de donner son opinion sur
l'efficacité d'une Eau minérale, dans telle ou telle
maladie, on a besoin d'avoir sous les yeux des
faits encore plus prononcés et plus multipliés que

A a 2

ceux indiqués dans l'état rédigé par M. Reynaud, nous pensons que l'Ecole doit faire connaître au Ministre qu'il serait à désirer que M. Reynaud continuât le travail qu'il a commencé, afin qu'en comparant ses Observations qu'il a recueillies l'année dernière avec celles qu'il aura occasion de recueillir cette année et l'année prochaine, on puisse décider si véritablement les Eaux thermales de la ville d'Aix méritent d'être préférées à beaucoup d'autres Eaux minérales dont on vante aussi les propriétés dans des cas semblables à ceux cités par M. Reynaud.

L'Ecole, après avoir entendu la lecture du rapport ci-dessus, en a adopté le contenu, et a arrêté qu'une copie en serait adressée à Son Excellence le Ministre de l'Intérieur.

Pour copie conforme, signé, THOURET, Directeur de l'Ecole de Médecine de Paris.

Certifié conforme, pour être transmis au Sous-Préfet d'Aix.

Le Secrétaire-général de la Préfecture,

Signé, GIRARD.

CONCLUSION.

APRÈS avoir fait connaître, d'après les monumens de l'Histoire, l'Analyse chimique et l'observation médicale les propriétés des Eaux d'Aix, je
terminerai cet Ouvrage par une réflexion qui s'applique à toutes les Eaux minérales en général, quelles
que soient leur nature et leurs vertus. On se trom-
perait, si l'on regardait les Eaux minérales comme
une panacée universelle ; il est des maladies qui
les repoussent aussi sagement que d'autres les
réclament avec une pressante nécessité. D'ailleurs,
pour faire usage d'un remède aussi énergique,
on doit toujours s'y préparer avec les soins. convenables et qui répondent à l'état particulier du
tempérament des malades. Si beaucoup de personnes pouvaient croire que les Eaux minérales
sont des remèdes conservateurs et populaires que
la Providence a créés spécialement pour l'usage de
la multitude et qu'elles sont hors de la jurisdiction médicale, elles seraient dans une bien grande
erreur. C'est cette fausse idée qui est sans doute
l'origine première de tous les maux que rappor-
tent des Eaux ceux qui en ont usé inconsidéré-

ment. En effet, l'Analyse chimique nous y démontrant des gaz très-actifs, des substances salines
et minérales, plus ou moins abondantes, et un
calorique qui, sous le rapport de sa plus ou moins
grande intensité, est toujours un remède très-ac-
tif, nous indique qu'il n'appartient qu'aux Médecins, aussi prudens qu'habiles dans leur art, d'en
prescrire, avec sagesse et discernement, un usage
raisonné.

Ici finit le tribut de gratitude et de reconnaissance que je viens de payer, avec tant de plaisir,
à une Ville à laquelle je dois une partie de mon
éducation littéraire. Elle me sera toujours triplement
chère par le souvenir de mes premières années,
la douce aménité de ses Habitans, ainsi que par la
chaîne sentimentale qui m'y lie avec un si grand
nombre de bons et sincères amis.

F I N.

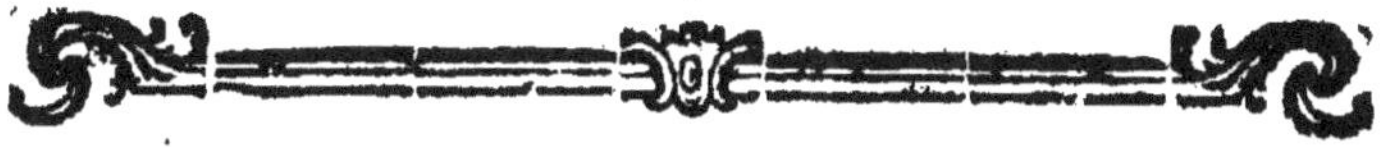

TABLE DES MATIÈRES.

ERRATA.

Page 19, au lieu de 731,   *lisez* 793.
    32   on a crut   on la crut.
    54   1660   1678.

Nota. Le Lecteur voudra bien corriger quelques autres fautes typographiques qui ne sont dues qu'à l'absence de l'Auteur et à la rapidité avec laquelle cet Ouvrage a été imprimé.